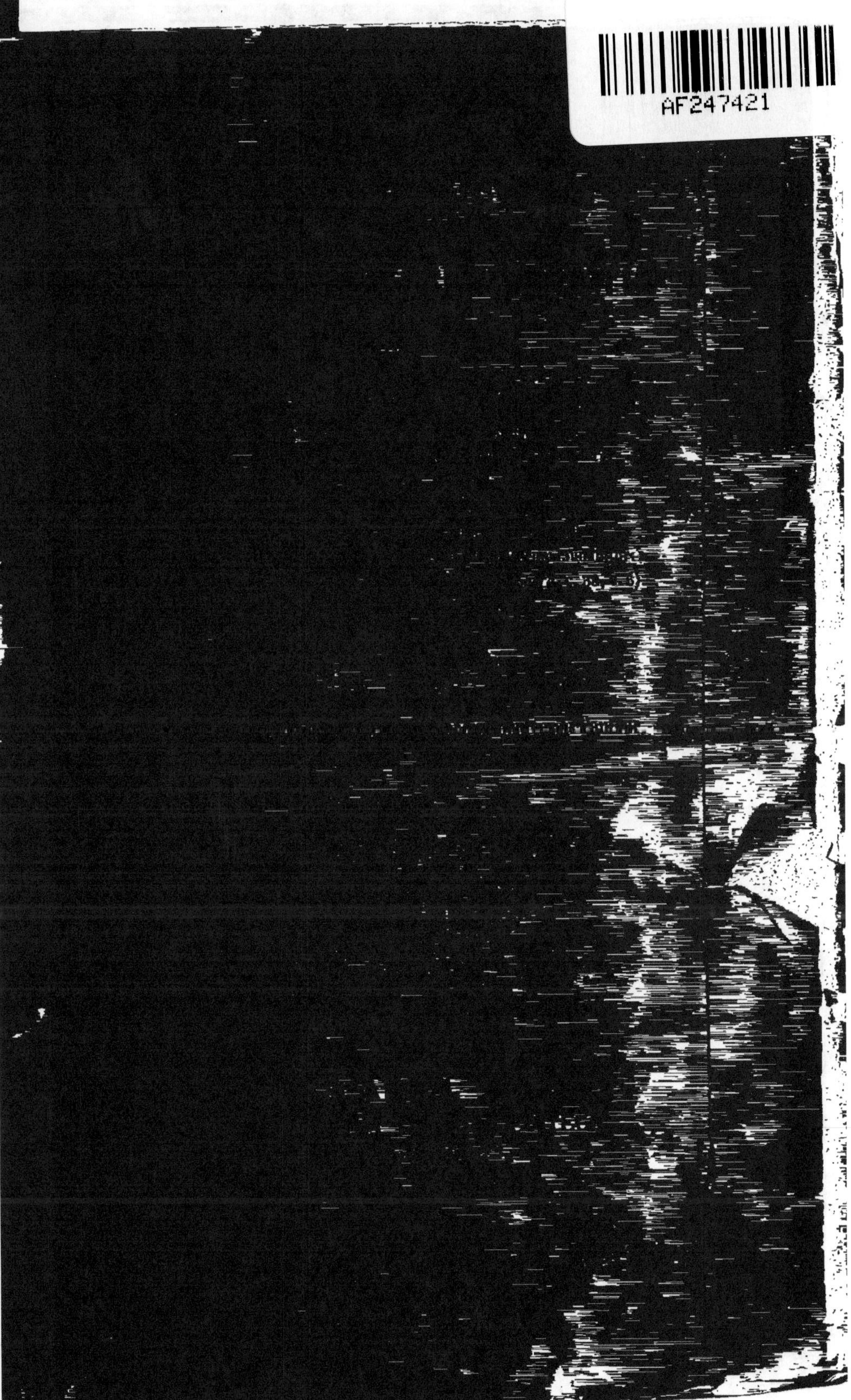

LE MEDECIN

DU CORPS ET DE L'AME.

II.

Paris.—Imprimerie de MOQUET, rue de la Harpe, 92.

LE MÉDECIN
DU CORPS ET DE L'AME

PAR

Le Chanoine **CLAVEL** de Saint-Geniez,

MÉDECIN REÇU A LA FACULTÉ DE PARIS,

Auteur de l'*Histoire chrétienne des Diocèses de France.*

« Disciplina medici exaltabit caput,
« Et in conspectu magnatorum laudabitur.»
(*Ecclesiast. in Bibliâ Sacrâ*, c. 38, v. 3).

TOME SECOND.

Édition revue, corrigée et considérablement augmentée par l'auteur

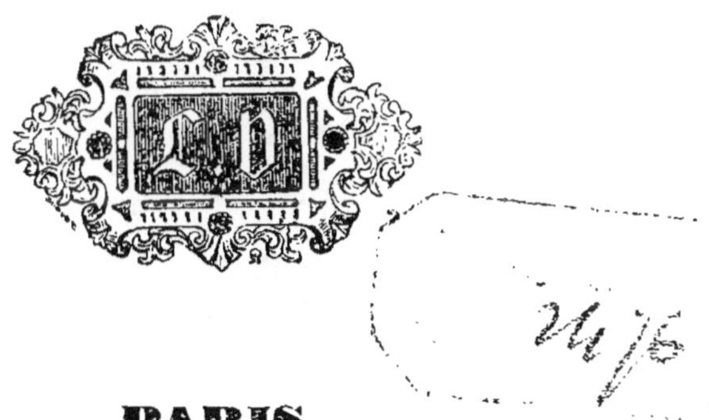

PARIS.

CHEZ LOUIS VIVÈS, LIBRAIRE-ÉDITEUR,
23, Rue Cassette, 23.

—

1854.

LE MÉDECIN
DU CORPS ET DE L'AME.

HUITIÈME LIVRE.

TRAITÉS DE PATHOLOGIE,
DE MEDECINE DOMESTIQUE, DE CLINIQUE ET DES MALADIES QUI RÉCLAMENT L'EMPLOI DE LA PETITE CHIRURGIE.

> « En médecine, rien n'est plus utile
> que de savoir dans quel ordre il convient
> de commencer le traitement des malades ;
> comment il faut continuer quand on a
> commencé ; quels moyens il est prudent
> d'employer en attendant les hommes de
> l'art médical ; et, enfin, quelles attentions
> on doit observer pour accompl r leurs or-
> donnances. »   (BOERHHAAVE.)

§ 1. PATHOLOGIE.

La Pathologie est une branche de la médecine qui a pour objet la connaissance des maladies ; et la Clinique une branche des sciences médicales qui s'occupe du traitement des malades considérés individuellement, lorsqu'ils sont au lit dans un hôpital ou dans leur maison. C'est pour cela qu'il y a clinique des hôpitaux et clinique des maisons de particuliers, en ville ou à la campagne. Dans la clinique, le médecin observe les maladies sur les malades mêmes. Le nom de Médecine Domestique en indique assez le but ou l'objet. Avant d'en traiter en détail, nous croyons devoir donner le préambule qui suit :

1. PRÉAMBULE.—De temps immémorial les praticiens les plus recommandables en médecine ont écrit sur l'art de secourir les personnes souffrantes aussitôt qu'elles sont atteintes par la maladie, et avant même qu'elles·aient eu la faculté d'avoir recours aux hommes habiles dans les sciences médicales. L'*Abrégé de la Médecine pratique*, par Alleu, auteur anglais, se compose de sept volumes ; celle de Liautaud en a deux énormes. Cependant Boërrhaave avait réduit ses Aphorismes sur toutes les maladies, même chirurgicales, en un seul volume assez petit ; les Aphorismes d'Hippocrate n'ont que vingt pages. Ces grands écrivains en médecine ont écrit pour les gens de science uniquement, de sorte que leurs livres, qu'ils soient courts ou longs, ne conviennent guère au gens du monde, surtout à la classe si intéressante des travailleurs, soit à la ville, soit à la campagne. Georges Buchan, du collége royal des médecins d'Édimbourg, a essayé de rendre ses travaux d'une utilité plus générale en les appropriant à l'intelligence ordinaire des personnes étrangères à

l'art médical ; néanmoins sa Médecine domestique, en cinq volumes, reste toujours trop longue ; il en est de même de l'excellente analyse qu'en a publiée, dans ces derniers temps, M. le docteur Ratelier, médecin du Collége Rollin, à Paris. Quel que soit le mérite de ces divers ouvrages, lorsqu'il arrive un accident imprévu en l'absence de tout médecin, ou qu'on est gravement incommodé et très souffrant, il est plus facile d'avoir recours à un tout petit livre, dont la table peut être parcourue en un instant et sans beaucoup de peine, que d'avoir à feuilleter une multitude de volumes, sans espoir d'être éclairé par leurs longues explications. C'est en cela que tant de personnes éminentes, dans toutes les classes de la société, ont justement apprécié l'avantage incomparable d'une publication restreinte, mais assez étendue pour atteindre ce but.

Le grand nombre de suffrages accordés à celle-ci, dont il ne restait plus d'exemplaires, quoiqu'elle eût été tirée à plus de CENT MILLE, a fait penser à l'auteur de cette idée que cette édition ne serait pas moins appréciée, puisqu'elle complète la première en l'expliquant. Au reste, les personnes qui penseraient pouvoir se passer de médecin ou de pharmacien avec ces opuscules seraient grandement dans l'erreur ; et on ne saurait trop leur répéter que tout ouvrage de médecine domestique ou populaire n'a d'autre but que de suppléer à l'absence du praticien instruit et consciencieux, de l'homme de science, en un mot, du médecin, qu'il faut appeler et consulter le plus tôt possible lorsqu'on est malade, et dont il est très salutaire de suivre exactement les prescriptions. C'est encore sous ce dernier rapport que ce livre sera utile à tout le monde, en indiquant avec précision les moyens d'exécuter les ordonnances des médecins. Au reste, cette pensée d'humanité, de science et de religion, a été comprise par les publicistes les plus distingués de Paris et de l'étranger, qui ont honoré M. le chanoine Clavel de leurs communications officieuses. Quant aux contrefacteurs de ce livre, et à ceux qui se sont emparés en tout ou en partie de son titre, nous n'eussions désiré qu'une chose, c'est qu'ils eussent rendu leurs contrefaçons utiles, en n'y dénaturant pas les véritables enseignements de la science médicale.

2. La *Gazette des Hôptaux* civils et militaires, l'un des journaux de médecine les plus répandus et des mieux rédigés par de très-habiles praticiens de Paris, contenait, sur ce livre de

médecine domestique, l'article qu'on va lire, où son opinion se trouve exprimée sur le MÉDECIN DU CORPS ET DE L'AME :

« Le *Médecin du Corps et de l'Ame*, hygiène de la famille à la ville et à la campagne, par le chanoine Clavel, de Saint-Geniez, médecin reçu à la Faculté de Paris, est l'exécution d'une excellente idée. On ne saurait contester qu'il serait d'une grande importance que chacun sût assez d'hygiène et de médecine pour s'administrer à soi-même les soins convenables, et pour faire partager aux autres le bienfait de cette instruction. Le médecin est fréquemment bien long à venir, et les accidents marchent vite; le premier soin est souvent le seul qui puisse sauver. Dans les voyages de long cours, lorsqu'il y a moins de vingt hommes à bord, le capitaine est investi du devoir d'exercer l'hygiène, la médecine et la chirurgie. A la campagne, on ne peut souvent obtenir qu'après bien du temps la visite du médecin, dans nombre de cas trop tardive pour être utile. A la ville, et surtout à la campagne, le pauvre, dont la santé est tout le bien, est réduit à se passer de conseils et de soins trop dispendieux. Qu'un individu perde connaissance par suite de la submersion, de la strangulation, de la respiration de l'air que dégagent les fosses d'aisance, les égouts, les caves, un brasier en combustion ; par l'inaction des voies respiratoires, comme chez les enfants nouveau-nés, par le froid, la chaleur, la perte de sang, l'apoplexie, la commotion, et dans nombre d'autres cas, il faut des secours immédiats qui n'attendent pas les loisirs du médecin, car un délai peut être mortel. Que d'individus n'eussent point péri si eux-mêmes, ou les personnes que les circonstances plaçaient les premières près d'eux, eussent connu les simples notions que chacun peut et devrait avoir sur les soins à donner lors d'un grand nombre de ces accidents dont le danger est actuel! M. Clavel, revêtu du double sacerdoce de la religion et de la médecine, reçu *in utraque facultate*, chanoine et médecin, comprenant sa double mission sous le rapport de la charité, a résumé, dans un bon livre intitulé le MÉDECIN DU CORPS ET DE L'AME, bon nombre de préceptes pris à bonne source, exprimés en termes qui les mettent à la portée de tous, pour enseigner à chacun le moyen d'être utile dans les cas qui réclament les secours instantanés, et aussi dans beaucoup de circonstances morbides moins pressantes, lors de l'absence du médecin. C'est à ce double titre que nous croyons devoir recommander ce livre excellent. »

(Gazette des Hôpitaux civils et militaires
du 20 juin 1844.)

3. *Lettre du docteur L. Lichteinstein à M. le chanoine abbé Clavel de Saint-Geniez, médecin reçu à la Faculté de Paris.*

« Très-révérend sir Louis Clavel.

« En publiant le MÉDECIN DU CORPS ET DE L'AME, vous avez eu l'heureuse idée de populariser au sein de votre patrie les principes usuels d'hygiène et de médecine qui peuvent améliorer le sort des classes laborieuses. C'est un bienfait que la religion et l'humanité seules ont pu inspirer à un noble cœur comme le vôtre, et dont le fruit doit rejaillir sur le riche comme sur le pauvre. Permettez-moi, révérend sir abbé Clavel, de faire participer à cette œuvre éminemment charitable les hommes de plusieurs autres nations, en traduisant en anglais et en allemand votre livre de médecine, dont j'admire l'exactitude des prescriptions médicales, la clarté des expressions, la facilité des remèdes, l'étendue et la variété des matières exprimées en si peu de mots ; et enfin l'efficacité, la droiture et la sagesse des conseils.

« Recevez, très-révérend sir Louis Clavel, chanoine, l'expression de mes sentiments respectueux.

« Londres, 1er février 1844.

« L. Lichteinstein, doct. méd. »

4. *Conseils d'hygiène pour conserver la santé.* — La plupart des conseils d'hygiène contenus dans ce traité de médecine domestique, appartiennent aux praticiens et aux moralistes les plus célèbres tant anciens que modernes. En les réunissant sous un format des plus commodes, et très peu coûteux, l'auteur a voulu en faciliter la lecture d'abord aux personnes qui ne peuvent faire que très peu de dépenses pour l'entretien de leur santé, et ensuite à celles qui détestent avec raison les livres trop longs. Le médecin le plus habile et le plus conscencieux est celui qui emploie le moins de drogues, dont les remèdes sont les plus faciles à préparer et que tout le monde peut se procurer aisément ; les plus agréables à prendre, les moins éloignés de la position religieuse, sociale et domestique de chaque malade. Le praticien loyal et honnête, qui sait dire à propos à ceux qui le consultent

Vous n'êtes point malade ; soyez vous-même votre médecin ; faites telle ou telle autre chose, très-vulgaire à la vérité, mais efficace, celui-là seul exercera un véritable sacerdoce d'humanité parmi ses semblables. Ami lecteur, perds donc le moins de temps que tu pourras à te droguer. Ne te crois pas malade sans motifs ; mais surtout garde-toi d'entreprendre la pénible tâche de pratiquer sur toi-même l'art de guérir, sans avoir consulté un guide éclairé, animé des sentiments qu'inspire la science, la droiture, la probité et la religion. Jeunes personnes, qui vous croyez poitrinaires, jeunes hommes, qui redoutez d'être anévrismatiques, femmes du monde, qui vous laissez traiter de la phthisie pulmonaire sans avoir aucun des symptômes de cette redoutable maladie, et qui par là même vous exposez à la contracter, laissez courir le vulgaire dans les officines de la vogue avec inconsidération. L'esprit, l'intelligence, l'éducation et la beauté, famille gracieuse et privilégiée de la nature, doivent suivre une ornière différente en maladie comme en santé.

Ce sont rarement les médecins qui donnent les premiers secours aux malades : pour une grande quantité d'indispositions on ne les appelle pas. La plupart des dérangements légers de la santé sont livrés, au sein d'un grand nombre de familles, aux seuls efforts de la nature, qu'il serait cependant facile de seconder, presque sans frais, si on avait chez soi un guide méthodique, clair, facile à consulter. D'un autre côté, il est souverainement utile, dans les accidents graves capables de compromettre l'existence humaine, que les premières indications à suivre en attendant l'arrivée du médecin, soient connues de tout le monde. Cependant, rien n'est moins répandu parmi la classe si intéressante des travailleurs, que les véritables indications de la médecine domestique, de la petite chirurgie usuelle. Combien de familles aisées, riches même, qui suivent, à cet égard, des procédés empiriques dont le résultat aggrave trop souvent l'état de leurs malades, et rend plus difficile la tâche du médecin lorsqu'il arrive auprès d'eux. Rien n'était donc plus opportun qu'un petit livre de médecine domestique, rédigé d'après les expériences confirmées de la science, pour guider tout le monde dans la guérison d'une foule de maux journaliers, et donner les premiers secours. Tel est le but de cette partie DU MÉDECIN DU CORPS ET DE L'ÂME, qui manquait dans la librairie au milieu de tous les autres ouvrages de médecine.

On dira peut-être que les donneurs de recettes empiriques pullulent partout dans les cas malheureux ; cela est vrai, et c'est à cause de cela même qu'il convient d'en diminuer le nombre en portant la lumière au sein des familles les plus simples. C'est ainsi qu'agissait le Sauveur, dont la bienfaisance se fit spécialement sentir, pour les infirmes, durant le cours de sa vie mortelle : les guérissant de toutes leurs misères physiques, rendant la vue aux aveugles, l'ouïe aux sourds, la parole aux muets, l'usage des jambes aux paralytiques.

Cet exemple divin justifie assez les secours qu'on doit à ses parents, à ses amis et à ses voisins malades et privés de ceux de la médecine toujours plus éclairés ; néanmoins, ce sentiment trop exagéré aurait des inconvénients incalculables. Il serait d'ailleurs par trop ridicule que tout le monde exerçât sans nécessité une profession qui réclame de longues études. Les lois ont pourvu à cet inconvénient en interdisant cet exercice habituel et intéressé sous des peines graves pour ceux qui ne sont pas autorisés par un titre. Mais elles ont réservé à cet égard les

droits imprescriptibles de la famille et ceux aussi
de la charité. On peut donc et on doit secourir
ses semblables dans des cas peu graves ou de
nécessité ; mais, en général, celui qui, sans des
études préalables ni autorisation, empiète sur les
droits du corps médical, manque à un devoir essentiel envers la société, au sein de laquelle chacun doit rester dans la limite de ses attributions.

D'ailleurs, pour soigner l'homme avec fruit
pendant ses maladies, il faut le connaître exactement, et par conséquent l'avoir étudié dans
le sein de sa mère, où, comme l'observe saint
Augustin, au livre de ses *Confessions*, il la fait
souffrir en se formant ; au berceau, lorsqu'il
commence à pousser des vagissements ; dans
ses jeux folâtres autour d'une mère tendre et
affectueuse, ou parmi ses jeunes camarades ; aux
âges si caractéristiques de la jeunesse, de l'âge
mûr et de la vieillesse, autour du foyer domestique, où il est sans gène ; dans le monde, où lorsqu'il est en toilette de corps et d'âme, il dissi-
mule ; dans les églises, où il prie ; dans les
prisons, où il achève de se corrompre ; dans les
hôpitaux, où il souffre ; dans les cimetières, où
il repose, et aux amphithéâtres où on transporte
quelquefois sa dépouille mortelle pour servir à

des expériences. Dans toutes ces occasions faut-il encore tenir compte du sexe, du tempérament, de la condition et du climat. Toutefois, l'indispensable nécessité de longues et préalables études, pour exercer la médecine avec fruit, n'enlève rien du piquant à l'anecdote suivante, toujours également vraie, et bien capable de faire ressortir le grand nombre de médecins officieux, trop souvent ignares, produits par le premier accident venu.

5. *Sur la multiplicité des Médecins.* — Histoire des médecins de Gonelle. « Le duc de Ferrare, Alphonse d'Este, mit un jour en propos familiers de quel métier il y avait plus de gens; l'un disait de cordonniers; un autre de mariniers; qui de laboureurs; qui de chicaneurs. Gonelle, fameux boutfon, dit qu'il y avait plus de médecins que de toute autre sorte de gens, et gagea contre le duc, son maître, qui rejetait cela bien loin, qu'il le prouverait dans vingt-quatre heures. Le lendemain matin, Gonelle sort de son logis avec un grand bonnet de nuit et un couvre chef qui lui bandait le menton, puis un chapeau par dessus, son manteau haussé sur ses épaules. En cet équipage, il prend la route du palais de son excellence, par la rue des Anges. Le premier

qu'il rencontre lui demande qu'est-ce qu'il a ; il répond : Une douleur enragée de dents. — Ah ! mon ami, dit l'autre, je sais la meilleure recette du monde contre ce mal là, et la lui dit. Gonelle écrit son nom en ses tablettes, faisant semblant d'écrire la recette. A un pas de là, il en trouve deux ou trois ensemble, qui font semblable interrogation, et chacun lui donne un remède ; il écrit leurs noms comme du premier ; et ainsi poursuivant son chemin tout bellement du long de cette rue, il ne rencontre personne qui ne lui enseignât quelques recettes différentes l'une de l'autre, chacun lui disant que la sienne était bien éprouvée, certaine et infaillible : il écrit le nom de tous. Parvenu qu'il fut à la basse-cour du palais, le voilà environné de gens (comme il était connu de tous) qui, après avoir entendu son mal, lui donnent force recettes que chacun dit être des meilleures. Il les remercie et écrit leur nom aussi. Quand il entra en la chambre du duc, son excellence lui crie de loin : Hé ! qu'as-tu, Gonelle ? Il répond tout piteusement et marmiteux : Le mal de dents le plus cruel qui fût jamais. A donc, son excellence lui dit : Hé ! Gonelle, je sais une chose qui te fera passer in continent la douleur, encore que la dent fût gâ tée. Brassavolo, mon médecin n'en pratiqua jamais une meilleure. Fais ceci et cela, et'incontinent tu seras guéri. — Soudain, Gonelle jetant bas sa coiffure et son attirail, s'écria : Et vous aussi, monseigneur, êtes médecin?... Voyez-ci combien j'en ai trouvé, depuis mon logis jusqu'au vôtre : il y en a plus de deux cents, et je n'ai passé que par une rue ; je gage d'en trouver plus de dix mille si je veux aller partout : trouvez-moi autant de personnes d'un autre métier ! »

Cette historiette seule suffirait pour justifier la nécessité de voir de bons procédés de secours et d'hygiène répandus au sein des familles et parmi le peuple. Ce n'est jamais l'empressement qui manque, ce sont les indications salutaires. Puissent celles que nous avons réunies ici remplir ce but ; n'y aurait-il qu'une seule personne à qui elles auraient profité, ce serait un bien réel dont nous n'entendons tirer d'autre avantage que celui d'avoir été utile à nos concitoyens, principalement à la classe indigente et laborieuse.

6. Voici trois *Aphorismes* remarquables de médecine, qu'il convient de retenir. — « Il faut « que tous les hommes connaissent plus ou « moins l'art de guérir. — Je pense que la con- « naissance de la médecine est sœur de la sa-

« gosse, et qu'elles habitent ensemble. » Hipp.

« L'art de guérir passait chez les anciens « pour une partie de la sagesse. » Celse.

« Comme la santé est estimable au-dessus de « toutes choses, et qu'elle est le fondement de « tout vrai bonheur, la science qui apprend à la « conserver est la plus noble de toutes les « sciences et doit être la plus recommandable « parmi les les hommes. » Hoffmann.

§ 2. PRÉCEPTES IMPORTANTS

Sur la manière de prévenir les maladies et de conserver la santé chez les enfants.

1. *De l'Enfance.* — Dans l'enfance s'établissent les fondements d'une bonne ou d'une mauvaise constitution. Il est donc de la dernière importance que les pères et mères soient instruits des devoirs que la nature leur a imposés à l'égard de leurs enfants, afin que, connaissant les moyens capables de fortifier leur constitution, ils s'empressent de les employer, et d'en écarter tout ce qui peut tendre à l'affaiblir.

2. *De la Propreté dans les habits des enfants.* — Il serait minutieux d'entrer dans le détail des objets qui composent l'habillement des enfants. Leurs habits seront toujours différents, relativement aux pays, aux coutumes et aux goûts

des pères et mères. La grande règle à observer, « c'est qu'un enfant n'ait pas plus d'habits qu'il n'en faut pour qu'il n'ait pas froid, et que ces habits soient faits de manière qu'il soit libre dans tous ses mouvements. Nous ajouterons seulement, par rapport aux habits des enfants, qu'ils doivent être tenus très-propres.

3. Les enfants transpirent plus que les adultes ; si leur linge n'est pas changé souvent, il devient nuisible. Le linge sale écorche et déchire la peau ; il occasione une mauvaise odeur ; et, ce qu'il y a de plus fâcheux, il engendre de la vermine et donne naissance aux maladies cutanées ou de la peau. Si la propreté rend les enfants agréables à la vue, elle coutribue aussi à conserver leur santé. Elle facilite la transpiration ; et, par ce moyen, elle aide le corps à se débarrasser des humeurs superflues, qui, lorsqu'elles sont retenues, occasionnent toujours des maladies. Une mère ou une nourrice ne peut être excusable de laisser les enfants dans la malpropreté.

4. *Objets de Bouche.* — Les enfants font paraitre de bonne heure de l'inclination pour mâcher tout ce qui se trouve sous leurs mains. Si les parents s'en aperçoivent, ils n'en connais-

sent point. en général, le but : car, au lieu de leur donner quelque chose qui puisse en même temps exercer leurs gencives et améliorer leur nourriture, ils leur mettent ordinairement dans la bouche un hochet formé d'un métal dur ou de cristal. Une croûte de pain est le meilleur hochet possible ; elle répond mieux à cette intention : elle a en outre la propriété de nourrir l'enfant et d'exciter l'écoulement de la salive dans l'estomac.

5. *Importance de la salive sur la santé.* — La salive est une liqueur trop précieuse pour la laisser perdre. Tout le monde sait ce que c'est que la salive, mais tout le monde ne sait pas de quelle importance est dans l'économie animale cette humeur claire, transparente, visqueuse, véritable savon détersif, composé de beaucoup d'eau et de matières salines et huileuses. Ce sont toutes ces qualités qui la rendent le meilleur dissolvant connu. Sans elle, les aliments ne peuvent être divisés convenablement : leurs molécules aqueuses et huileuses ne peuvent être unies, liées entre elles, sans son secours. On a vu des personnes qu'une solution de continuité dans la lèvre inférieure réduisit à un état de maigreur si considérable, qu'elles ressem-

blaient à des squelettes vivants, parce que la salive, se faisant un passage par ce défaut, était perdue pour le travail de la digestion. Ceux qui salivent beaucoup, soient qu'ils en aient contracté l'habitude, soit qu'ils excitent cette salivation en fumant ou en mâchant du tabac, sont, toutes choses égales d'ailleurs, plus maigres, moins forts et plus languissants que les autres hommes. J'ai vu guérir une dame, habituée à crachoter sans cesse, et tombée dans un marasme qui ôtait toute espérance de guérison, en lui conseillant de moins cracher et de s'en déshabituer ensuite totalement. Si la salive est une substance si nécessaire à la digestion, si intéressante pour la conservation de la santé, combien sa perte n'est-elle pas funeste à un enfant? Combien n'est-on pas coupable de la favoriser en mettant dans la bouche de cet enfant un corps dur qui, forçant les lèvres et les deux mâchoires d'être sans cesse entr'ouvertes, fournit un passage à la salive, qui coule d'autant plus abondamment à l'extérieur que l'enfant fait plus de mouvements avec ses mâchoires? Car il est bien évident que la salive est excitée par l'action des mâchoires, et que, dans le temps des repas, elle est infiniment plus copieuse que dans le temps où la bouche et la langue sont dans l'inaction.

Il faut cependant distinguer la salive d'avec les crachats, d'avec les phlegmes, etc. Le caractère que je viens de donner de la salive doit empêcher de s'y méprendre. Les crachats, les phlegmes qui coulent des fosses nasales et maxillaires, et que fournissent d'autres glandes, comme celles de la gorge, de la trachée-artère, etc., doivent être rejetés, puisque leur consistance épaisse nuirait à la digestion, bien loin de lui être utile.

6. *De la Nourriture des enfants.* — Le pain peut être donné tout sec aux enfants : on peut aussi en préparer quelques mets. Un des meilleurs est de le faire bouillir dans de l'eau, ensuite d'en ôter cette eau et de verser sur le pain une quantité convenable de lait frais (tiède si l'on veut), mais qui n'ait pas bouilli. Le lait, selon Boërrhaave, est plus sain, plus nourrissant, moins capable de resserrer, employé ainsi, que lorsqu'il a bouilli. Ce mets revient assez à ce que nous appelons panade, dans laquelle on met un peu de beurre, au lieu de lait. La panade en usage, surtout dans nos départements méridionaux, est le meilleur mets pour les enfants, après celui dont on vient de parler Si l'on ne

se servait que de ces deux espèces d'aliments jusqu'à la fin de la seconde année, où les enfants commencent à avoir quelques dents molaires, ils seraient bien moins sujets aux maladies qui leurs sont si familières, telles que les aigreurs, les vers, les engorgements du mésentère, le carreau, les coliques continuelles, les dévoiements, les selles glaireuses, grises, jaunes, vertes, noires; les bouffissures du bas-ventre, les vents, enfin tous les symptômes convulsifs auxquelles les expose une nourriture grossière et des plus indigestes, la bouillie, espèce de mastic qui engorge les routes étroites que le chyle prend pour se rendre à la masse du sang.

« Tous les médecins voient et décrivent ces maladies, a dit un savant dans son *Traité de l'Expérience*, et aucun ne peut les prévenir, par rapport à l'aveuglement opiniâtre des femmes, et, en général, du peuple. D'où vient que, sur vingt-cinq mille morts, il se trouve maintenant à Paris, tous les ans, huit mille enfants qui meurent de convulsions, si ce n'est parce qu'on leur farcit l'estomac et les intestions d'un aliment (la bouillie) qui les empoisonne? Mais il serait plus aisé de transporter les Alpes dans les vastes plaines de l'Asie, que de désabuser une femme écervelée. » Il y a des auteurs qui conseillent de faire rôtir la farine, et ensuite d'en faire de la bouillie. Ils prétendent qu'elle est moins pesante, moins visqueuse, et d'une moins difficile digestion. Je ne sais; mais il me semble qu'il doit arriver tont le contraire. Le feu, en faisant évaporer la partie aqueuse de la farine, la prive de son plus grand dissolvant; et si cette torréfaction est portée à un certain degré, il ne doit plus rester qu'une cendre, qui, de toutes les substances, est la moins digestible.

7. *Du Riz et du Pain pour nourrir les enfants.* — Queques éloges que l'on ait donnés au riz, il ne me paraît pas exempt de la plupart des inconvénients que l'on reconnaît dans la farine. Il y a beaucoup de personnes à qui il donne des rapports aigres, preuve de mauvaise digestion. On n'en doit point être surpris, puisque le riz est un vrai froment qui doit fournir une vraie farine, et qu'on a reconnu, de toute antiquité, qu'il faut que la farine fermente pour qu'elle soit susceptible de digestion Le lait, le pain et les diverses préparations faites avec le pain, sont donc les seuls mets propres aux enfants jusqu'à l'âge de deux ans. A un enfant plus avancé, le pain peut être donné dans du bouillon de veau

ou de poulet. Le pain est un aliment propre aux enfants dans tous les temps, pourvu qu'il soit pur, qu'il soit fait avec des grains non gâtés, et qu'il ait bien fermenté. Mais si on le mêle avec des fruits, du sucre ou toute autre substance semblable, il devient moins salubre.

8. *De la Viande nourriture des enfants.* — C'est assez de donner de la viande au enfants quand ils ont des dents pour la broyer ; on ne doit jamais leur en accorder qu'après qu'ils ont été sevrés ; encore ne doit-on leur en donner que très peu. Il est vrai que lorsque les enfants vivent entièrement de végétaux, ils sont sujets à avoir des aigreurs ; mais, d'un autre côté, la viande leur échauffe le sang, les dispose aux fièvres et aux autres maladies inflammatoires.

9. *Des Remèdes propres aux enfants, de l'usage des hochets et de l'allaitement.* — On se gardera bien de leur donner aucune des drogues en usage parmi les sages-femmes et les gardes-malades. On s'en tiendra au premier lait ou à une eau miellée, si le méconium, c'est-à-dire la première selle, est plus de trois jours sans s'évacuer : on réglera peu à peu la nourriture des enfants, en ne leur dannant à téter que toutes es deux ou trois heures dans les commence-

ments toutes les trois ou quatre heures dans la suite, de manière que, dès le deuxième mois, l'enfant soit déjà accoutumé à ne point téter la nuit.

Lorsque l'enfant a ses premières dents, la nature indique qu'il peut prendre une nourriture plus confortable que le lait. On a donné la manière de préparer cette nourriture, que l'on doit préférer à la bouillie et autres aliments dont on empâte ordinairement les enfants, plutôt qu'on ne les nourrit.

Quand l'enfant commencera à avoir les gencives gonflées, quand les dents commenceront à s'annoncer, une croûte de pain est donc le seul hochet dont il ait besoin. Elle préviendra tous les accidents dans lesquels entraîne la perte de la salive.

On ne donnera jamais aux enfants ni dragées, ni suereries, aucune des drogues comprises sous le nom de bonbons. On leur refusera également toute espèce de fruits, à moins qu'ils ne soient bien mûrs; et, dans ce cas, ils sont aussi salutaires qu'ils sont nuisibles quand ils sont verts.

On ne se mêlera plus d'apprendre à marcher aux enfants; on les laissera se rouler sur un

tapis, sur une couverture, etc.; cet exercice
les fortifiera. Peu à peu leurs bras et leurs jambes connaîtront ce à quoi ils sont destinés ; et
à dix mois, plus ou moins, ils marcheront seuls.

On les tiendra toujours propres sans aucune
affectation, sans aucune recherche dans leurs
vêtements. Les parures ne servent qu'à les gê-
ner, qu'à les contraindre dans leurs mouvements et dans leurs exercices. On fuira l'usage
des corps de baleine, de cuir, de cordes, etc.,
comme une invention barbare, plus funeste au
genre humain que ne le furent jamais la peste,
la guerre, etc. Leurs vêtements seront aisés et
libres, toujours attachés avec des rubans ou
des cordons, jamais avec des épingles, et le
plus tard que l'on pourra avec des boucles, etc.

On accoutumera les enfants peu à peu au
froid, au chaud et aux autres intempéries des
saisons. Pour cet effet, on ne les vêtira jamais
plus dans une saison que dans une autre. Depuis l'âge d'un an ils doivent aller la tête sans
être couverte et les pieds nus, dans quelque
saison que ce soit. Quand ils sortiront, ce qui
doit arriver le plus souvent possible, on leur
mettra de petits chaussons de lisière ou de
toute autre étoffe, pour garantir leurs pieds

des blessures que pourraient leur faire les corps étrangers. Les petits sabots de bois conviennent quand ils commencent à marcher.

A mesure qu'ils grandiront, on changera leurs vêtements. Les petits habits à la hussarde, à la turque, etc., pour les garçons ; les fourreaux, les robes, etc., pour les filles : les uns et les autres très-larges, très-aisés, propres sans être riches ni recherchés, sont ceux qui sont le plus appropriés.

On ne sèvrera les enfants qu'à l'âge d'un an, et même plus tard, si la mère a suffisamment de lait. On les préparera à ce sevrage par la nourriture que nous venons de recommander, en leur donnant deux ou trois fois par jour, ou tant qu'ils paraîtront s'en occuper, une croûte de pain sec. Peu à peu on leur donnera du pain dans du bouillon de veau ou de poulet, enfin dans du bouillon de bœuf. On ne leur donnera de la viande que quand ils auront assez de dents pour la bien broyer ; on ne leur en donnera que peu, et jamais le soir.

Il est également dangereux d'engager les enfants à manger trop, en sucrant les aliments, et de les empêcher de manger assez, de crainte qu'ils ne deviennent trop gros et trop gras :

cette dernière manie est encore plus pernicieuse que la première, puisque, comme nous l'avons déjà remarqué, la nature a plusieurs moyens pour se débarrasser du superflu de la nourriture ; au lieu que celui à qui l'on fait souffrir la faim ne peut jamais avoir de santé, encore moins devenir fort et robuste.

On évitera de donner aux enfants du vin, de la bière, du cidre, en général de toutes les liqueurs fermentées, à plus forte raison des liqueurs de table ; ce sont autant de poisons à cet âge ; il en sera également des aliments salés, fumés, de haut goût, etc.

Leur boisson sera de l'eau pure, en petite quantité. Le relâchement est une des causes les plus communes des maladies chez les enfants ; par cette raison ils ne doivent boire que peu.

On se gardera bien de contraindre les enfants, de quelque sexe qu'ils soient, à rester assis. L'exercice est le premier aliment de la santé, le bon air en est le second. Les garçons, et les filles surtout, doivent jouer, courir, sauter, danser en plein air et sous les yeux de leurs parents, autant que cela sera possible, tous les jours et à toutes les heures du jour, jusqu'à ce que leurs organes aient acquis assez de force pour recevoir les germes de l'instruction ; ce qui peut arriver plus ou moins promptement, suivant le plus ou le moins d'intelligence dont sera pourvu le sujet.

10. *De l'occupation et du travail des enfants.* Ce n'est pas qu'il faille négliger les dispositions dès qu'elles se présentent ; mais les pères et mères, guidés par la raison, sauront profiter des circonstances, et leur tendresse leur apprendra à ne point nourrir l'esprit aux dépens du corps. La santé est le premier des biens ; sans la santé, point de bonheur. Les talents, les agréments de l'esprit, les connaissances, la science, etc., ne sont des acquisitions utiles et satisfaisantes pour la société et pour soi qu'autant qu'en les possédant on jouit des facultés nécessaires pour les faire valoir ; mais quand le corps est débile et malade, l'esprit est faible et languissant. « Meus sana in corpore sano. »

On ne forcera donc jamais les enfants au travail, de quelque nature qu'il soit, avant que leur constitution soit bien établie, ou l'on aura soin de ne leur en faire qu'un amusement. Mais il n'y a que les pères et mères qui soient capables de cette attention. Ce seront donc eux qui élèveront eux-mêmes leurs enfants ; ils ne leur apprendront que ce qu'ils savent. Qu'ils ne se mettent point en peine si leur enfant est destiné à en savoir davantage ; le goût, qui se développera avec l'âge, indiquera sûrement l'espèce de travail ou de science pour lequel il est né.

Le bain froid étant une espèce d'exercice, il est d'autant plus intéressant d'y habituer les enfants, que ces enfants habitent dans les villes et sont renfermés dans des appartements toujours trop peu aérés.

Les enfants ont besoin de beaucoup de sommeil. Dans les premiers mois de leur naissance, ils dorment plus qu'ils ne veillent ; mais par la suite, le sommeil leur devenant moins nécessaire, on les voit peu à peu veiller davantage qu'ils ne dorment, jusqu'à ce qu'enfin, parvenus à l'âge de huit à dix ans, ils ne dorment pas plus que les adultes, sept à huit heures. On respectera donc le sommeil des enfants nouveau-nés ; mais à mesure qu'ils dormiront moins, qu'ils se fortifieront et qu'ils deviendront moins sensibles, on rendra leur coucher moins mollet et plus dur, afin qu'ils puissent par la suite dormir partout.

Le lieu de leur coucher sera le plus aéré de l'appartement ; les cabinets, les alcôves, les petites chambres, seront évitées. Il faut qu'une chambre à coucher ait au moins deux ouvertures opposées, afin d'y entretenir à volonté un courant d'air : on ne leur mettra ni pavillon, ni baldaquins, ni rideaux, ou tous ces meubles d'ornement seront ouverts pendant que l'enfant sera dans son lit.

On ne laissera jamais approcher les enfants de domestiques, de valets superstitieux, ou gens à terreur, à contes de revenants, à histoires de mangeurs d'enfants, de loups-garoux, etc. On ne les laissera jamais jouer avec les imbéciles, qui ne connaissent d'autres manières de les amuser que de les frapper, que de les effrayer, que de leur inspirer de la crainte, de la terreur, etc. Toutes les sottises rapetissent l'esprit, dégradent l'âme, étouffent le courage.

Il est de la dernière importance que les enfants soient accoutumés à une vie dure et difficile, quelle que soit leur destinée, il faut qu'ils connaissent la faim, la soif et surtout la fatigue. En conséquence, on les réglera de bonne heure dans leurs repas. Il faut qu'ils apprennent par eux-mêmes que l'appétit est le meilleur et seul cuisinier dont les hommes doivent faire cas.

Les mouvements, les courses, les sauts, la danse, seront d'abord pour eux les seules causes de fatigue ; peu à peu on mettra plus d'intérêt dans leurs exercices. Les occupations faciles du jardinage, ou d'un art ou d'un métier qui n'exige point d'être sédentaires, pour les garçons ; les occupations faciles du ménage, pour les filles, en fortifiant le corps des uns et des autres, leur donneront insensiblement le goût du travail, ou leur en inspireront la nécessité.

Mais que les pères et mères ne perdent jamais de vue que, jusqu'à l'âge de puberté, chez l'un et l'autre sexe, ils ne doivent avoir pour but que la santé et la force de la constitution ; que le travail qui exige trop d'assiduité, épuise et mine cette même santé, ces mêmes forces ; qu'ils se trompent grossièrement quand ils s'imaginent qu'ils doivent tirer avantage de leurs enfants dans leur profession le plus tôt possible ; que l'utilité apparente qu'ils en reçoivent est un appât trompeur ; que ces mêmes enfants, devenus hommes, haïront le travail, seront faibles, par conséquent travailleront moins, dans la même proportion qu'ils auront travaillé dans leur enfance ; que les jeux de volant, de balles, de boules, de paume, et les occupations sérieuses, doivent, surtout à cet âge, se succéder les uns aux autres, non pas à des heures fixes, comme dans les colléges et dans presque toutes les maisons d'éducation, mais plutôt lorsque l'esprit se dirige vers l'un ou l'autre objet ; qu'enfin leur premier devoir est d'en faire des hommes qui, par leur force, leur courage, leur santé et leurs sentiments de droiture et de religion, deviennent l'espoir de leur vieillesse, soient utiles à leur patrie, et fournissent des sujets capables de la défendre, de l'enrichir.

§ 3. OUVROIRS ET SALLES D'ASILE

À établir dans beaucoup de communes rurales.

Avant de terminer les conseils qu'on vient de lire sur la santé des enfants, on nous saura gré de dire un mot d'une institution de bienfaisance dont le premier projet est dû à l'honorable M. de Cormenin, et qui est destinée à transformer la classe si intéressante des prolétaires, si MM. les curés et les maires des communes rurales savent s'entendre pour la propager. M. de Cormenin, membre du conseil d'État, dont la raison est si haute et la pensée si noble, saisit, dès l'année

1846 , le conseil général de l'Yonne d'une idée féconde, à laquelle tous les bons esprits ne peuvent manquer de se ranger. Espérons que les conseils généraux voudront tous concourir à l'établissement d'ouvroirs pour les enfants des communes qui sont privées des ressources que la civilisation procure aux grandes villes. Voici le texte de la proposition de M. de Cormenin :

« 1. Les conseils généraux fondent des bourses aux frais des départements pour des jeunes gens qui se destinent à l'enseignement primaire. Il y a une œuvre analogue qui ne mérite pas moins leur sollicitude et leurs encouragements. Il existe en France, dans chaque département, deux sortes de communautés d'habitants qui sont les plus intéressantes de toutes.

« 2. Il est d'abord des communes, communes pauvres et petites, depuis 100 jusqu'à 400 âmes, qui n'ont ni curés, ni instituteurs, ni presque de maires, et à qui manquent les secours de toute espèce, moraux, religieux, intellectuels. Les enfants des deux sexes, sans lien commun, sans discipline, sans travail des mains et de la tête, y vivent presque comme de petits sauvages. Il est des portions, des segments de grandes communes qui sont situés à une dis-

tance très-éloignée du chef-lieu, qui en sont séparés par de hautes montagnes, des marais, des
rivières débordées en hiver, et qui, par conséquent, sont ou toujours, ou pendant une moitié
ou un tiers de l'année, privés des bénéfices de
la communauté dont ils supportent néanmoins
les charges : ce sont les extrémités desséchées,
glacées, du corps communal. Il est juste de porter à ces membres-là un peu de chaleur et de
vitalité. Il n'y a pas dans les départements d'habitants, de collections d'hommes qui soient plus
dignes que ceux-là de la sollicitude des conseils
généraux, d'autant plus dignes que, dans leur
isolement, dans leur ignorance séculaires, ils
ne songent pas à eux-mêmes, et que, par conséquent, il faut bien qu'une administration humaine et éclairée y songe pour eux. Les conseils
généraux, à vrai dire, ne sont même faits que
pour cela. C'est dans ces petits centres villageois que l'on propose d'établir de modestes
ouvroirs-asiles qui y feraient un grand bien. On
y recevrait, pendant les froides saisons de l'automne et de l'hiver, les petits enfants, filles et
garçons, depuis l'âge de trois ans jusqu'à cinq
ans. C'est ce qui se pratique déjà dans un ouvroir du faubourg de Montargis, ainsi qu'au

Grêvâts, commune de Cussets, du département de l'Allier.

« 3. Depuis cinq ans jusqu'à douze ou treize ans, les petites filles y seraient seules reçues et non pas les garçons ; car ceux-là, à cause de leur âge et de leur sexe, peuvent aller à l'école du chef-lieu ; et il faut éviter d'ailleurs le mélange des sexes à cet âge-là. En marquant sur le marquoir les chiffres, elles apprendraient les chiffres. En marquant toutes les lettres de l'alphabet, leurs noms, prénoms et le millésime de l'année, elles apprendraient la portion la plus élémentaire et la plus difficile peut-être de la lecture et de l'écriture. Il serait très-aisé de leur montrer également sur le tableau noir, à la craie, les règles les plus élémentaires de l'addition, de la soustraction et de la multiplication, ainsi que les principales mesures décimales servant aux usages les plus habituels de la campagne, pour les mesurages, ventes, achats, prêts et échanges.

« 4. La maîtresse serait prise parmi les femmes des instituteurs, ou parmi les couturières du pays, ou parmi d'autres femmes infirmes et intelligentes qui se dévoueraient à ce soin. On pourrait faire ainsi deux bonnes actions, l'une

pour les femmes, l'autre pour les enfants. Si l'on
ne trouvait, ce qui arrive souvent, que des personnes bien famées, mais sans aucune instruction, deux ou trois mois passés dans un ouvroir
de religieuses, de la ville ou du bourg le plus
voisin, leur suffirait pour apprendre les mesures
décimales et les petits ouvrages de couture.

5. L'ouvroir-asile serait habituellement ouvert
depuis la clôture des travaux des champs jusqu'à leur reprise au printemps, et même, dans
les fabriques et centres industriels villageois,
il pourrait durer, ou toute l'année, ou la plus
grande partie de l'année. Il serait gratuit et recevrait les petits enfants dans la mesure et les
conditions préindiquées. Un vasistas et un ther-
momètre y seraient placés pour renouveller l'air
et maintenir la température à un degré convenable.

« 6. La maîtresse de l'ouvroir-asile observe-
rait un règlement dont voici les principales
bases pour l'ouvroir notamment : — Un vase
d'eau est déposé à la porte, et des essuie-mains
y sont suspendus. — Chaque petite fille, en entrant, se lave les mains et s'essuie. — Elles se
rangent sur des bancs de bois autour de la
maîtresse, font leur prière, et puis, selon leur

âge et leurs progrès, travaillent à la couture.
— Dès l'âge de cinq ans, les plus jeunes trico-
tent, en coton, des bretelles et des jarretières ;
les autres ourlent, marquent, reprisent, trico-
tent des bas, cousent des boutons et raccom-
modent leurs effets d'habillement et ceux de
leurs parents. — A la fin de la classe, elles
vont remettre sur une planche numérotée leur
fil, aiguille, ciseaux, canevas, tricot, dés, etc.,
se brossent le bas des jupes, balaient à tour de
rôle la chambre, et sortent de la classe avec
ordre.

« Ce règlement, qui a déjà été exécuté dans
quatorze communes des départements du Loiret
et de l'Yonne, où ces sortes d'œuvres sont établies et prospèrent, peut se modifier, se resserrer ou s'étendre, selon les localités. — Il en est
de même du règlement des asiles annexes. La
maîtresse n'a pas besoin d'être savante pour
ajouter à son enseignement manuel celui d'un
peu de morale. On lui a recommandé de dire et
de répéter souvent aux petites filles : Aimez-
vous, mes enfants, et soyez toujours bonnes
et compatissantes les unes pour les autres, et
cela suffit.

« 7. Cet ouvroir-asile, dans l'hiver, tiendrait

aussi lieu de chauffoir aux petits enfants qui sont laissés par leurs parents dans des cabanes mal fermées, sur la terre humide, et qui, à cet âge si tendre, souffrent beaucoup du froid. Au contraire, ils ont chaud dans l'ouvroir-asile, et ils y passent une portion du jour dans de bonnes habitudes d'ordre, et en compagnie de jeunes enfants comme eux. Le sort des pauvres est, en général, si malheureux sur la terre, que c'est déjà un bienfait de leur ménager quelques journées de paix et de bonheur dans leur enfance, eux qui en verront luire si peu d'autres en avançant dans la vie! — Bien entendu que l'ouvroir-asile serait sous la surveillance du maire, du curé, de dames, et spécialement de l'inspecteur des écoles primaires en tournée. — Le préfet engagerait, par une circulaire spéciale et motivée, les maires et conseils municipaux des communes qui se trouveraient dans les conditions dont il vient d'être parlé, à délibérer le vote d'une somme de 20 à 30 fr. — A cela le conseil général ajouterait le vote d'une somme de 600 fr., répartie, par voie d'essai et d'encouragement, entre les douze communes les plus petites, les plus pauvres et les plus dénuées de facilités d'abord et de ressources.

Cette somme, en tout de 70 à 80 f., bien modique, comme on voit, serait divisée ainsi qu'il suit :

Indemnité à la maîtresse de l'ouvroir, 40 fr. ; gratification, 10 fr. ; pour achat de bois, 10 fr. ; pour entretien des fils, aiguilles, canevas, etc., 10 fr. Total, 70 ou 80 fr.

« 8. Résumons : Chauffage et refuge pour les tout petits enfants ; travail régulier et en commun ; prière à Dieu dite en entrant et en sortant ; commencement d'écriture et de lecture, à l'aide de la marque ; premières règles d'arithmétique sur le tableau, et mesures décimales ; enseignement de la couture, de l'ourlage, des reprises et du tricot ; lavage quotidien et préalable de la figure et des mains ; balayage de la chambre de la maîtresse à tour de rôle ; brossage du bas des jupes ; discipline, soins et complaisances des petites filles entre elles ; ordre et moralité qui en sont la suite ; surveillance des maires, du curé du chef-lieu, et de quelques dames, s'il y en a. Voilà les bons fruits qu'on doit retirer de cette œuvre. »

§ 4. DU RÉGIME
Convenable aux personnes grasses et aux personnes maigres.

1. Les personnes grasses éviteront toutes les

substances grasses, huileuses ; elles mangeront souvent des raves, de l'ail, des épices, tout ce qui peut échauffer, favoriser la transpiration et l'urine ; elles boiront de l'eau, du café, du thé, etc.; elles prendront beaucoup d'exercice, et dormiront peu. Les personnes maigres suivront un régime contraire.

2. Ceux qui sont sujets aux aigreurs doivent faire leur principale nourriture de viande ; ceux, au contraire, qui ont des rapports qui tendent à la putridité, ne doivent user que de substances végétales acides.

3. Les goutteux, les lypochondriaques, les hystériques, éviteront tout ce qui est austère, acide et propre à s'aigrir sur l'estomac. Leur nourriture doit être maigre, légère, rafraîchissante et de nature apéritive. L'homme de lettres doit moins se nourrir que celui qui s'occupe de travaux pénibles et en plein air. Les aliments qui nourrissent très-bien les paysans seraient indigestes aux habitants des villes. Mais le régime ne doit jamais être trop uniforme. L'usage constant d'une même espèce d'aliments peut avoir de mauvais effets. Dans le premier âge de la vie, ces aliments doivent être légers, nourrissants, de nature délayante, mais répétés souvent. Dans

l'âge moyen, ils doivent être solides, et avoir un certain degré de tenacité. Dans l'âge avancé, qui semble se rapprocher du premier âge, on doit suivre le régime de cette période : il doit être léger et plus délayant que celui de l'âge moyen, et même les repas doivent être plus fréquents.

4. Il ne suffit pas pour la santé que le régime soit sain, il faut encore qu'il soit réglé. Un long jeûne, bien loin de réparer les excès, de rétablir le jeu des organes, affaiblit l'estomac et le remplit de vents. Il faut que les aliments soient pris plusieurs fois par jour, si l'on veut réparer les pertes que le corps fait continuellement, si l'on veut entretenir les humeurs dans leur état sain et conserver leur douceur. Le jeûne est surtout nuisible aux jeunes gens et aux personnes âgées, qui, lorsqu'elles ont l'estomac vide, sont souvent attaquées de vertiges, de maux de tête, de faiblesses, de vents, auxquels le seul remède est un peu de pain et un verre de vin. On doit abolir l'habitude de ne déjeuner qu'avec une tasse de thé, de café, etc., et un peu de pain. Pour se bien porter, il faut déjeuner convenablement et souper légèrement.

5. *Du changement de régime.* — Quand une

fois on s'est habitué à un certain régime, il est dangereux de le changer subitement ; il ne faut le faire que par degrés, soit qu'on veuille passer d'une nourriture peu substantielle à une plus succulante, soit qu'on veuille changer la qualité ou retrancher de la quantité des aliments. Cependant un régime trop réglé peut devenir dangereux. On peut varier la quantité de la nourriture, soit en plus, soit en moins, quand les occasions s'en présentent, pourvu que l'on ait toujours attention à la modération et à la tempérance.

6. *Influence de l'air sur la santé.* — Rien de plus contraire à la santé que l'air malsain. Les églises et les assemblées, tous les lieux où l'air se trouve dépourvu de ses qualités, par la respiration des personnes qui s'y trouvent en trop grand nombre, par le feu, par les lumières, etc., deviennent nuisibles aux personnes délicates. L'air des grandes villes, chargé de vapeurs et d'exhalaisons putrides, qui s'élèvent sans cesse des substances tant animales que végétales, est également malsain. Chacun doit y choisir son logement dans les rues larges et bien percées, afin que l'air puisse y circuler librement.

Les appartements doivent être ouverts à deux

airs opposés, surtout les chambres à coucher.
Au lieu de faire les lits aussitôt qu'on en est sorti,
on doit au contraire les découvrir et les laisser
une partie du jour exposés à l'air d'une porte
et d'une fenêtre ouvertes. Les vaisseaux, les
prisons, les hôpitaux, où l'on ne peut employer
ces moyens, doivent faire usage de ventilateurs.
Le ventilateur est d'une nécessité indispensable
dans ces lieux, soit pour la conservation de la
santé, soit pour la guérison des maladies, soit
pour la salubrité des provisions. On doit encore
l'employer dans les mines, dans les caves, dans
les salles de spectacle, dans les serres, dans les
magasins à blé, etc.

Il serait bien à désirer que les personnes qui
sont obligées, pour leurs affaires, de passer le
jour dans les villes allassent coucher à la campagne. Si l'on respire un bon air pendant la
nuit, on répare, en quelque sorte, les effets du
mauvais air que l'on a respiré dans le jour. Les
asthmatiques, les hypochondriaques, les personnes attaquées de consomption, doivent fuir
l'air des villes comme on fuit la peste. Il faut
que les maisons, les châteaux, etc., soient bâtis
à une certaine distance des bois, des marais, des
lacs, etc.

Il y a peu de remèdes aussi salutaires aux malades que l'air frais : c'est le plus puissant cordial, s'il est administré avec prudence. L'air frais est surtout nécessaire dans les chambres, dans les salles où il y a plusieurs malades rassemblés, dans les infirmeries, dans les hôpitaux, etc. C'est ici que sont utiles les ventilateurs ; en servant aux malades, ils servent encore aux médecins, aux chirurgiens, aux ecclésiastiques, à toutes les personnes employees auprès des malades. Les hôpitaux, toute maison destinée aux infirmes, doivent être dans une situation favorable pour l'air, et par conséquent à une certaine distance des grandes villes.

7. *De l'Exercice par rapport à la santé.* — Une loi qui parait être universelle chez tous les hommes, c'est que sans exercice on ne peut jouir de la santé. L'inaction fait tomber les solides dans le relâchement : de là des maladies sans nombre. Les obstructions des glandes, aujourd'hui si communes, n'ont point d'autres causes que le défaut d'exercice. L'exercice préviendra donc cette maladie ; il s'opposera encore à la faiblesse des nerfs et à toutes les maladies nerveuses ; il facilitera la transpiration, dont la suppression cause une foule de maladies.

Les personnes faibles, valétudinaires, toutes celles dont les occupations n'exigent pas un exercice suffisant, comme les ouvriers sédentaires, les marchands, les gens de lettres, etc., doivent faire de l'exercice une habitude religieusement observée, et cet exercice doit être aussi réglé que les repas.

8. *De l'Habitude de rester trop au lit.* — Il faut bannir la coutume pernicieuse de rester trop longtemps au lit le matin, coutume qui est universelle dans les grandes villes. L'air du matin fortifie les nerfs et remplit, jusqu'à un certain point, l'indication du bain froid. On ferait bien de se lever avec le jour. Qu'on se promène, qu'on monte à cheval, qu'on fasse tout autre exercice en plein air, on se trouvera avoir l'esprit plus gai, plus serein pendant le jour; on aura plus d'appétit, et tout le corps en deviendra plus fort. On s'accoutumera bientôt à se lever matin et à le trouver agréable. Rien ne contribue davantage à la conservation de la santé et à prolonger la vie jusqu'à une vieillesse avancée.

9. *L'Exercice* est le seul remède pour les personnes inactives, qui se plaignent de douleurs dans l'estomac, de vents, de gonfléments, d'indigestions, etc. : mais en général, l'exercice doit

être pris en plein air. Il ne faut pas s'astreindre à un seul genre d'exercice, il faut se livrer à tous alternativement, et s'en tenir le plus longtemps à celui qui est le plus approprié aux forces et à la constitution.

L'espèce d'exercice qui met le plus d'organes en action est toujours celui que l'on doit préférer: tels sont la promenade, les courses, l'exercice du cheval, de la nage, de la culture de la terre, de la chasse, de la paume, etc. Ceux qui le peuvent, doivent monter à cheval deux ou trois heures par jour, à plusieurs reprises. Les autres doivent employer le même temps à se promener ou à d'autres exercices; car l'exercice ne doit jamais être continué trop longtemps. La fatigue lui ôte tous ses avantages; et, au lieu de fortifier le corps, elle l'affaiblit.

10. *L'Indolence*, non-seulement occasione des maladies, mais encore elle rend les hommes inutiles à la société, et donne naissance à toutes sortes de vices. Dire d'un homme que c'est un oisif, c'est dire plus que si on l'appelait vicieux. Quant l'esprit n'est point occupé de quelque objet utile, il faut qu'il soit à la poursuite de quelque plaisir ou qu'il médite quelque mauvaise action. L'homme n'est certainement pas

fait pour l'indolence ; ce vice renverse tous les desseins pour lesquels il a été créé, tandis que la vie active est le rempart le plus puissant de la vertu et la conservatrice la plus souveraine de la santé.

§ 5. TRAITÉ SUR LE TRAVAIL,

Sous le rapport sanitaire, religieux et pénitentiaire.

1. Après avoir parlé de l'exercice, il n'est pas hors de propos de dire un mot du travail, de sa nature dans l'ordre de la société, de ses rapports avec les principes de catholicisme, de ses résultats actuels, de ses résultats pour l'avenir ; il est nécessaire à l'homme, mais il doit être sanctifié par son actualité légitime.

Le vice opposé est indigne de l'homme, soit qu'on le considère comme chrétien, soit qu'on l'envisage seulement comme membre de la société civile. Ce n'est ni par le repos, ni par le sommeil qu'on acquiert le bonheur et la santé : *Non otio nec somno acquiritur merces.* La fortune est comme le royaume du ciel : *Vim patitur. Multam malitiam docuit otiositas* — Selon l'expérience, l'homme paresseux est à charge à lui-même, à ses parents, à ses amis, à ses connaissances. La paresse est un des sept péchés capitaux ; l'oisiveté est un vice odieux, que Jésus-Christ a condamné par sa conduite comme par ses discours et ses exemples : il fut ouvrier charpentier. Ses paroles les plus vives s'adressent aux gens oisifs : *Cur hic statis totâ die otiosi?* Pourquoi restez-vous toute la journée sans rien faire? » Ce n'est pas assez, il ajoute la menace à cette apostrophe : *Projicietur vos in tenebras exteriores, ligatis pedibus et manibus.* Paresseux, vous serez plongés dans la misère la plus profonde. » Telle est l'obligation du travail au point de vue chrétien. En économie politique, on peut dire : « Le travail est une opération par laquelle « l'homme prépare ou donne à la matière brute « et inerte une valeur qu'elle n'avait pas de sa » propre nature. »

2. On distingue trois sortes de travaux : le travail de suppôt, le travail de l'intelligence et le travail du génie. Sous ce triple point de vue, le travail mérite d'être organisé de manière à ce que chaque homme au sein de la société n'en manque pas, et soit pourvu de celui qui convient le mieux à son talent, à sa capacité, à son éducation, à sa constitution physique et morale. Depuis quelques années, la détresse des classes laborieuses, au moins aussi dignes d'intérêt que

les prisonniers, allait de plus en plus en augmentant. Chaque jour on voyait de malheureux
ouvriers envier le sort de ceux-ci, réclamer les
avantages de la position qui leur a été faite par
la justice, et tenter toute sorte de moyens pour
l'obtenir ; combien qui se livraient à dessein à
certains délits pour arriver à ce but désespéré !

Depuis cinquante ans *le travail*, apprécié
comme il mérite de l'être, est devenu *propriété*
aussi estimable qu'autrefois des *biens-fonds* ou
des *rentes;* avec lui, comme avec celles-ci,
l'homme probe, animé d'un esprit d'ordre et d'é-
conomie, arrive à constituer sa famille dans l'aisance, et participe à tous les avantages de la
cité parmi ses concitoyens. Toute la difficulté
consiste dans les moyens d'arriver à sa possession. On croirait d'abord qu'il est facile d'atteindre ce but; mais malheureusement l'expérience de tous les jours montre qu'il existe une
multitude innombrable d'obstacles ; des hommes
capables et bien disposés pour le travail manquent de tous les éléments nécessaires pour arriver à se le procurer. Trop souvent leurs efforts
n'aboutissent qu'aux plus amères déceptions :
en supportant le poids du jour et de la nuit,
d'une façon moins douce que la plupart des bêtes

de somme, ils ont l'ennui poignant de voir leurs fils et leur femme se dessécher et périr sur la paille dans de misérables réduits, faute de nourriture et d'entretien.

3. La France est grande, productive ; les lois politiques qui la régissent sont supportables, et ne laissent à aucun de ses enfants sincères et raisonnables le regret d'être né sur son sol admirable. Que de richesses, en effet, ne trouve-t-on pas dans notre beau pays sous les rapports agricole, industriel ou maritime ! Les terrains fertiles qui sont encore vierges de culture, dans l'intérieur du territoire actuel de la France, suffiraient à eux seuls pour occuper utilement tous les bras oisifs et les enrichir sans diminuer le bien-être de ceux qui en ont la possession. Quatre cents lieues de côtes maritimes, qui nous environnent, devraient être un débouché prodigieux pour toutes les activités avides de richesses ; alors elles cesseraient de tenir en échec la société, obligée de les surveiller, de les contenir à grands frais d'argent et d'hommes robustes susceptibles d'être mieux utilisés. La mer n'est pas seulement un abîme destiné par la Providence à confondre la témérité audacieuse de l'homme : elle est pour lui une région immense

capable d'entretenir la générosité de ses idées quand il la parcourt; et en même temps un amas de véritables biens offerts à ses labeurs intrépides. La position incomparable de la France, environnée de mers, couverte de golfes et traversée de fleuves, sans cesser de tenir au continent, suffirait à elle seule pour fournir un travail des plus productifs à deux millions de prolétaires organisés en industriels maritimes.

4. Les chemins de fer aussi, développés avec intelligence et promptitude, pourraient procurer à nos provinces les moins accessibles tous les produits de nos côtes, et les débarrasser de leur superflu en hommes et en denrées. L'un des plus célèbres économistes modernes a essayé d'apprécier, par des calculs approximatifs, le nombre d'individus qui pourraient vivre heureux par nos seules ressources nationales, et il a trouvé que, sans témérité, on peut évaluer ce nombre à cent millions ! *Cent millions de personnes* de tout âge, de tout sexe, et, qui pis est, de toute condition, vivraient confortablement, suivant leurs états divers, si l'agriculture, l'industrie et la marine étaient organisées de manière à produire tous les fruits qu'on peut en attendre : surtout depuis les merveilleuses dé-

couvertes de ces derniers temps et leur application ingénieuse aux chemins de fer, aux ba-
teaux à vapeur, aux machines mécaniques.
Quelles déceptions pour les âmes intelligentes,
haletantes de désirs, et frappées d'impuissance
au milieu de tant de ressources ! Cependant,
sur trente-quatre millions d'habitants, quelques
centaines de mille seulement se trouvent dans
l'opulence : tout autant ont une fortune passable ;
en ou deux millions sont réduits au nécessaire ;
six millions vivent du crime ou du vice ; tout le
reste trépigne dans l'infortune et dans la misère.
A la vue de ce tableau, qui certes n'est pas exagéré, on conçoit le malaise général qui règne
parmi les classes laborieuses de toute l'Europe.

A la vue de cette grande question dont la solution devient de plus en plus urgente, car elle
intéresse tout le monde, les riches comme les
pauvres, comment ne pas craindre pour le ren-
ers ement des bases sur lesquelles reposent
l'ordre et la tranquillité dans l'état actuel de la
société ? Car, suivant nous, ce n'est pas améliorer le sommet d'un édifice que d'en ébranler les
fondements : on ne saurait constituer le bonheur de la famille en démolissant la cité. Ce
n'est pas ainsi que procède la civilisation.

5. L'organisation des prisons peut fournir au
gouvernement un moyen de faire un bel essai
d'organisation du travail. Le mode serait de proposer au trésor d'y fabriquer, pour son propre
compte, les fournitures nécessaires à l'armée, à
la marine, aux hospices et aux hôpitaux, aux
dépôts de mendicité et aux prisons elles-mêmes.
Le travail étant le lot de l'homme en général,
les condamnés doivent y être soumis comme
tout le monde. Les frais qu'ils occasionnent
peuvent non-seulement être couverts par là,
mais encore les dommages qu'ils ont faits à la
société avant leur jugement. Le travail de
l'homme libre suffit pour le faire vivre, lui, sa
femme et ses enfants, malgré les lundis, les
grèves et les jours de chômage. Dans la prison il
n'y a rien de tout cela. Souvent l'ouvrier le plus
honnête, le plus habile, le mieux intentionné,
manque du capital nécessaire pour mettre ses
bras en mouvement: ou, s'il parvient à se procurer des fonds, bientôt les débouchés étant
obstrués, l'intérêt usuraire en ronge tout le fruit.
L'État n'aura rien à craindre de pareil dans l'organisation du travail parmi les prisonniers : les
bras, les capitaux, les débouchés, tout est trouvé pour lui. Il peut être son propre consomma-

teur ; le budget fait ses avances et son fonds de roulement, tandis qu'il a des milliers de producteurs valides sous sa main qui ne peuvent lui manquer au jour du besoin.

On dira peut-être que la loi oblige l'administration à mettre les fournitures en adjudication ; mais rien ne l'empêche de faire changer cette loi à l'une des prochaines législatures. Tout le monde connaît les vices du système d'adjudication au rabais. Celui qui veut les obtenir donne une prime à ses concurrents, partage avec eux son bénéfice ; et, à l'aide de pots-de-vin, toute la prévoyance du législateur est mise en défaut au détriment du trésor. D'un autre côté, les travaux qui ont été exécutés jusqu'à ce jour dans nos prisons n'ont pas été, pour les détenus, l'occasion d'apprendre un état pour l'exercer utilement à leur sortie. D'ailleurs, leurs salaires ne sont pas assez élevés pour leur inspirer le goût et l'amour du travail ; au moyen du bas prix des salaires, les entrepreneurs des travaux des prisons font une concurrence funeste aux fabricants qui occupent des ouvriers libres. De sorte qu'une mesure qui aurait dû être un soulagement pour les contribuables, en diminuant l'impôt, a pour résultat de les placer dans l'impossibilité de le payer. Ainsi, prisonniers, ouvriers libres, fabricants et contribuables, tout le monde enfin est interessé à voir le gouvernement organiser le travail dans les prisons pour son propre compte. (Article déjà publié en 1840, dans l'ancien *Journal des Prisons*, par le chanoine L.-A. Clavel.)

§ 6. DU SOMMEIL PAR RAPPORT A LA SANTÉ;

De la Veille, des Habits et des Habitudes.

1. Les enfants doivent dormir autant qu'ils paraissent le désirer. A mesure qu'ils avancent en âge, il faut régler leur sommeil, de sorte qu'à dix ou douze ans ils ne dorment pas plus que les adultes, sept ou huit heures.

2. Il faut contracter l'habitude de se lever de bonne heure. Rien de plus contraire à la santé que la coutume universelle, surtout dans les grandes villes, de ne se lever qu'à neuf ou dix heures.

3. La nuit est le seul temps du sommeil; mais pour le rendre salutaire, il faut prendre, pendant le jour, un exercice suffisant; souper légèrement, et se coucher l'esprit aussi gai et aussi tranquille qu'il est possible.

4. L'habitude de dormir après le repas, quand

elle est forte, doit être respectée ; d'ailleurs, les personnes qui ont les nerfs délicats, telles que les enfants, les femmes et les gens de lettres, se trouvent bien de faire la méridienne.

5. *Des Habits par rapport à la Santé.*—Les habits doivent être relatifs aux climats que l'on habite, à la saison, à l'âge, au tempérament, etc. La jeunesse, dont le sang a un fort degré de chaleur, dont la transpiration est facile, n'a besoin, dans nos climats, que d'habits légers'; mais l'âge avancé, par la raison contraire, a besoin d'habits qui fomentent la chaleur et la transpiration. C'est à cet âge que conviennent les camisoles de flanelle, etc., qui affaiblissent les jeunes gens, qui les rendent délicats, et les empêchent d'en tirer de l'utilité quand les rhumatismes ou quelque autre maladie semblable les rendent nécessaires.

6. Il serait à désirer qu'on ne changeât pas d'habits chaque saison. Le drap, singulièrement approprié à notre température, devrait être la seule étoffe dont on fît usage. Il n'y a presque pas de jours, dans l'été, où il ne soit supportable. En ne se servant que de cette espèce d'habits, on préviendrait les maladies auxquelles on s'expose quand on prend les habits

d'été trop tôt, et qu'on les quitte trop tard. Les vieillards surtout ne doivent point connaître les habits de saisons.

7. Toute la perfection d'un habit consiste en ce qu'il soit aisé et propre ; la mode ou la forme ne devrait entrer pour rien dans la façon ; on ne devrait au contraire consulter que la santé, le climat et la commodité. Il faut que la poitrine, le bas-ventre, les bras et les pieds, soient absolument à l'aise. On ne devrait se servir d'aucune espèce de ligature dans la manière d'attacher les habits. Les jarretières, les boucles, les cols, les colliers, les corsets, les ceintures s'opposent à la circulation du sang, à l'accroissement des parties, et deviennent la cause d'un nombre infini de maladies.

8. *De l'Intempérance.* — La grande règle de la tempérance est de se tenir à la simplicité. La nature ne demande que des aliments simples et sans apprêts. L'intempérance apporte les plus grands désordres dans l'économie animale : elle nuit à la digestion ; elle relâche les nerfs ; elle rend les sécrétions irrégulières ; elle vicie les humeurs et occasionne des maladies sans nombre.

9. L'intempérance est également dangereuse

dans la satisfaction des autres désirs. Avec quelle promptitude l'abus des liqueurs et des plaisirs ne détruit-il point la meilleure constitution? Quels désordres ces excès ne jettent-ils point dans les familles? Combien de femmes, d'enfants périssent de besoin, tandis que des pères cruels, des chefs de famille se livrent sans réserve à leurs appétits insatiables?

10. L'ivrognerie est, par elle-même, non-seulement le vice le plus abominable, mais encore la source de la plupart des autres vices. Il n'est point de crime, quelque horrible qu'il soit, que ne puisse commettre un ivrogne pour l'amour des liqueurs. On a vu des maris vendre les habits de leurs femmes, des femmes vendre les habits de leurs enfants, vendre les aliments qu'elles devaient manger, vendre même ensuite leurs propres enfants, pour acheter un malheureux verre de liqueur.

11. *De la Propreté dans ses rappports avec la santé.* — La gale et la plupart des autres maladies de la peau sont dues principalement au défaut de propreté. La malpropreté occasione encore les diverses espèces de vermines qui infectent les hommes, les maisons, etc.; la propreté en est le seul remède. Les fièvres putrides, ma-

lignes, etc., commencent ordinairement par ceux qui habitent des maisons malpropres et renfermées, qui portent des habits sales, etc. La propreté est donc de la dernière importance. On changera donc souvent de linge pour favoriser la transpiration insensible, si nécessaire à la santé ; on changera souvent d'habits, et on tiendra ses appartements très-propres.

12. La police veille exprès à ce que les rues des grandes villes soient nettoyées de toutes les ordures dont elles sont sans cesse couvertes, en éloigne les abattoirs qui corrompent l'air et engendrent la contagion. Les paysans n'accumuleront pas le fumier devant leurs portes ; ils se garderont de coucher dans les mêmes endroits que leurs bestiaux, ou d'y faire coucher ceux qui les gardent.

13. La propreté est indispensable dans les camps, dans les casernes, dans les infirmeries, dans les hôpitaux, sur les vaisseaux ; elle est seule un remède contre plusieurs maladies. Il est de la dernière importance de changer souvent les malades de linge ; il n'y a pas de cas où un malade ne puisse être changé quand il est sali. Une personne en santé doit changer plusieurs fois par semaine de linge. Elle doit faire

fréquemment usage de bains, se laver tous les jours les mains, le visage et surtout les pieds. La propreté a plus d'attrait à nos yeux que la parure ; elle est un ornement pour tous les états ; personne n'en est dispensé ; elle doit être pratiquée avec le plus grand soin partout, mais dans les villes peuplées elle doit être presque révérée.

14. *De la Contagion ; moyens d'hygiène publique pour la prévenir*. — Beaucoup de maladies sont contagieuses. On doit donc, autant que l'on peut, éviter toute communication avec les malades. Le malade n'a besoin que de ceux qui, par état ou par bienfaisance, se destinent à le soigner. C'est vouloir exposer sa vie et celle de ses connaissances que de visiter les malades par pure curiosité ou par une tendresse mal entendue.

15. Les médecins, les curés et les personnes charitables doivent éloigner d'auprès d'un malade toute personne inutile : c'est le seul moyen d'arrêter les progrès de la contagion. Le malade lui-même en retirera un avantage : son imagination, facile à s'effrayer, ne sera plus exposée aux propos sourds et à petit bruit, aux contenances effrayées et tristes de ces gens oisifs qui ne manquent jamais de lui troubler l'esprit, et par là d'aggraver la maladie.

16. On bannira l'usage ordinaire, surtout parmi le peuple et à la campagne, d'inviter un grand nombre de personnes aux funérailles, et de les assembler pendant quelque temps dans la chambre du mort, parce que c'est encore un moyen de propager la contagion, qui ne meurt pas toujours avec le malade. Il faut enterrer promptement ceux qui périssent de fièvres malignes, putrides, etc., et l'on doit éviter de s'en approcher.

17. Il est dangereux de se servir des habits qu'ont portés des malades, à moins qu'ils n'aient été lavés et exposés à la fumée de plantes odorantes, du vinaigre, du soufre, ou à l'air, pendant un temps assez considérable.

18. Les prisons, les hôpitaux, etc., répandent souvent la contagion dans les villes. Il est convenable de reléguer ces maisons publiques hors des murs.

19. Les habitants des villes doivent choisir une habitation bien exposée, parce que leur atmosphère n'est qu'une masse corrompue, chargée de particules les plus pernicieuses. Ils doivent encore éviter les rues étroites, malpropres et passagères ; ils doivent tenir propres leurs maisons et leurs laboratoires, sortir et se tenir en

plein air aussi souvent que leurs affaires pourront le leur permettre.

20. Ceux qui, par état, soignent les malades, si la maladie est contagieuse, doivent prendre du tabac ou de toute autre plante odorante très-forte, comme la rue, la tanaisie, etc. Ils doivent tenir les malades très-propres et arroser la chambre avec du vinaigre, y déposer du chlore, etc. Ils ne doivent point aller dans le monde sans avoir changé d'habits, sans s'être lavé les mains, le visage, etc.

21. Les hôpitaux sont moins sujets à propager la contagion depuis qu'ils sont situés hors des villes, que les malades y sont moins amoncelés les uns sur les autres dans de petites salles, la propreté et les ventilateurs moins négligés, plus nombreux, et construits d'après les conseils des architectes physiciens. Il serait encore à désirer qu'ils fussent administrés d'une manière moins avilissante; le peuple s'y rendrait avec moins de répugnance. Les maladies contagieuses, qui s'engendrent communément parmi les pauvres, trouveraient leurs tombeaux dans les hôpitaux, et ne seraient plus dans le cas de se communiquer aux personnes plus aisées, et souvent de produire des épidémies.

§ 7. TRAITÉ SUR LES PASSIONS DU CŒUR

Par rapport à la Santé.

Les passions ont une grande influence et sur la cause des maladies, et sur leur guérison.

1. La colère trouble l'esprit, déforme les traits du visage, précipite le cours du sang, et dérange toutes les fonctions vitales et animales; elle cause souvent la fièvre, des maladies aiguës, et quelquefois la mort subite. Les personnes délicates, attaquées de maladies nerveuses, doivent être singulièrement en garde contre les excès de cette passion. Le ressentiment, que souvent nous sommes maîtres de bannir de notre âme, épuise les forces de l'esprit, occasionne les maladies chroniques les plus opiniâtres, et ruine insensiblement la meilleure constitution. Rien ne montre plus de grandeur d'âme que le pardon des injures.

2. La peur, que la nature ne nous a donnée que pour notre conservation, conduit souvent à la perte de la vie. Une peur subite a, en général, les effets les plus funestes : les accès épileptiques et les autres maladies convulsives en sont souvent les suites. On doit donc soigneusement veiller à ce que les enfants ne soient point ef-

frayés, et à ce qu'ils ne s'effraient point les uns les autres. Les effets prolongés de la peur sont encore plus dangereux : la crainte constante d'un mal futur, en séjournant dans l'âme, occasione souvent le mal même que l'on craint. De là, grand nombre de personnes meurent des mêmes maladies qu'elles avaient appréhendées pendant longtemps. Qu'on éloigne donc du lit des malades ces gens qui n'ont d'autres affaires que de visiter, pour venir chuchoter sans cesse à leurs oreilles.

3. Un autre usage souvent funeste aux malades, c'est celui dans lequel sont les médecins et d'autres prétendus savants, de pronostiquer l'issue de la maladie. On a beau ne pas donner son opinion en présence du malade ; un malade sensible l'a bientôt apprise par l'air triste, par les propos interrompus de ceux qui l'entourent. On ne voit pas de quel droit un homme annonce la mort à un autre, surtout lorsque cette déclaration est capable de le tuer. Une réponse équivoque, lorsqu'on est interrogé sur le sort d'un malade, est, sans contredit, la plus sage comme la plus sûre, dans une circonstance où l'on ne doit tendre qu'à exciter les espérances. D'ailleurs, il n'est pas donné à l'homme de connaître

exactement le moment de la fin d'un autre.

4. *Du chagrin ; ses effets funestes sur la santé.*
— Le chagrin est singulièrement nuisible à la santé. Ses effets n'ont point d'interruption, et quand il se fixe profondément dans l'âme, il a les suites les plus fâcheuses. Le chagrin se change souvent en une mélancolie continue, qui mine les forces de l'âme et ruine le tempérament.

La véritable grandeur d'âme consiste à supporter avec courage les malheurs qui assiégent la vie. Gardons-nous donc de céder au chagrin ; cherchons la consolation, embrassons-la de quelque part qu'elle nous vienne ; que notre âme ne reste pas longtemps attachée sur un objet, surtout s'il est désagréable, et nous échapperons aux dérangements d'estomac, aux indigestions, aux affaissements de l'esprit, au relâchement des nerfs, aux vents dans les intestins, à la corruption de toutes nos humeurs. Nous sommes presque autant maîtres de commander à notre âme que nous le sommes de diriger le régime de notre corps ; en conséquence, lorsque le chagrin se présente, cherchons la société des gens gais : entremêlons nos travaux d'amusements et de récréations ; livrons-nous à la variété de scènes que la nature se plaît à nous offrir partout, et dont le but est sans doute d'empêcher que notre attention soit trop long-temps fixée sur un seul objet : occupons-nous. On voit rarement que ceux qui ont des affaires qui demandent de l'application soient chagrins. Cultivons des plaisirs honnêtes; ils semblent donner de la rapidité au temps et ils ne peuvent avoir que les suites les plus heureuses. L'homme devrait passer dans la vie comme l'oiseau qui chante, comme la fleur qui s'épanouit. La plupart de ceux qui sont dans le chagrin se livrent à boire; mais le remède est pire que le mal. Il est rare qu'à la fin ils ne ruinent leur fortune, leur tempérament, leur réputation.

5. L'amour ne marche point aussi rapidement que quelques-unes des autres passions : c'est cependant la plus forte; et, portée à un certain degré, la moins susceptible d'être réprimée ou de céder aux impulsions de la raison. On n'aime point à l'extrême du premier abord : les personnes sages et prudentes doivent donc, avant que de se livrer à l'amour, peser attentivement les probabilités qui font espérer de pouvoir être légitimement uni à l'objet aimé. Si elles ne sont point en notre faveur, fuyons toutes les occasions d'augmenter notre passion, recourons à nos affaires, à l'e-

tude, à la dissipation, au travail, et, s'il est possible, cherchons un autre objet que nous soyons
dans le cas de pouvoir obtenir. L'amour devenu
maladie, est très difficile à guérir : les suites en
sont souvent si violentes, que la possession de
l'objet aimé n'en est pas toujours le remède.
Cependant, ce doit être celui que l'on doit employer, s'il n'y a pas d'impossibilité ; et on ne
doit point s'y refuser pour une cause simple et
légère. Les pères et mères sont trop enclins à
traiter l'amour de bagatelle ; la plupart, entraînés par des vues d'intérêt, méconnaissent la
voix de la nature et celle de la religion en sacri-
fiant tous les jours la santé, la tranquillité, le
bonheur de leurs enfants et de ceux qui sont
commis à leurs soins. Ils ne comptent pour rien
l'inclination, la seule chose à laquelle ils doivent
cependant faire attention, s'ils veulent faire d'heureuses alliances, et s'ils ne veulent point se repentir, dans la suite, de la sévérité de leur conduite, de la perte de la santé et des sentiments
de leurs enfants.

6. Le meilleur moyen de s'opposer à la violence
des passions est, en général, de se livrer à celles
qui sont opposées, et d'appliquer tellement son
esprit aux choses d'un intérêt général, qu'il ne

lui reste plus de temps pour réfléchir sur ses malheurs.

§ 8. DES ÉVACUATIONS ORDINAIRES.

1. *Des selles.* — Peu de choses concourent plus à la conservation de la santé que les selles régulières. Si les matières fécales restent trop longtemps dans le corps, elles vicient les humeurs ; si elles sont évacuées trop promptement, elles emportent avec elles une grande partie de la nourriture. Une selle par jour suffit en général pour un adulte ; une moindre quantité est nuisible. Le moyen de se la procurer est de se lever de bonne heure, de se promener en plein air, et de tenir une conduite régulière dans le régime. Si, indépendamment de ces précautions, la constipation persistait, il faudrait suivre le conseil de Locke, se présenter à la garde-robe tous les matins, que l'on ait besoin ou non, et prendre des lavemeuts avec de l'eau de savon ou de l'huile d'olive.

2. Il faut se garder d'employer des médicaments, surtout des purgatifs, pour la simple constipation. C'est en vivant de régime, en évitant tout ce qui est de nature échauffante et astringente, en s'habillant légèrement, qu'il faut y remédier. Les personnes trop relâchées use-

ront d'aliments qui resserrent et fortifient, tels que le pain de froment, le fromage, les œufs, le riz bouilli dans du lait, etc. Elles boiront du vin rouge, du vin de Bordeaux, de l'eau de vie dans de l'eau, de l'eau panée, etc. Elles porteront de la flanelle, elles se tiendront les pieds chauds, et emploieront tous les moyens capables de favoriser la transpiration, dont ce relâchement dépend quelquefois.

3. *Des Urines.* — La libre évacuation des urines prévient et guérit plusieurs maladies. On doit donc employer tous les moyens possibles pour l'exciter. Il faut, en conséquence, fuir la vie sédentaire et éviter de rester longtemps dans le lit. On doit s'abstenir d'aliments de nature sèche et échauffante, de liqueurs astringentes, comme le vin rouge, etc.; boire un peu de vin blanc à ses repas.

Les urines trop longtemps retenues dans la vessie, s'épaississent; la partie la plus liquide s'évapore; la plus grossière, celle qui est sédimenteuse, reste : de là la gravelle et la pierre. Il est donc de la dernière importance d'uriner dès que le besoin s'en fait sentir. On a vu des personnes mourir, d'autres être attaquées de maladies désagréables, et même incurables, pour avoir retenu leurs urines trop longtemps par une fausse délicatesse. Si la vessie est trop distendue, elle perd de son action, elle tombe en paralysie ; et alors elle est également incapable, soit de retenir les urines, soit de les évacuer convenablement. Si les urines sont trop abondantes, il faut se priver de liqueurs aqueuses et faibles, de sels alcalins, de tout ce qui peut irriter les reins et dissoudre le sang. On doit remédier à la faiblesse qui en est la suite par une diète fortifiante, par les remèdes astringents.

4. *La Transpiration* est d'une si grande importance pour la santé, que nous ne sommes exposés qu'à un très-petit nombre de maladies tant qu'elle a lieu, et que dès qu'elle est supprimée tout le corps est malade. C'est à la suppression de la transpiration qu'est dû le rhume, maladie qui tue plus de monde que la peste. En examinant les malades on trouve qu'ils doivent la plupart de leurs maladies, soit à des rhumes violents dont ils ont été attaqués, soit à des rhumes légers qu'ils ont négligés. Dans certains pays, la cause ordinaire de la suppression de la transpiration est l'inconstance du temps. Le meilleur remède est de s'exposer à l'air toute

la journée. Ceux qui restent enfermés sont susceptible de s'enrhumer.

4. *Les Habits* mouillés causent des rhumes.
Il est difficile que ceux qui sont fréquemment à
l'air évitent cet accident. Aussitôt qu'on s'en ap-
perçoit, il faut changer d'habits. Ce sont surtout
les gens de la campagne qui doivent faire attention à ce conseil: on les voit, avec leurs habits
tout mouillés, s'asseoir ou se coucher dans les
champs, et souvent dormir toute la nuit dans
cet état : rien de plus dangereux.

6. *L'humdité des pieds* cause des coliques,
l'inflammation de la poitrine, le choléra-morbus, etc. Les personnes délicates, celles qui ne
sont point accoutumées à avoir ni les habits, ni
les pieds mouillés, doivent être singulièrement
en garde à cet égard. Ces personnes n'ont rien
de mieux à faire, dans ce cas, que de se laver,
immédiatement après, les pieds dans de l'eau
tiède; si elles étaient mouillées à un certain degré, elles se mettaient en entier dans un bain.

7. *Air de la nuit.* Le serein, qui tombe abondamment après la chaleur du jour, rend le commencement de la nuit plus dangereux que le
temps froid. Les voyageurs, les journaliers,
tous ceux qui sont exposés à la chaleur du

jour, les personnes délicates, doivent éviter le serein avec le plus grand soin.

8. *L'Humidité des Lits.* On doit se garder de coucher dans des lits que les familles réservent pour les amis, à moins que ces lits ne servent aux domestiques ou à toute autre personne pendant l'intervalle. Les lits qui sont dans des chambres sans feu sont dangereux, et les voyageurs doivent les fuir comme la peste. Un voyageur, transi de froid et mouillé, ne rétablira la transpiration qu'au moyen d'un bon feu, de boisson chaude et d'un lit sec.

9. *L'Humidité des Maisons.* Rien de plus dangereux que les maisons qui sont situées dans un terrain humide et marécageux. Le rez-de-chaussée, le premier étage, doivent être très-élevés. On évitera d'habiter dans des maisons nouvellement bâties, soit à cause de l'humidité, soit à cause de l'odeur que fournissent le plâtre, la chaux, les peintures, etc. L'asthme, la consomption, les autres maladies des poumons, si communes parmi ceux qui travaillent en bâtiment, prouvent assez combien les maisons nouvellement bâties doivent être malsaines.

10. *Le passage subit du Chaud au Froid.* On ne s'enrhume guère qu'après avoir eu chaud.

Quand on a bien chaud, il faut se couvrir de
ses habits avant que de se mettre à l'air. Les
ouvriers auront surtout cette attention. Ils ne
dormiront point en plein air quand ils auront
chaud; ils ne boiront point de liqueurs froides
et légères. S'ils sont tourmentés par la soif, ils
peuvent mâcher des fruits, des plantes acides,
que la nature nous offre de toutes parts. Une
gorgée d'eau, gardée dans la bouche et rejetée
eusuite, produit le même effet. On peut ajouter
une bouchée de pain à cette gorgée d'eau, et ce
moyen apaisera la soif encore plus sûrement,
et on courra moins de danger.

§ 9. DES MAISONS HUMIDES.

*Attention qu'il faut avoir dans le choix du local
d'une maison.*

1. *Les Maisons humides* produisent des effets
très-dangereux; c'est pourquoi les personnes
qui font bâtir doivent choisir avec le plus grand
soin une situation qui soit sèche. Une maison
bâtie sur un terrain humide et marécageux ne
pourra jamais être parfaitement sèche. Toute
maison, à moins qu'elle ne soit bâtie dans un
lieu absolument sec, doit avoir le premier étage
très-élevé : les domestiques et les autres valets,

qu'on oblige de coucher dans des caves, dans
des lieux bas, au rez-de-chaussée, conservent
rarement une bonne santé. Mais les maîtres
doivent certainement ne pas avoir moins d'attention à la santé de leurs domestiques qu'à la
leur propre.

2. *Maladies auxquelles on s'expose quand on
habite des maisons nouvellement bâties.* — Rien
de plus ordinaire que de voir des gens qui, pour
échapper à des inconvénients frivoles, hasar-
dent leur vie en habitant des maisons presque
aussitôt qu'elles sont élevées, bâties, etc. Ces
maisons sont non-seulement dangereuses à
cause de leur humidité, mais encore à cause des
parties qui s'exhalent de la chaux, des peintures, etc. L'asthme, la phthisie, les autres maladies des poumons, si communes parmi ceux
qui travaillent aux bâtiments, prouvent assez
combien les maisons nouvellement bâties doivent être malsaines. Il est difficile de fixer le
temps nécessaire pour qu'une maison nouvellement bâtie soit parfaitement essuyée de toute
humidité. Cela dépend de sa situation et de la
quantité de plâtre employée à sa construction.
Les maisons toutes bâties en pierre en exigent
le moins ; cependant la prudence veut encore

qu'on les laisse sécher pendant au moins une
année. Une maison dans laquelle est entré beaucoup de plâtre exige tout au moins une couple
d'années avant que d'être habitée, et celles qui
sont toutes bâties en moellon et en plâtre en
exigent davantage. Les inconvénients qui résultent de ces habitations précipitées exige-
raient, sans contredit, l'attention du gouvernement. Un propriétaire, avide de jouir du
revenu de ses fonds, se hâte de mettre les appartements de sa maison en location, et souvent elle n'est pas achevée de bâtir qu'on y voit
des affiches. L'intérêt le porte souvent à faire
des remises considérables pour avoir des loca-
taires plus promptement : ceux-ci, attirés par
l'appât, se précipitent dans une foule de maladies, dont les affections de poitrine et les rhumatismes sont les plus communes.

Les maisons sont souvent rendues humides
par une propreté mal entendue. Je veux parler
de l'usage pernicieux de laver les salles immédiatement avant que la compagnie y soit entrée.
Plusieurs personnes sont alors certaines d'amas-
ser un rhume, à moins qu'elles ne restent que
très peu dans une chambre qui a été ainsi lavée.
Celles qui sont délicates doivent fuir ces appar-

tements avec le plus grand soin, et celles qui sont robustes ne sont pas à l'abri des dangers auxquels elles s'exposent. On s'imagine que l'on peut habiter, sans courir de risques, une salle ainsi lavée, si l'on a eu soin d'y faire sur-le-champ un grand feu ; mais qu'on me permette de dire que, par ce moyen, on ne fait qu'augmenter le danger. L'évaporation excitée par le feu occasionne du froid, et rend, par cette raison, l'humidité plus active et plus sensible.

3. *Du passage subit du Chaud au Froid, cause la plus fréquente du rhume.* — Le passage subit du chaud au froid est une des causes les plus fréquentes de la suppression de la transpiration. On s'enrhume rarement, à moins que l'on n'ait eu très chaud. La chaleur raréfie le sang, précipite la circulation et augmente la transpiration. Mais quand ces effets de la chaleur sont supprimés subitement, il en résulte les suites les plus dangereuses. Il est sans doute impossible que les ouvriers n'aient point trop chaud dans quelques circonstances ; mais il est en leur pouvoir de se rafraîchir graduellement dans un lieu sec, de se couvrir de leurs habits quand ils quittent l'ouvrage, et d'éviter de dormir en plein air. Ce précepte, bien observé,

préviendra souvent des fièvres et d'autre maladies dangereuses.

4. *Habitude dangereuse des ouvriers qui travaillent en plein air.* — C'est cependant ce que ne pratique guère le peuple en général. Les journaliers, surtout les maçons, les manœuvres, qui travaillent ordinairement en chemise presque toute l'année, mais surtout l'été, sontdans l'habitude de s'en retourner chez eux sans être autrement vêtus ; ou s'ils apportent leurs habits avec eux, on les voit le soir revenir de leur travail portant ces mêmes habits perchés sur leurs outils, au lieu de s'en être couverts. C'est là ce qui rend les maladies catarrhales et rhumatismales si fréquentes parmi cette classe d'hommes. C'est à ceux qui ont l'inspection sur ces ouvriers, et qui sont doublement intéressés à leur conservation, à leur faire connaître les dangers de leur conduite, et à employer leur autorité pour la leur faire changer.

5. *Il ne faut point boire des liqueurs froides et aqueuses quand on a chaud.* — Rien de plus commun que de voir des gens qui, ayant chaud, boivent abondamment des liqueurs froides et aqueuses : cette pratique est extrêmement dangereuse. Il est vrai que l'on souffre difficilement

la soif, et que le désir de satisfaire ce besoin de la nature, souvent plus fort que la raison, nous porte à faire ce que cette dernière désapprouve. Mais tous les gens de la campagne savent que si l'on permet aux chevaux de se gorger d'eau froide après un violent exercice, qu'ensuite on les fasse rentrer dans l'écurie ou qu'on les laisse en repos, c'est le moyen de les tuer. Aussi se gardent-ils bien de tenir cette conduite : il faudrait donc qu'ils eussent la même attention pour eux-mêmes.

6. *Moyens d'étancher la soif sans se gorger d'eau froide.* — On peut apaiser la soif sans se gorger d'une quantité excessive d'eau froide; la nature nous offre des fruits et des plantes acides sans nombre, qui peuvent, en les mâchant, étancher la soif. L'eau, gardée dans la bouche pendant quelque temps, et rejetée ensuite, produit le même effet. Si l'on réitère cette opération, ou si l'on prend une bouchée de pain et qu'on le mâche longtemps avec une gorgée d'eau, on apaisera la soif encore plus sûrement, et on courra encore moins de danger. Lorsqu'une personne a extrêmement chaud, une gorgée d'eau-de-vie ou de toute autre liqueur spiritueuse doit être préférée à toutes les autres boisons, si

l'on peut se la procurer à l'instant même.

7. *Ce qu'il faut faire quand on a bu chaud ayant froid.* — Mais quand une fois on a été assez imprudent pour, ayant chaud, boire abondamment d'une liqueur froide, il faut continuer de s'exercer jusqu'à ce que la boisson soit entièrement échauffée dans l'estomac.

8. *Effets des Liqueurs froides quand on a chaud.* — Il serait ennuyeux de passer en revue tous les mauvais effets que produit la boisson des liqueurs froides et aqueuses quand on a chaud. Quelquefois elle a causé des morts subites ; les enrouements, les esquinancies, les fièvres de divers caractères en sont les suites ordinaires.

9. *Les fruits verts, la salade, etc., sont encore nuisibles dans ces cas.* — Il est encore dangereux, quand on a chaud, de manger abondamment des fruits non mûrs, de la salade, etc. Ces aliments n'ont pas, à la vérité, des effets aussi prompts que les liqueurs froides ; cependant ils peuvent nuire, et il faut s'en abstenir.

10. *A quoi on s'expose quand, après être resté dans une chambre chaude et avoir bu chaud, on sort à l'air.* — Rester enfermé dans une chambre chaude, boire des liqueurs chaudes jusqu'à ce que les pores soient entièrement ouverts,

et s'exposer immédiatement après à l'air froid,
c'est tenir la conduite la plus dangereuse : le
rhume, la toux, l'inflammation de poitrine en
sont les effets ordinaires. Cependant, rien de
plus commun parmi le peuple que d'en voir
qui, après avoir bu des liqueurs chaudes pendant
plusieurs heures, se promènent à pieds ou à
cheval l'espace de plusieurs milles, ou rôdent
dans les rues par des nuits très froides.

11. *Combien il est dangereux de se tenir auprès
d'une fenêtre ouverte dans une chambre chaude.*
— On est dans l'habitude, lorsqu'une chambre
est très chaude, d'en faire ouvrir les fenêtres et
de se tenir auprès ; cette pratique est des plus
funestes. Il vaudrait mieux qu'on se tînt en plein
air que de rester dans une telle situation, parce
qu'il n'y a alors qu'un côté du corps qui soit exposé au courant d'air. Des fièvres inflammatoires, la pulmonie, la consomption, etc., ont
souvent été produites par l'imprudence d'être
resté en habits trop légers auprès d'une fenêtre ouverte.

12. *Dormir ou travailler les fenêtres ouvertes
n'est pas moins à craindre.* — Dormir les fenêtres ouvertes n'est pas moins à craindre : on ne
doit jamais le faire, même dans la saison la

plus chaude. J'ai vu des artisans attaqués de maladies graves pour avoir travaillé en chemise à une fenêtre ouverte. Je conseille à chacun d'eux de ne jamais s'y exposer.

13. *Tenir ses appartements trop chauds est une cause certaine de s'enrhumer.* — Rien n'expose à s'enrhumer comme de tenir ses appartements trop chauds : c'est vivre dans une espèce d'étuve, et on ne peut aller dehors ou même visiter son voisin sans mettre sa vie en danger. Quand il n'y aura rien autre chose qui nous y obligera, ne donnons à nos appartements qu'une chaleur modérée, cela doit nous suffire ; mais tout appartement trop chaud est nuisible à la santé. La chaleur détruit le ressort et l'élasticité de l'air ; elle le rend moins propre à dilater les poumons et aux autres fonctions de la respiration. Aussi la phthisie et les autres maladies des poumons sont-elles communes aux personnes qui travaillent dans les forges, dans les verreries, etc.

14. *Maladies occasionnées pour s'être plongé dans l'eau froide ayant chaud.* — Il y a des gens assez imprudents, assez fous, pour se plonger dans l'eau froide lorsqu'ils sont en sueur : non-seulement les fièvres, mais encore la folie, ont

été les suites funestes de cette conduite. En vérité, elle ne peut être que celle d'un maniaque, et ne mérite pas qu'on s'en occupe davantage.

15. Il résulte de nos réflexions sur les causes ordinaires de s'enrhumer, qu'il n'est personne qui ne doive éviter, avec le plus grand soin, tout passage subit du chaud au froid, qu'il faut se tenir dans une température égale autant qu'il est possible, et, dans l'hypothèse contraire, ne se rafraîchir que graduellement. Peut-être arrivera-t-il que plusieurs personnes s'imagineront qu'une attention scrupuleuse aux préceptes que nous venons d'exposer ne tendrait qu'à les rendre délicates : je crois être bien loin de ce reproche, puisque la première loi que je propose pour se garantir du rhume est de se familiariser avec les intempéries des saisons, et de s'endurcir le corps au froid, en s'exposant tous les jours en plein air.

16. Nous terminerons par le conseil si justement vanté de Celse, relativement à la conservation de la santé : « Celui, dit-il, qui est doué
« d'une bonne constitution et qui se porte bien,
« ne doit s'astreindre à aucun régime ; il faut qu'il
« varie très-souvent sa manière de vivre ; qu'il
« soit tantôt à la ville et tantôt à la campa-

« gne; qu'il aille à la chasse; qu'il voyage sur
« mer; qu'il se repose souvent, et que plus sou-
« vent encore il fasse de l'exercice. Il ne doit
« se refuser aucune des espèces d'aliments qu'on
» sert ordinairement sur nos tables; mais il
« faut qu'il mange quelquefois plus, et d'autres
« fois moins : aussi doit-il se trouver, tantôt a
« des festins, et tantôt s'en abstenir. Il vaut
« mieux qu'il fasse deux, trois repas par jour
« qu'un seul; et il mangera de tout avec con-
« fiance, pourvu qu'il puisse le digérer. »

17. *De la Diète dans le traitement des maladies.*
— La diète seule peut répondre à la plupart des
indications dans la cure des maladies : la diète
est donc le premier objet auquel il faille faire
attention. Ceux qui n'en savent pas davantage
s'imaginent que tout ce qui porte le nom de remède est doué de quelque pouvoir surnaturel, de
quelque charme secret : ils croient que dès que
le malade s'en est suffisamment gorgé il doit se
bien porter. Cette erreur a les suites les plus
funestes; elle fait qu'on n'a de confiance que dans
les drogues, et qu'on néglige les ressources que
l'on a dans les mains; de plus, elle décourage et
porte à abandonner un malade quand on voit
qu'on n'est pas à portée d'avoir des remèdes.

18. Les remèdes sont certainement très-utiles quand ils sont indiqués, et s'ils sont administrés avec prudence, ils font alors beaucoup de bien ; mais quand on leur fait tenir lieu de tout, et qu'on les ordonne au hasard, ce qui n'arrive que trop souvent, ils peuvent faire beaucoup de mal. Nous désirerions donc qu'au lieu de s'attacher à la recherche de remèdes secrets, quand ceux indiqués ne réussissent pas, l'on portât son attention sur ce qui concerne le régime avec lequel on est plus familier : au moins l'on n'aurait pas à craindre qu'il ne devînt nuisible ; car le régime bien dirigé ne fera jamais de mal, tandis qu'il est bien prouvé que les remèdes qui n'apportent pas le soulagement nuisent.

19. *De quelle espèce doit être la Diète dans les maladies en général.* — Toutes les maladies affaiblissent les puissances digestives. La diète doit donc, dans toutes les maladies, être légère et de facile digestion. Cette vérité est générale pour toutes les maladies aiguës, à quelques exceptions près ; mais il n'en est pas de même dans les maladies chroniques. Il en est de ces dernières dans lesquelles le malade est obligé de manger beaucoup et souvent : une partie des maladies nerveuses, et les maladies qui sont dues

à une bile surabondaute, sont dans ce cas. J'ai connu un homme, âgé de soixante-quatorze ans, tempérament sec et bilieux, qui était obligé de manger toutes les nuits. Cette incommodité était produite par une bile très-âcre, qui, lorsqu'il était couché horizontalement, coulait dans l'estomac. On le délivrait de cette faim par l'usage d'une tisane faite avec le miel et la crème de tartre. Un homme qui aurait la jambe cassée ne serait pas plus imprudent de vouloir se promener qu'un homme qui aurait la fièvre de vouloir manger les mêmes aliments et dans la même quantité que celui qui est en parfaite santé.

20. L'*Abstinence* seule guérit souvent une fièvre, surtout quand elle est occasionée par des excès dans le boire et dans le manger. Dans toutes les fièvres accompagnées d'inflammation, comme dans la pleurésie, la péripneumonie, etc., le gruau léger, le petit-lait, les infusions de plantes et de racines mucilagineuses, etc., sont non-seulement capables de nourrir les malades, mais ils sont encore les meilleurs remèdes qu'on puisse leur administrer. Dans les fièvres lente, nerveuse, maligne, etc., qui ne sont point accompagnées d'inflammation, qui exigent que les forces du malade soient soutenues par des cor-

diaux, on remplira toujours mieux l'intention de la nature en prescrivant une diète nourrissante et des vins généreux qu'en ordonnant la plupart des remèdes connus jusqu'ici.

21. La *Diète* ne mérite pas moins notre attention dans les maladies chroniques que dans les maladies aiguës. Les personnes attaquées de vents, de faiblesses dans les nerfs, de tous les autres symptômes de l'affection hypochondriaque, se trouveront mieux d'user d'aliments solides et de vins généreux que de tous les cordiaux et de tous les remèdes. Le scorbut, cette maladie si opiniâtre, cédera plus promptement à une diète végétale appropriée qu'à tous les antiscorbutiques les plus vantés. Dans la phthisie, lorsque les organes sont viciés, lorsque l'estomac est trop faible pour pouvoir digérer les fibres solides dés animaux, ou même pour convertir en sa propre substance le suc des végétaux, une diète dont la base sera le lait soutiendra et nourrira non-seulement le malade, mais encore le guérira souvent, lorsque tous les autres remèdes auraient été inutiles.

22. *De l'Air dans le traitement des Maladies.* —Il y a dans les maladies beaucoup d'autres objets qui, quoique d'une nécessité moins abso-

lue que la diète, ne sont pas moins dignes de notre attention. La manie singulière où l'on a été longtemps, de priver les malades de toute communication avec l'air extérieur, a causé les plus grands accidents, non-seulement dans les fièvres, mais encore dans la plupart des autres maladies aiguës. Le malade retirera plus d'avantage de l'air frais, introduit avec prudence dans sa chambre, que de tous les remèdes qu'on pourrait lui donner.

23. *De l'Exercice dans le Traitement des maladies chroniques.* — L'exercice peut également, dans beaucoup de maladies chroniques, être regardé comme un remède. L'équitation, par exemple, et la navigation, seront plus utiles pour guérir la phthisie ou la pulmonie, les obstructions des glandes, etc., que la plupart des remèdes. Dans les maladies qui viennent du relâchement des solides, le bain froid et toutes les autres parties du régime gymnastique seront encore de la plus grande utilité.

24. *De la Propreté du linge dans le Traitement des maladies.* — La propreté est de la plus grande importance même pour la guérison des maladies. Quand on laisse un malade dans du linge et des draps sales, l'humeur de la maladie, qui trans

pire de toutes les parties du corps, résorbée ou rentrée en dedans , contribue à entretenir le mal, à augmenter le danger. Plusieurs maladies peuvent être guéries par la propreté seule ; elle peut concourir à en mitiger un grand nombre ; et dans toutes elle est très-importante pour le malade , et fort agréable à ceux qui le servent.

25. *De la supériorité du Régime sur les remèdes dans le traitement des maladies.* — Je pourrais, s'il était nécessaire, rapporter beaucoup d'observations pour prouver combien un régime approprié est important dans les maladies. En effet, souvent il guérit les malades sans le secours d'aucun remède, tandis que jamais les remèdes ne réussissent si le régime est négligé. Ceux qui craignent l'usage des remèdes peuvent s'en tenir au régime seul. Celui qui observera tous ces conseils scrupuleusement vivra long-temps.

Hæc bene si serves, tu longo tempore vives.

§ 10. DES HUMEURS GLAIREUSES,

Des Effets morbides qu'elles produisent dans l'économie humaine, avec la Méthode à suivre pour s'en délivrer par l'usage de l'ELIXIR TONIQUE ANTI-GLAIREUX de Guillié, chez M. Paul Gage, l'un des meilleurs pharmaciens de Paris.

1. *Des Glaires en général.* — Les maladies occa-

sionées par les glaires sont plus fréquentes qu'on ne le suppose généralement, parce qu'elles sont la conséquence des causes les plus légères en apparence, et les moins observées. Ces causes proviennent : du climat, des occupations, de la manière de vivre, de l'hygiène, des privations, des affections morales, des excès de toutes sortes. Le symptôme qui dénote ordinairement la présence des glaires, et qui doit faire pressentir les maladies qui en peuvent résulter, c'est un dérangement dans les fonctions de l'appareil digestif et des principaux organes du corps humain. En effet, presque toutes les maladies commencent par la perte de l'appétit, par une grande difficulté dans les digestions, par de l'oppression nerveuse ou une grande difficulté de respirer, quelquefois par une soif ardente, de violents maux de tête, de la sécheresse à la peau, et une fièvre intense. L'accumulation des glaires dans les divers organes qui en produisent plus qu'il n'est nécessaire pour le jeu régulier de leurs fonctions, produit seule ces désordres, et peut être regardée comme la cause principale des maladies qui affectent tout aussi bien l'enfance que l'adulte, l'homme fait que le vieillard. Partant de ce principe, il est évident que le traitement le plus rationnel est celui qui s'attaque à la cause de la maladie, en même temps qu'au symptôme, et détruit l'un en même temps qu'il guérit l'autre. Ce principe incontestable explique l'immense vogue dont jouit l'*Elixir de Guillié*, et les services qu'il rend tous les jours aux médecins et aux malades, dans les cas les plus désespérés. En ayant très-souvent éprouvé l'effet merveilleux dans notre pratique médicale, à la ville; mais surtout à la campagne, dont la plupart des maladies des laboureurs sont dues à l'altération des humeurs, nous avons cru devoir en traiter spécialement dans le *Médecin du Corps et de l'Ame*. Nos confrères, MM. les Curés des paroisses rurales, qui se rendent si utiles à leurs paroissiens, par leurs conseils désintéressés, nous sauront gré de leur faire connaître à fond l'*Elixir Guillié*, de M. Paul Gage, bien préférable à la fameuse *Médecine Leroy*.

En parcourant la série des maladies les plus fréquentes aux divers âges de la vie, nous expliquerons comment et pourquoi il agit comme curatif en même temps que comme préservatif, et aussi pourquoi, dans ce dernier cas, il est utile d'en faire usage de temps en temps pour prévenir des maladies qui, sans cette précaution, se déclareraient infailliblement. Après avoir prescrit fort souvent ce remède, nous avons reconnu que l'action de l'Elixir de Guillié est toujours bienfaisante. Comme purgatif, loin de débiliter comme les autres médicaments de ce genre, il est tonique en même temps que rafraîchissant; il aide et corrige toutes les sécrétions, il donne de la force aux divers organes, n'astreint pas à une diète sévère, au contraire, demande qu'un bon repas soit pris le jour où on en fait usage; il peut être administré, avec un égal succès, à la plus tendre enfance et à la plus extrême vieillese, sans jamais donner lieu à aucune espèce d'accident, ce qu'on ne peut pas dire de la plupart des purgatifs drastiques. L'Elixir Guillié est exclusivement composé avec des substances végétales d'un prix élevé et d'une grande efficacité, dont les parties actives sont cohobées dans un liquide légèrement spiritueux et sucré. L'expérience des meilleurs médecins a constaté sa puissance médicale, les services qu'il rend tous les jours, et surtout la bénignité de son usage.

2. *Existence des Glaires et des humeurs muqueuses délétères.* —Il n'y a rien de plus évident que l'existence des humeurs muqueuses, qui

occasionnent une grande quantité de maladies.

Sans tenir aucun compte de toutes les théories futiles que l'orgueil enfante, et des vaines spéculations que l'expérience dément chaque jour, le médecin honnête doit se borner à consulter la nature, qui trompe rarement, à la diriger quelquefois lorsqu'elle s'égare, et à profiter enfin des observations qui ont été faites par les médecins philosophes qui ont illustré la médecine, en exerçant cet art avant lui. A ce point de vue, l'efficacité de l'*Elixir tonique antiglaireux*, dans un très-grand nombre d'affections, primitives ou secondaires, produites par les glaires, est incontestable.

3. *Définition des Glaires et humeurs muqueuses.* — Les anciens avaient donné aux glaires le nom de *pituite* ou phlegme, et les définissaient une humeur visqueuse ou collante qu'on rencontre à la surface des membranes muqueuses. Ils en distinguaient de quatre espèces : vitrée, douce, acide, salée. Tous les organes exhalants produisent des mucosités, et si l'on pouvait mesurer avec exactitude la quantité de cette humeur qui est filtrée par tous les émonctoires, on trouverait qu'elle surpasse en pesanteur toutes les autres évacuations. Il est facile de concevoir,

d'après cela, combien sa surabondance, ses changements de nature et de direction doivent influer sur les phénomènes de notre organisation, et altérer la santé. Cette matière n'a pas toujours la même couleur et la même consistance; son aspect varie selon qu'elle est produite par un organe ou par un autre, et selon l'âge, le tempérament et l'ancienneté de la maladie. Les glaires ou humeurs muqueuses sont le plus ordinairement blanches, grisâtres ou d'une couleur jaune striée de noir : leur consistance varie depuis la limpidité de l'eau jusqu'à l'épaisseur de la gelée. Celles qui se forment dans l'estomac sont communément plus aqueuses que celles que les poumons exhalent, et que l'on expectore le matin. Les enfants sont assez géné_ ralement surchargés de glaires, et presque toutes leurs maladies sont occasionées par l'excès de cette humeur. qui produit les fièvres lentes et difficiles à guérir, lorsque surtout on préfère les amers aux évacuants,

A cet âge, les os, les chairs sont, pour ainsi dire, imprégnés de phlegmes plus ou moins visqueux. Ceux surtout dont le teint est pâle, les cheveux peu colorés, en sont très-fatigués; ils sont sujets au dévoiement; ils ont des vers,

de fréquentes indigestions. Les glaires qui se
déposent dans la vessie, et qui donnent naissance à la maladie si fréquente et si funeste appelée catarrhe de la vessie, sont d'apparence
graisseuse; on les aperçoit flotter comme de
l'huile à la surface de l'urine pendant qu'elle
est tiède, et à mesure qu'elle froidit, s'en séparer. Celles qui empâtent le foie donnent lieu à
des obstructions; lorsqu'elles ont leur siége
dans les articulations, elles produisent la goutte.
En général, les engorgements pituiteux sont
modifiés par l'âge; liquides chez les enfants,
les glaires sont visqueuses, consistantes et
presque solides chez les vieillards. A cette époque de la vie, on éprouve une peine infinie à
s'en débarrasser, par la raison très-facile à saisir que tous les émonctoires sont plus ou moins
obstrués, que la transpiration est nulle, et
l'exhalation pulmonaire considérablement dimi-
nuée.

L'atonie glaireuse est des plus fréquentes
chez les sujets cacochymes, que les infirmités
ont vieilli avant le temps; aussi doit-on admet-
tre ce genre d'altération dans la plupart des
maladies chroniques. Les individus blêmes,
bouffis, empâtés, ont les membranes muqueu-

ses dans un état de débilité évidente ; les mucosités abondantes qu'ils évacuent, qu'ils vomissent, qu'ils mouchent, et qui transudent, pour
ainsi dire, du tissu muqueux, prouvent assez la
débilité de ce système. Les aliments qu'ils
prennent, noyés dans une mucosité glaireuse
surabondante, sont mal digérés, donnent lieu
à un chyle imparfait, qui accroît encore la
source du mal ; l'air, qui n'arrive dans les radicules pulmonaires qu'à travers des parois tapissées d'une couche visqueuse, ne produit
qu'une hématose (formation du sang) vicieuse.
Le sang veineux s'en retourne du cœur sans
avoir acquis toutes les qualités artérielles qu'il
venait y puiser. On comprend combien les
fonctions vitales doivent languir chez les individus accablés de cet excès de glaires ; les
fluides réparateurs, n'acquérant pas les qualités nécessaires, laissent l'organisme dans un
état permanent d'imperfection qui peut avoir
les suites les plus funestes, si l'art ou la nature
ne viennent promptement à son secours, en procurant l'évacuation de cette humeur malfaisante,
et en rendant aux membranes la tonicité qui
leur est nécessaire pour s'en débarrasser elles-
mêmes. L'élixir antiglaireux du Dr Guillié est le

remède le plus héroïque contre cette tendance.

§ 4. *Symptômes qui indiquent la présence des glaires, ou surabondance d'humeurs muqueuses.* — Rien n'est plus facile à déterminer que la surabondance des humeurs muqueuses. L'expectoration des matières aqueuses, claires et filtrantes, prouve suffisamment la présence des glaires. D'ailleurs, la sécheresse et l'aridité de la peau, les fréquentes éructations, la pâleur des lèvres, l'enrouement, l'oppression, la sputation de matières visqueuses, les borborygmes, qui occasionnent des soulèvements d'estomac, la longueur et la difficulté des digestions, presque toujours suivies d'un sentiment de pesanteur à la région cordiale, les douleurs articulaires, les pertes blanches chez les femmes : tous ces symptômes démontrent l'existence des glaires ou humeurs muqueuses délétères.

Chacun apporte en lui-même des moyens de conservation que la nature lui a donnés, et des agents de destruction dont la présence n'est que trop bien décélée lorsqu'une maladie se développe. Des individus, en apparence forts, doués d'un tempérament robuste, sont souvent les premiers qui succombent. On voit tous les jours des sujets dont la constitution se modifie tout à coup ; et qui , secs et bilieux, semblaient devoir n'être jamais atteints d'affections humorales , expectorer, dans les temps humides, une abondante quantité de glaires , qui s'engendrent et s'accumulent, surtout pendant la nuit , d'une manière effrayante sur les surfaces bronchiques et trachéales , et déterminent de violents et pénibles efforts de toux , la rupture des vaisseaux du poumon, des suffocations imminentes, principalement chez les sujets cacochymes et gras, qui ressentent des affaiblissements de l'estomac, l'apoplexie séreuse, devenue aujourd'hui si commune , la phthysie tuberculeuse. Ces sujets auraient pu prévenir souvent ces accidents funestes en faisant usage de l'élixir Guillié.

5. *Causes qui produisent les glaires ou humeurs muqueuses délétères.* — Deux ordres de causes concourent à la production et au développement des glaires , les unes sont internes , et les autres externes ; mais comme les agents extérieurs combinent leur action avec les causes intérieures, il serait difficile de les distinguer. Voici celles qui agissent le plus immédiatement. Plusieurs de ces causes, intérieures ou

extérieures, peuvent favoriser d'une manière extraordinaire, et souvent inexplicable, la production des glaires. Leur sécrétion est subordonnée à un changemement dans le mode d'action des membranes muqueuses. Toujours elles sont le résultat de la langueur des fonctions de la peau, dont les sécrétions, à cause de l'étroite sympathie qui lie son action à celle des membranes, sont en raison inverse de l'action de ces membranes. (Voyez ce qui a été dit plus haut, dans le *Traité de la médecine pondérative de Sanctorius*, au sujet de la *Transpiration insensible*.) Sous ce rapport, toutes les circonstances débilitantes peuvent être considérées comme des causes prédisposantes des glaires; ainsi elles sont en quelque sorte l'apanage de la première enfance et de l'extrême vieillesse. Les femmes y sont plus sujettes que les hommes; les individus d'un tempérament lymphatique y sont spécialement exposés. Elles se manifestent fréquemment chez les sujets faibles ou débilités par des excès; le chagrin, la tristesse et les autres affections pénibles de l'âme, en refoulant les forces de la périphérie au centre, ne sont pas moins propres à y disposer; mais la vie sédentaire, l'oisiveté, la mollesse et le défau d'exercice, en sont les causes les plus puissantes. Le célibat, l'étude et le confessional, chez les ecclésiastiques, tendent à développer les glaires, ou une surabondance d'humeurs délétères dont ils peuvent détourner les effets funestes par l'usage de l'*Elixir tonique* du savant docteur Guillié.

Ils connaissaient mieux que nous les lois de l'économie, dit Bichat (*Recherches sur la Vie*), les anciens, qui croyaient que les sombres affections s'évacuaient par les purgatifs avec les mauvaises humeurs. En débarrassant les premières voies, ils faisaient disparaître la cause de ces affections. En effet, l'embarras des organes digestifs fait naître la tristesse, l'impatience, souvent même le dégoût de la vie. Tous ces phénomènes s'effacent aussitôt qu'on a rétabli le cours des fonctions digestives, au moyen d'un laxatif tel que l'élixir Guillié.

6. *Origine de la plupart des maladies, traitement et régime qu'il convient de leur opposer pour les prévenir et les guérir.* — Ceux qui sont familliers avec l'histoire de la médecine regretteront toujours la divergence d'opinion et la versatilité presque continuelle dans les théories médicales, qui ôtent toute confiance aux malades.

Peut-on, sans gémir, lire les invectives que se sont adressées de tous temps les médecins qui n'appartiennent pas aux mêmes écoles, ou qui ne professent pas les mêmes opinions ? Ils se disent tous héritiers des doctrines hippocratiques; ils en appellent sans cesse à l'observation des faits; mais ces faits-là, mais l'observation elle-même; tout utiles qu'ils pourraient être, demeurent sans aucune valeur aux yeux de l'homme judicieux qui s'aperçoit que chacun observe ce qu'il veut observer, et ne voit que ce qu'il veut bien voir. Chacun court après une chimère et la réalise à son gré. Que de systèmes, depuis longtemps enfouis dans l'oubli, ont désolé le monde l De nos jours, nous avons vu les restes d'une médecine active qui moissonnait les malades par milliers en les gorgeant de substances nuisibles, ou tout au moins inutiles. Ces polypharmaques furent remplacés par les partisans d'une doctrine qui rangeait toutes les maladies sans exception en deux classes, et dont le traitement consistait à affaiblir ou à fortifier. Ceux-ci furent suivis des créateurs de la médecine expectante : plus économes de médicaments, ils se bornaient dans tous les cas, à ne donner que des délayants, et à laisser la maladie aller son train jusqu'à ce que le malade fût mort ou guéri ; ils ne tuaient pas, il est vrai, mais ils laissaient mourir. Comme il sera toujours d'usage parmi les hommes de couvrir les plus grandes fautes d'un beau nom, on appela ce genre de traitement la médecine du symptôme, c'est-à-dire de ceux qui, sans tenir compte du passé, ni sans rien prévoir de l'avenir, vont au jour le jour.

Ceux qui ont acquis des notions exactes et positives sur les causes et l'origine de nos maladies, apprécient facilement les panacées universelles qu'un aveugle empirisme offre chaque jour à la crédulité publique. Mais si les partisans exclusifs de la médecine humorale sont tombés autrefois dans des excès dont le ridicule a fait justice, du moins étaient-ils dans le chemin de la vérité ; car on ne saurait, sans fermer les yeux à l'évidence, se refuser à reconnaître que la plupart de nos maladies tiennent à l'altération des humeurs, qu'il faut modifier par le régime ou expulser par des médicaments. Le médecin honnête, étranger à tout système, emploie sa vie à la recherche de la vérité, et une foule d'expériences prouvent qu'il n'y a point de méthode exclusive, et qu'il serait infiniment plus utile pour le perfectionnement de la médecine et l'avantage des malades. qu'on s'attachât à étudier chaque maladie dans cet esprit, en y consacrant spécialement son temps et son intelligence.

7. Du traitement des glaires et humeurs délétères, par les évacuations ou purgatifs : en particulier, par l'élixir tonique anti-glaireux du docteur Guillé. — Ceux qui ont avancé que les glaires n'ont, par leur nature, aucune qualité nuisible, sont tombés dans une grande erreur ; car l'expérience journalière démontre qu'il y a, au contraire, très-peu de maladies qui ne soient compliquées par cette humeur, engendrée en nous de mille manières.

A l'époque où l'administration des violents drastiques était considérée comme le remède par excellence contre toutes les maladies, on a préconisé avec enthousiasme la racine de jalap, la coloquinte, seules ou unies aux acides, et, selon l'usage, on en a raconté des cures merveilleuses.

D'autres, ne réfléchissant pas que les glaires ne sont pas seulement dans l'estomac, mais dans toutes les cavités, dans toutes les parties de nous-mêmes, partout où il y a des membranes muqueuses, ont proposé les vomitifs comme des spécifiques (*Dictionnaire des Sciences médicales*, page 120). Il en est qui, supposant les glaires dans les poumons, voulaient qu'on leur opposât des vapeurs aromatisées, l'acide benzoïque, les préparations de scille, le macis, la myrrhe, le cachou, la muscade, enfin tout ce que la pharmacie renferme de plus excitant.

On trouve, dans l'ouvrage de Domergue et dans l'Encyclopédie, l'histoire de plusieurs personnes qui se sont introduit dans la gorge, et ont fait pénétrer jusque dans l'estomac, de longues plumes de paon pour faire détacher de l'arrière-bouche, de l'œsophage et du ventricule, des phlegmes épaisses. C'est bien mal connaître les procédés de la nature, que d'user de semblables manœuvres quand, au lieu d'intervertir sa marche, on devrait, au contraire, s'attacher à l'imiter. Il y a deux mouvements distincts dans le trajet que suivent les glaires pour parvenir à l'extérieur du corps ? Celui des glaires intestinales, qui a lieu de haut en bas, depuis l'œsophage jusqu'à l'anus, et celui des voies aériennes, qui a lieu de bas en haut, depuis les radicules bronchiques jusqu'à la bouche et aux narines. Il n'y a donc qu'un seul moyen d'évacuer l'humeur glaireuse, ou, en d'autres termes, de détruire les maladies qu'elle occasionne ; ce sont les laxatifs [toniques. Corvisart et Bordeu ont prouvé qu'il existait dans le corps de l'homme une humeur glaireuse essentiellement nuisible, productrice de presque toutes nos maladies passives, qu'il ne fallait pas confondre avec les mucosités utiles, avec cette rosée lymphatique qui humecte et lubrifie nos cavités et nos muscles, afin d'en rendre les mouvements faciles et prompts. C'est à ces illustres médecins que l'on doit l'heureuse idée d'avoir associé les toniques basalmiques aux minoratifs doux. Combien de malades périssaient suffoqués avant l'emploi de cette salutaire méthode.

On peut comparer aux aliments dont l'homme se nourrit, les purgatifs de la classe de l'élixir tonique, de Guillié, avec cette seule différence qu'ils ne substantent pas, mais qu'ils évacuent au contraire. Ils subissent un effet identique pendant leur séjour dans l'estomac et dans les intestins. Après avoir été digérés, ils sont assimilés à toute l'économie, parcourent tout l'appareil circulatoire, le cœur, les poumons, etc., pénètrent toutes les parties de notre être ; ils en évacuent la corruption et les parties hétérogènes ; ils exaltent toutes les fonctions, bien loin de les diminuer ; enfin, après avoir pénétré à travers les émonctoires, par la principale évacuation , la crise a lieu.

Ceux qui ont observé le poumon sous le rapport pathologique, a dit le célèbre docteur Alibert, ont eu fréquemment à combattre cette accumulation de matière glaireuse qui se forme, soit à la surface propre à cet organe, soit dans l'intérieur de ses bronches, et à la suite de laquelle il survient souvent des toux et des catarrhes chroniques très-opiniâtres. On doit d'autant plus solliciter les selles dans ces sortes d'affections, qu'il est constant, d'après l'observation des physiologistes, que l'action augmentée d'un système détourne assez habituellement les divers points d'irritation qui pourraient exister dans les autres. On voit souvent des personnes atteintes d'une difficulté extrême de respirer, se trouver infiniment mieux dès qu'on leur a administré un purgatif.

Quel est le médecin, dit encore le spirituel auteur du *Traité des Maladies de la Peau*, qui n'ait observé les effets avantageux d'un traitement laxatif dans les constipations rebelles, et combien il importe de réveiller les fonctions des membranes muqueuses du conduit digestif ?

Rien dans ce cas n'est plus favorable que des selles qui s'exécutent sans efforts et sans étreintes. On a vu des fièvres gastriques être en quelque sorte coupées à leur début par des boissons légèrement purgatives. L'Elixir antiglaireux est une heureuse combinaison de végétaux aromatiques et amers, dissous dans un véhicule sucré, légèrement spiritueux, qui, convenablement administré, a opéré les cures les plus extraordinaires dans des cas désespérès.

8. *Manière de se servir de l'Elixir tonique antiglaireux.* — Pour bien administrer un purgatif, il faut choisir le temps où l'on a la nature pour soi ; car un remède quelconque ne doit être que l'aiguillon des forces vitales. Il est, par conséquent, très-sage de s'en abstenir dans la période des redoublements et des exacerbations de la maladie, parce que les mouvements de contractilité et de tonicité s'exécutent alors avec trop d'agitation et de tumulte : telles sont les fluxions de poitrine, les inflammations du ventre, les fièvres continues. Cependant, il est des cas où la nature balance, et se trouve, pour ainsi dire, en suspension. Souvent alors un laxatif suffit pour déterminer le cours des humeurs par les voies les plus convenables · c'est

ce qu'on a observé une infinité de fois pour les complications glaireuses.

Quoique l'élixir de Guillié soit essentiellement tonique, qu'il ranime le principe vital, qu'il donne du ton aux fibres, il n'en est pas moins calmant, et rien n'est plus doux que son effet. On peut l'administrer dans la plus tendre enfance comme dans la vieillesse; il fond, il dissout les humeurs, et leur donne issue sans aucune secousse. La quantité qu'on doit en prendre est proportionnée à l'âge, au sexe et à la gravité des accidents. Mais il est bien, pour dissiper l'amertume que quelques personnes ressentent à la gorge après l'avoir bu, de prendre une ou deux gorgées d'eau tiède, sucrée ou miellée.

Les enfants au-dessous de douze ans, qui digèrent mal, dont l'estomac et les intestins sont toujours surchargés de mucosités glaireuses, devront prendre, le matin à jeun, une cuillerée à bouche d'Elixir pur ou étendu dans une égale quantité d'eau sucrée.

Les enfants pâles, blafards, dont le ventre est gros, qui ont des glandes et une disposition marquée au scrofule, doivent en prendre une ou deux cuillerées à une heure d'intervalle l'une de l'autre, jusqu'à ce qu'ils aient été à la garde robe ; car on ne saurait trop souvent débarrasser leurs intestins des glaires qui s'y accumulent, et qui finissent par engorger les glandes du mésentère, leur donner des vers, le carreau, etc.

Les personnes dont la menstruation s'établit difficilement, prendront l'élixir étendu dans de l'eau rouillée. On la fait en mettant huit à dix clous dans une pinte d'eau, où ils séjournent vingt-quatre heures. Les unes et les autres en prendront d'une à trois cuillerées, jusqu'à ce qu'il survienne une évacuation.

Les sujets qui éprouvent quelques-uns des symptômes qui ont été décrits dans les articles précédents, tels que l'*oppression*, une *toux grasse,* du *dégoût des aliments*, des *douleurs de ventre,* des *étourdissements*, presque toujours *précurseurs de l'apoplexie séreuse*, etc., doivent, sans hésiter, faire le traitement antiglaireux, qui consiste à prendre de deux à cinq cuillerées à bouche, le matin à jeun, jusqu'à ce qu'il survienne quelques selles ; une cuillerée à café, demi-heure avant le repas, et une autre cuillerée à café le soir au moment du sommeil, afin d'entretenir le ventre constamment libre, et cela autant que la cause subsistera, jusqu'à ce

que tous les accidents soient dissipés, en laissant
seulement, chaque semaine, un ou deux jours
de repos.

Il est très-rare qu'on ne soit pas promptement
soulagé. Peu de personnes ont été obligées de
prendre pendant plus de quinze jours consécu-
tifs l'Elixir tonique; des maladies opiniâtres et
réputées incurables ont été guéries radicalement
en deux ou trois mois de son usage, surtout à
la campagne.

Au moment où l'on éprouve quelques colli-
ques ou le besoin d'évacuer, il faut prendre trois
ou quatre tasses de thé léger, d'eau d'orge, de
petit lait, de bouillon coupé ou simplement
d'eau sucrée. Il suffit que ces boissons soient
tièdes. On peut manger une heure après la dernière évacuation, et se livrer même à ses occupations ; avantage que ne présente aucun autre
laxatif, car ils obligent tous à garder la chambre.

Si l'on vomissait la première cuillerée, ce qui
arrive quelquefois aux enfants ou aux personnes qui n'ont pas l'habitude des médicaments,
il faudrait en prendre une autre immédiatement,
se tenir couché la tête haute, et ne rien boire
après ; au moyen de ces précautions on ne vomit
plus.

9. *Maladies occasionnées par les Glaires ou Humeurs muqueuses délétères.* — Les causes des maladies sont bien moins nombreuses qu'on ne le pense, et que ne sembleraient le dénoter les nomenclatures brillantes ou variées, dont les médecins, en guise d'innovations savantes, ont décoré certaines affections.

D'après les savantes observations des physiologistes les plus distingués de tous les temps, les maladies sont généralement occasionées : par l'altération des humeurs dégénérées, et c'est le plus grand nombre ; par l'altération du sang et des vaisseaux sanguins, ce sont les maladies inflammatoires ; elles doivent être considérées jusqu'à un certain point comme consécutives des premières ; par l'altération des nerfs, ou névralgies. Celles-ci proviennent ordinairement de l'irritation réactionnaire des fluides glaireux sur les nerfs. Ce n'est donc pas la maladie qui a pris son siége dans telle ou telle partie de nous-mêmes, mais bien une humeur viciée qui y a été entraînée et déposée par le torrent de la circulation.

Il arrive assez souvent qu'une maladie, d'abord locale, devient générale par l'influence sympathique que l'organe primitivement affecté exerce sur le reste de l'économie, et du trouble qui en résulte dans toutes les fonctions. Il arrive encore que souvent les symptômes d'une affection restent cachés, et ne deviennent apparents que lorsque la lésion a été assez forte pour déterminer une maladie générale.

Voilà ce qui induit en erreur la plupart des personnes, qui ne veulent jamais remonter à la source, et qui se laissent captiver par la gravité, plus ou moins considérable, de quelques symptômes locaux et apparents. Ainsi, l'irritation de l'estomac, pour peu qu'elle soit intense, retentit à l'instant, par suite de la vive sensibilité et de l'importance de cet organe, dans le cerveau, dans les poumons, dans le cœur, à la peau, dans les organes sécréteurs, trouble toutes les fonctions, et devient ainsi une maladie générale. — Cette observation explique comment l'accumulation des glaires et leur dégénérescence deviennent la cause première du plus grand nombre des maladies, et comment on obtient tous les jours des cures étonnantes par l'emploi de l'Elixir antiglaireux de Guillié.

10. *Aigreurs, Digestions difficiles, Indigestions.* — C'est principalement le matin que ceux qui sont sujets à la pituite ressentent le besoin de

l'expectorer. Mais comme la matière glaireuse ne peut en sortir en totalité, celle qui reste dans l'estomac après avoir été ébranlée, l'irrite, cause un agacement considérable des nerfs, et trouble la digestion. C'est en vain qu'on donne souvent pour guérir cette disposition, de la magnésie, des acides, des pastilles de Darcet, des eaux gazeuses; tout cela demeure sans effet. Nous avons prescrit avec succès l'*Elixir antiglaireux*; alors en observant les excréments, on y trouve des matières filantes et recuites, qui ne sont autre chose que les glaires qui se sont détachées de l'estomac par l'effet tonique de l'Elixir. On le prend le matin, à jeun, aux doses et de la manière indiquée plus haut, et pour faciliter la digestion, une cuillerée à café une demi-heure avant le repas. Dans le cas d'indigestion, il faut en prendre une ou deux cuillerées à bouche, même immédiatement après avoir mangé, si le cas l'exigeait. La promenade, lorsqu'il fait beau temps, ou le feu pendant l'hiver, facilitent les bons effets de l'Elixir de Guillié.

11. *Indigestion des enfants; Vers intestinaux.* — Les indigestions des enfants sont dues très-souvent à l'accumulation des glaires, et aux vers qu'elles engendrent dans leurs intestins.

A cet âge on est tout muqueux, a dit le docteur Mérat ; les enfants, d'ailleurs, qui mangent sans cesse, et dont les digestions s'accumulent, sont très-sujets à avoir leur estomac surchargé de glaires, en sorte que les aliments ne peuvent pas être pénétrés, imbibés par les sucs gastriques, et que, d'autre part, l'absorption du chyle ne peut avoir lieu. Il en résulte de l'amaigrissement, le ventre grossit, les glandes s'engorgent, et l'on est tout étonné de voir un enfant, né avec toutes les apparences de la santé, devenir, à trois ou quatre ans, scrofuleux, et périr rachitique.

On ne saurait mettre en doute que la présence des vers dans le tube intestinal peut déterminer les plus grands accidents et compromettre l'existence. Il est donc de la plus haute importance de les expulser.

La présence de ces animaux dans les intestins de l'homme est communément signalée par l'irrégularité de la faim, par des nausées, la colique, l'empâtement du ventre, des bourdonnements d'oreille, une toux sèche, la lividité de la face, des mouvements convulsifs des membres, plus sensibles chez les très-jeunes enfants que chez les adultes, par l'affaiblissement de la vue, la diarrhée. Comme tous ces symptômes, décrits avec beaucoup de soin par Rosen, Beaume, Bréra, Selle, et autres praticiens célèbres, sont les mêmes que ceux qui établissent la présence des glaires dans les intestins, on est fondé à croire qu'alternativement, cause et effet, cette humeur entretient et aggrave les diverses complications vermineuses, qui sont variées à l'infini.

On s'est généralement accordé dans tous les temps à considérer les végétaux amers comme les plus puissants vermifuges; ils agissent localement par le contact immédiat avec l'animal pour lequel ils sont un véritable poison, car les moyens qui seraient appliqués ailleurs que sur les intestins ne sauraient avoir aucun résultat utile.

En résumé, étourdir le ver par des moyens qui n'agissent que sur lui seul, et l'expulser ensuite par des laxatifs doux et toniques, telle est la méthode conseillée et mise en pratique par les médecins consciencieux et éclairés.

A cet effet, on donne, la veille du jour où on doit faire le traitement, à l'individu qui a des raisons pour se croire affecté de vers, deux tasses d'une forte décoction de fougère mâle;

le lendemain matin un lavement de lait, et immédiatement après trois ou quatre cuillerées d'élixir tonique de Guillié, selon l'usage et le tempérament ; puis on fait boire autant de tasses de décoction de fougère que de cuille-rées d'élixir. Il est très-rare que ce traitement ne procure pas l'expulsion des vers.

Les coliques ont tou'es la même cause, mais la matière qui les produit attaque diversement les entrailles. Le seul traitement efficace des coliques consiste dans l'évacuation de la ma-tière qui les occasionne. Les lavements émolients laudanisés ou huileux, l'application des topiques chauds, des cataplasmes opiacés sur le ventre, peuvent être d'un grand secours, et nous les recommanderons ; mais il faut en outre procurer l'expulsion au dehors des matières qui agacent les intestins, et finissent par donner des dys-senteries par suite de l'irritation qu'elles y pro-duisent. Dans ce cas, on prend l'Élixir de Guillié à la dose de deux ou trois cuillerées par jour jusqu'à parfaite guérison. Pendant l'accès on se trouve bien d'en prendre deux ou trois cuille-rées dans un lavement fait avec de la guimauve et une ou deux têtes de pavot.

Il est une autre variété de la colique, qu'on

a appelée venteuse. Elle a pour cause la plénitude humorale. Il n'est personne qui n'ait observé que lorsque l'on a mal digéré, on a des
rapports nidoreux, on est fatigué par des flatuosités, on rend des vents par haut et par bas. On
peut affaiblir cette maladie avec les remèdes
échauffants dits carminatifs, la camomille, l'a-
nis, etc. ; mais il faut aussi sapper le mal dans
son principe, en titillant légèrement les intestins
avec des laxatifs légers, tels que l'Élixir tonique, préférable aux sels et aux huiles qu'on
donne dans ce cas, puisque les flatuosités dépendent de l'encombrement de fluides élastiques
ou d'une débilité des intestins. Il faut ajouter au
traitement ci-dessus prescrit contre la simple
colique, une tasse de thé de Suisse entre chaque
cuillerée d'Élixir, ou une infusion de sauge of-
ficinale.

11. *De la Diarrhée.* — Un grand nombre de
médecins attribuent avec raison la diarrhée à
une irritation du tube intestinal et des vicères.
Mais ce qui occasionne cette irritation, ce sont
les sucs glaireux que ces organes produisent de
mauvaise nature, par suite de quelques dérangements. Ces sucs sont destinés par la nature à
lubrifier les muqueuses des intestins, et à rendre

plus faciles les déjections. Mais si ces sucs sont visqueux, âcres et corrosifs, ils irritent les muqueuses, provoquent une déjection plus considérable de fluides, et fournissent les symptômes d'une diarrhée grave, quelquefois sanguinolente, selon l'intensité de l'irritation. D'un autre côté, la diarrhée est quelquefois le symptôme d'une maladie grave, et la nature se sért quelquefois de ce moyen pour se débarrasser des fluides viciés et corrompus qui engendreraient les accidents les plus funestes. La nature indique donc elle-même la marche à suivre pour provoquer la guérison. Ce ne sera pas en arrêtant ces déjections qu'on y apportera remède ; on ne ferait, comme on dit, que renfermer le loup dans la bergerie, en empêchant la déjection des humeurs corrompues. En Angleterre, on traite les diarrhées avec quelques onces d'huile de ricin. En France, on donne quelques tisanes rafraîchissantes, amidonées, l'eau de riz, la potion blanche de Sydenham, quelques lavements astringents. Mais un sûr moyen de guérir la diarrhée est de détruire les causes qui la produisent en prenant quelques cuillerées d'Elixir antiglaireux. Par son amertume et ses principes balsamiques, ce remède donne du ton à la fibre, et par ses proprié tés minoratives, il débarrasse tout doucement le canal alimentaire des crudités qui l'obstruent. On le prend aux doses ordinaires, et l'on boit pour tisane de l'eau d'orge ou de gruau. On fera bien aussi de prendre quelques lavements laudanisés pour humecter les intestins et calmer leur irritation.

12. *Hydropisie.* — L'hydropisie la plus fréquente est celle du ventre et des viscères abdominaux, dite abdominale ou ascite. La plus dangereuse est celle qui attaque la poitrine ; elle est souvent mortelle lorsque les moyens que l'on emploie pour la combattre ne sont pas assez énergiques. L'hydropisie peut se déclarer dans toutes les parties du corps, c'est-à-dire que tous les membres, principalement ceux inférieurs, peuvent devenir le siége d'épanchements hydropiques. Alors on l'appelle leucophlegmasie.

L'hydropisie est toujours le résultat, soit d'une inflammation aiguë et chronique des viscères abdominaux, soit d'une induration squirrheuse ou cancéreuse de ces mêmes organes, soit encore d'une maladie de cœur, d'un dérangement dans la circulation du sang, ou bien de la rétroaction d'une affection cutanée. Le symptôme de l'hydropisie est un épanchement séreux sous-cutané dans la partie ou la maladie a établi son siége.

Dans le traitement de cette maladie, il faut surtout s'attaquer au symptôme, et procurer, par les moyens les plus énergiques et cependant les moins incendiaires, la résorption ou l'écoulement de la sérosité hydropique, avant de recourir à la ponction, opération souvent insuffisante.

Pour le traitement antihydropique, nous conseillons l'usage des préparations de digitale, en particulier celui des granules de digitaline, dont nous avons obtenu des succès étonnants, ainsi que de l'Elixir de Guillié, des bols et du lavement antihydropique de M. Paul Gage.

Presque tous les hydropiques éprouvent de violentes palpitations de cœur ; les bols sont destinés à les calmer, en même temps qu'ils portent, de concert avec le liniment, vers les voies alvines et urinaires ou vers l'appareil général de la transpiration, la masse d'humeur aqueuse extravasée ; le malade se trouve ainsi débarrassé, soit par des déjections copieuses alvines ou urinaires, soit par des transpirations abondantes remarquables par une odeur aigre, insupportable.

Si, pour la guérison radicale d'une hydropisie, il suffisait de procurer mécaniquement
l'écoulement des eaux, la ponction serait le remède héroïque par excellence. Mais ce moyen
ne procure que la disparition momentanée de
l'effet, sans détruire la cause, et, dans un inter-
vale plus ou moins éloigné, la maladie revient
avec plus d'intensité.

Cela se conçoit; on a seulement opéré un vide
et débilité le malade; mais on n'a pas rendu à
l'économie cette vigueur, cette énergie nécessaire pour empêcher la renaissance et l'extravasion de la sérosité. Il faut un traitement dans
lequel les purgatifs toniques soient alliés aux
diurétiques. Quiconque a été à même d'approcher un hydropique, a remarqué que l'épanchement hydropique augmentait ou diminuait,
selon que le malade avait ou non des déjections
alvines ou urinaires copieuses. Les granules de
digitaline, l'Elixir tonique et les bols, produisent
cet effet.

Le traitement le plus simple et le plus rationnel est donc celui qui imite la marche de la nature, et qui attaque le mal dans tous ses principes, modère son intensité, et détruit un à un,
pour ainsi dire, tous les symptômes, depuis les

palpitations jusqu'à l'épanchement, en calmant l'érétisme général du malade, et en procurant une guérison prompte et positive.

Traitement. — On commence par prendre l'Elixir antiglaireux de Guillié, à la dose de trois à quatre cuillerées à bouche, le matin à jeun, pendant trois à quatre jours, en ayant soin de boire immédiatement une ou deux tasses de tisane de racine d'asperge, sucrée avec du sirop des cinq racines; on y ajoute quelques grains de sel de nitre.

Cette première partie du traitement terminée, on commence l'usage des frictions avec un liniment antihydropique, plusieurs fois par jour, sur la partie engorgée. On verse dans le creux de la main environ une cuillerée à bouche de liniment, et on frictionne jusqu'à ce que le liquide soit absorbé. Matin et soir on prend deux bols antihidropiques, en ayant soin d'augmenter d'un tous les jours, jusqu'à ce qu'on en prenne de dix à douze par jour. Tous les dix jours, on fait deux jours de traitement antiglaireux. Enfin, après un mois de ce traitement, on prend avec plus de succès, sous la direction d'un médecin, les granules de digitaline.

13. *De la Goutte et du Rhumatisme.* — Deux

circonstances principales donnent naissance à une production plus abondante des glaires ou humeurs délétères. La première, encore fort peu connue, est l'atonie des membranes muqueuses ou des organes qui fournissent les liquides composant les mucosités. L'autre, très-fréquente et beaucoup plus observée, est l'irritation inflammatoire des parties. Cette dernière produit des affections connues sous le nom de goutte, de sciatique, de rhumatisme, de fraîcheur, de douleurs, etc.

Les douleurs goutteuses et rhumatismales sont ou fixes, ou vagues, ou mobiles, quelquefois avec rougeur et gonflement, et souvent sans aucun signe extérieur; elles sont plus vives dans certaines contrées que dans d'autres, plus actives en hiver qu'en été, et se modifient à l'infini, selon les climats et le tempérament des individus. La goutte provient d'une pléthore des vaisseaux lymphatiques, par suite de la non évacuation d'une matière glaireuse destinée à être excrétée, et qui ne l'a pas été. Cette matière, ainsi refoulée dans l'économie, acquiert nécessairement des qualités irritantes, et développe une phlegmasie plus ou moins intense, selon l'organe qu'elle attaque, selon l'articulation où elle s'établit. Toutes les fois que la sérosité glaireuse, qui produit la goutte, ne s'est pas fixée sur une partie, la douleur est ambulante; ell passe instantanément d'un membre à un autre. A cette époque, la guérison est facile à obtenir, parce qu'on peut fondre ou évacuer l'humeur morbifique. La douleur est fixe et continue lorsque la fluxion est établie dans l'épaisseur des muscles, et elle y demeure jusqu'à ce que l'humeur glaireuse ait été absorbée ou évacuée. Ce principe posé, le traitement de la goutte devient facile; il sagit d'expulser de l'économie la cause première de la maladie, au lieu de s'amuser à combattre quelques symptômes locaux, qu'il est bien d'atténuer sans doute, mais qui ne devanceront pas d'un jour la cessation des paroxismes. Il faut donc user de suite et d'une manière convenable de l'Elixir tonique antiglaireux, ou mieux encore du sirop antigoutteux préparé par M. Paul Gage. Ce sirop est une modification de l'Elixir toniqne antiglaireux, dont l'action n'était pas assez vive sur l'appareil urinaire, et comme cet appareil joue un grand rôle dans les affections goutteuses et rhumatismales, concurremment avec l'appareil digestif, il a fallu allier à l'Elixir, qui agit directement sur ce dernier or-

gane, des substances qui agissent simultanément sur le premier, sans nuire à leur action
respective

Le sirop antigoutteux guérit, dans moins de
six à huit jours, l'accès de goutte le plus violent, dont la durée ordinaire est de trente à
quatre-vingt jours, et, par un usage régulier,
prévient les accès ou en recule de beaucoup la
périodicité.

Les douleurs sciatiques, rhumatismales, etc.
proviennent presque toujours d'une réaction de
l'air froid dans la transpiration insensible. Voir
ce qui est dit dans le médecin du *Corps et de
l'Ame*, à ce sujet, en traitant de la *Médecine* de
Sanctorius. Les douleurs rhumatismales affectent presque toujours la même place, quelquefois encore elles sont ambulantes; elles prennent alors le nom de rhumatisme goutteux. A
l'intérieur, on traite les rhumatismes avec le sirop antigoutteux ; à l'extérieur, on emploie le
baume anti-rhumatismal pour faire cesser les
douleurs et pour attirer à la peau l'irritation
causée par la lésion des tissus, et on recouvre le
membre malade avec du Tissu électro-magnétique dont il est parlé dans le petit *Traité de Pharmacie.*

14. *Des Dartres et de la Gale.* — Les médecins distinguent une variété infinie d'affections dartreuses ou teigneuses, c'est-à-dire qu'ils ont donné un nom différent à tous les symptômes, à toutes les manières d'être de ces maladies. L'humeur glaireuse, âcre, mordicante, corrompue, qui se trouve affluer vers le tissu cutané par le travail de la transpiration, n'est pas étrangère à ces maladies.

Les connexions sympathiques du système dermoïde avec les divers appareils de l'organisation animale, les altérations lymphathiques et glanduleuses qui surviennent pendant le développement des dartrss, ne permettent pas de confier leur guérison aux seuls effets de la nature, ni de se borner à un traitement purement local. Il ne faut jamais en venir au traitement local avant d'avoir préalablement changé l'ordre des mouvements qui tendent à éliminer le principe morbifique.

Après avoir employé les purgatifs toniques tels que l'Elixir antiglaireux, qui débarrassent les voies digestives des matières saburrales et glaireuses qui décomposaient les digestions, et n'envoyaient dans le sang qu'un chyle âcre et corrompu, on peut espérer de bons résultats.

D'ailleurs la masse d'humeurs viciées que l'habitude de l'économie dirigeait vers l'appareil dermoïde, se trouvent par là égouttées dans les voies intestinales et expulsées par les selles ou par les urines.

Le tissu cutané se trouve ainsi débarrassé de l'affluence d'humeur qui servait d'aliment à l'action corrosive de la maladie, et les topiques qu'on emploie n'ont que très-peu de chose à faire pour rétablir la peau dans son état normal.

Ensuite, comme dans toutes les affections dartreuses, on reconnaît la présence d'un virus particulier qui communique aux humeurs l'action délétère qui produit ces affections ; comme ce virus est, pour ainsi dire, dissous dans la masse des humeurs et du sang, il faut, pour prévenir les ravages d'une récidive, faire un traitement dépuratif complet, qui débarrasse l'économie de la présence de ce virus. De tout ce que nous venons de dire, il résulte : que le traitement de ces affections est toujours long, plus ou moins ; plus convenable en été qu'en hiver ; que le traitement purgatif et dépuratif doit précéder le traitement local ou symptômatique, pour empêcher la rétropulsion du virus qui ne manquerait pas de se rejeter sur quelque organe intérieur, les intestins, les poumons, les bronches, les organes de la vue, de l'ouïe, et d'y causer une phlegmasie grave, qui, passant à l'état chronique, devient presque toujours inguérissable si elle n'est pas mortelle. Comme purgatif, on prend l'Élixir antiglaireux à la dose de trois à six cuillerées, selon l'âge et le tempérament des sujets. Comme dépuratif, on prend l'essence concentrée de salsepareille, préparée à cet effet, à la dose de trois cuillerées par jour, le matin, à midi et le soir : chaque cuillerée dans un verre d'eau commune. On prend aussi, matin et soir, une ou deux pilules antidartreuses. A l'extérieur, on emploie des lotions antidartreuses ou une pommade antipsorique, dont on fait des frictions matin et soir, autant que possible devant un feu vif. Ce traitement, fait convenablement, et avec constance, guérit d'une manière sûre et infaillible toutes les affections de la peau, les gales récentes ou invétérées, les dartres ou les gales syphilitiques, et en général toutes les maladies qui sont produites par la présence d'un virus délétère dans l'économie.

15. *Des Scrofules*. — En général, on attribue la maladie scrofuleuse à l'action délétère d'un virus particulier qui affecte immédiatement le

système lymphatique. La maladie est d'autant plus grave, que l'atonie de l'appareil lymphatique est plus considérable, quelle que soit la cause de cette atonie. Cependant, comme les tissus glanduleux sont pour ainsi dire les réservoirs généraux du système lymphatique, le cou, les aisselles, les aines, les articulations, les viscères, et en général toutes les parties du corps qui sont tapissées d'un grand nombre de glandes, sont le siége ordinaire de la maladie scrofuleuse. La maladie scrofuleuse n'est donc qu'une lésion profonde et une irritation chronique des vaisseaux lymphatiques, occasionnées par la surabondance des humeurs viciées par le virus scrofuleux. Lorsque l'affection scrofuleuse attaque quelques viscères, l'irritation dégénère en catarrhe ou en phthisie pulmonaire.

Les scrofuleux ont ordinairement l'haleine aigre ou fétide. Leurs dents, d'abord d'une blancheur de lait, noircissent peu à peu et se carient ou tombent avant l'âge. Ils ont souvent la poitrine étroite ou aplatie, les épaules voûtées, le ventre gros et proéminent, les membres grêles et les parties glanduleuses du cou et de la gorge présentent une apparence trompeuse d'embonpoint, et sont souvent flétries de déchirures et de cicatrices profondes. En général, les sujets affectés de scrofules sont faibles et incapables de supporter des travaux pénibles. D'ailleurs, privés de toute énergie, il se rebutent et s'abandonnent facilement à ce désespoir et à ce découragement sombre et funeste qui semblent être produits par la conscience de leur propre faiblesse, et qui s'augment encore quelquefois par les mauvais traitements, les vexations, les contrariétés qu'on leur fait éprouver pour une nonchalance et une apathie tout à fait indépendantes de leur volonté. Les parents et les chefs d'ateliers qui auraient sous leur dépendance des sujets scrofuleux, doivent à ces infortunés des égards, de la douceur, des prévenances, de l'affection, et surtout ne jamais rien exiger d'eux qui soit au dessus de leurs forces et de leur organisation. C'est avec l'influence de la persuasion, et non des mauvais traitements, qu'on doit stimuler leur apathie. Une conduite contraire rend les malades inguérissables et les conduit promptement au tombeau. Des habitudes funestes, l'onanisme, sont fréquentes chez les scrofuleux; les parents ne sauraient trop veiller à empêcher ces vices, car en débilitant et énervant tout l'organisme, ils exaltent l'action corrosive de la maladie. Combien ne voit-on pas de jeunes malades défigurés, désorganisés, pour ainsi dire, par ces deux causes également malheureuses, pâles, bouffis, étiolés, presque insensibles, présenter l'aspect de la plus profonde misère et presque de l'idiotisme !

Toutes les causes qui donnent lieu à la surabondance des humeurs, et que nous avons indiquées plus haut, telles qu'une nourriture malsaine, l'insuffisance et la malpropreté des vêtements, l'insalubrité du climat et des habitations, etc., etc., contribuent également au développement de la maladie scrofuleuse. Les scrofules peuvent encore être héréditaires ou constitutionnelles, par suite d'une espèce de détérioration de l'organisme, ou se déclarer à la suite d'une maladie chronique; elles peuvent aussi être compliquées de goîtres.

Traitement des Scrofules. — Les toniques, les amers, les antiscorbutiques, les sudorifiques et les purgatifs réunis, sont, avec les préparations d'iode et de fer, les agents propres à combattre les affections scrofuleuses et le goître. Les toniques et les amers, pour réveiller les tissus lymphatiques, les organes et les viscères, de l'atonie qui les délabre; les antiscorbutiques

et les sudorifiques, pour donner à la masse générale des fluides stagnants, pour ainsi dire, le
degré de circulation susceptible d'imprimer aux
organes et aux tissus que ces fluides traversent,
l'activité convenable, et pour porter à la transpiration la surabondance de ces fluides ; les purgatifs, pour établir, par le tube intestinal, un
foyer de dérivation qui débarrasse l'économie
des sérosités lymphatiques, trop âcres ou trop
épaisses pour être expulsées par la transpiration. On attaque le virus scrofuleux par les
préparations iodées. Ces préparations, adoptées
à l'hôpital Saint-Louis de Paris, et par les habiles praticiens qui ont fait des maladies scrofuleuses une étude spéciale, sont en effet un spécifique admirable contre ces maladies. Par ce
moyen, on accélère et rend radicale la guérison
des maladies scrofuleuses qui, auparavant, de-
mandaient un traitement beaucoup plus long et
plus coûteux, et qui échouait quelquefois. Tous
les matins et tous les soirs, on boit un verre
d'eau iodée, dans lequel on ajoute une cuillerée
à bouche de sirop antiscrofuleux. Au bout de
huit jours, on augmente graduellement la dose
d'un demi-verre d'eau iodée, le matin et le soir,
additionné proportionnellement de sirop anti-

scrofuleux, de manière à en boire quatre verres par jour. S'il se manifestait quelques traces d'inflammation des viscères, il suffirait de suspendre le traitement pendant quelques jours et de recourir à un régime rafraîchissant, à l'eau d'orge lactée par exemple.

Matin et soir, on frictionne les tumeurs scrofuleuses avec la pommade iodée. Si les tumeurs sont dures, après la friction, on applique dessus un léger cataplasme de farine de graine de lin, qui facilite l'absorption de la pommade et la résorption de l'engorgement. Si elles sont ulcérées, il suffit de les panser avec un mélange de partie égale de cérat de Galien opiacé et de pommade iodée. Cela n'empêche pas de continuer les frictions autour des plaies, et l'application des cataplasmes.

Régime à suivre dans le traitement de cette maladie. — Pour obtenir du traitement anti-scrofuleux des résultats prompts et solides, il faut, à l'action des médicaments, ajouter un régime hygiénique bien entendu ; la propreté du corps et des vêtements, une nourriture saine, succulente, spécialement composée de viandes, à moins qu'il n'y ait inflammation des viscères, car alors elle doit être lactée ; des occupations agréables, des distractions variées, beaucoup d'exercice, surtout au grand air ; des vêtements chauds, capables d'entretenir la transpiration ; quelques bains (suspendre le traitement le jour qu'on doit en prendre), tel est le régime hygiénique conseillé, par les meilleurs médecins de Paris, aux personnes qui suivent le traitement anti-scrofuleux.

16. *Maladies laiteuses.* — La grossesse, l'accouchement, l'allaitement, sont une source féconde de maladies qui prennent toutes un caractère grave, et laissent des traces plus ou moins profondes. Dans les premiers mois de la grossesse, le système nerveux et l'appareil digestif sont spécialement affectés. Il est essentiel d'atténuer l'influence de la grossesse sur les organes, car c'est de là que dépend la terminaison heureuse et de la gestation et de l'accouchement. Et d'où proviennent les nausées, les vomissements, les toux violentes, les palpitations, l'hémoptysie, les syncopes, les vertiges, et, vers la fin de la grossesse, les œdèmes, les engorgements des membres inférieurs, l'hydropisie, les varices, si ce n'est de l'altération des systèmes digestif et nerveux, par suite de l'extravasion et de l'infiltration des fluides dans toutes

les parties; infiltration qui constitue un véritable état de pléthore des vaisseaux lymphatiques, et trouble le cours régulier de la circulation du sang? Quelques cuillerées d'Elixir antiglaireux suffisent ordinairement pour parer à tous ces inconvénients. Qu'on ne craigne pas qu'un minoratif aussi doux que l'Elixir antiglaireux puisse produire une perversion capable d'enfanter quelque accident. On a vu des femmes prendre des doses excessives de médecine Leroy, et n'obtenir de cet acte de démence qu'une superpurgation bien éloignée du but qu'elles s'étaient proposé. Les maladies qui suivent l'accouchement et l'allaitement sont plus redoutables que celles qui accompagnent la grossesse. Ce sont là les véritables maladies laiteuses. La suppression ou la rétrocession des lochies et du lait, sont les sources de tous ces désordres. De là proviennent les dépôts laiteux de la tête et de toutes les parties du corps, des rhumatismes aigus et chroniques, des taches et des dartres laiteuses, l'hystérie, la phthisie, la cachexie, l'hypocondrie. Aucune de ces affections ne résiste à un usage périodique et continu du traitement antiglaireux par l'Elixir de Guillié.

17. *Apoplexie, Paralysie.* — L'accumulation

des glaires dans les viscères, et leur extravasion dans les différents systèmes, produisent
toujours de grands désordres. Lorsqu'elles s'accumulent dans le thorax, et qu'elles gênent la
circulation du cœur, lorsqu'elles sont en stagna-
tion dans le crâne, qu'elles amollissent le cerveau, et qu'elles impriment une lésion à la source
des nerfs, elles produisent l'apoplexie, la paralysie générale ou partielle, la surdité, etc. Le
caractère principal de l'apoplexie est la cessation des fonctions des sens et du mouvement
volontaire. La crise part du cerveau, qui se
trouve comprimé par un épanchement séreux,
purulent ou sanguin; la pléthore sanguine n'est
que secondaire. Quand on ouvre les cadavres
des individus qui sont foudroyés par l'apoplexie,
que trouve t-on dans la poitrine et dans le cerveau? Les poumons macérés par une matière
gluante et épaisse, qui n'a pu se faire jour qu'à
l'extérieur, et la base du crâne inondée par
une sérosité tellement âcre, qu'elle a souvent
rongé des membranes.

Dans l'apoplexie, il est inutile de recourir aux
potions, d'user de lavements qui ne baignent
que le quart de l'étendue des intestins; il est
cruel de piquer ou de pincer la peau pour éveil-

ler la vie éteinte par la compression intérieure.

Sentir, entendre, juger, c'est jouir de toute la plénitude de ses facultés ; c'est n'être pas obsédé par le cruel ennemi, par l'humeur qui abonde dans le cerveau. Il faut désemplir un peu les vaisseaux et évacuer fortement. Ces conseils sont ceux que donnait Hippocrate il y a plus de deux mille ans, et l'expérience ne les a jamais démentis. Les individus affectés d'apoplexie, ce sont ordinairement des personnes grasses et replètes, qui ont le cou court, la poitrine large, les membres gros, dont la respiration est laborieuse, qui expectorent les humeurs et glaires difficilement. Une infinité de personnes, qui avaient de fréquentes attaques, et qui ne pouvaient faire le moindre extraordinaire dans leurs repas sans ressentir de violents étourdissements, se sont trouvées à merveille de l'usage de l'Élixir tonique de Guillié. Ses vertus anti-apoplectiques sont incontestables.

18. La paralysie provient d'une lésion générale ou partielle, mais profonde du cerveau. Cette lésion est toujours produite par l'action âcre et désorganisatrice d'un fluide vicié, séreux, sanguin, purulent ; par toutes les causes qui engendrent en nous une exubérance de matières

glaireuses qui ne sont pas rejetées, expulsées
de l'économie. L'état pléthorique porté à un haut
degré, les excès d'intempérance, l'abus des liqueurs alcooliques, l'ivresse, la suppression
des menstrues, des lochies, du flux hémor-
rhoïdal, d'une saignée habituelle ou d'un écoulement de sang quelconque ; la suppression subite d'un cautère, d'un ulcère, d'un écoulement muqueux par les narines, d'une sueur ;
un rhumatisme aigu ou chronique, la rétropulsion de la goutte, d'une affection cutanée
ou d'une maladie laiteuse, le passage subit du
chaud au froid, *et vice versâ;* les inquiétudes,
le chagrin, les méditations profondes ; la
frayeur, une colère violente ou concentrée ; les
veilles, les excès dans les plaisirs vénériens,
l'abus des narcotiques, les chutes, les coups violents, les plaies qui intéressent le cerveau, etc.,
toutes causes imminentes de la production et de
l'épanchement des humeurs dans les diverses
parties des organes, et surtout au cerveau, prédisposent singulièrement à la paralysie et à l'a-
poplexie. Ces maladies sont aussi le résultat de
tout affaiblissement extraordinaire du corps
qui émousse l'exquise sensibilité des organes,
par suite de quelque maladie grave inflammatoire.

du choléra-morbus, du scorbut, des fièvres bilieuses, putrides, de la gastrite et de la gastro-entérite aiguë, qui produisent chaque jour la paralysie sympathique de quelque partie du corps; de l'épilepsie, de l'hystérie, de la mélancolie, etc.

Traitement de la Paralysie. — Dans l'apoplexie, comme dans la paralysie, et aussi dans toutes les maladies où il faut opérer un vide subit dans les voies basses, la dose est de trois à cinq cuillerées d'Élixir antiglaireux. Mais ici la rapidité des accidents oblige à rapprocher les doses et à donner de demi-heure en demi-heure une cuillerée à bouche, jusqu'à ce que le malade évacue, c'est-à-dire jusqu'à ce qu'il soit sauvé. On facilite ce traitement en donnant des lavements d'eau salée dans lesquels on met deux ou trois cuillerées d'Élixir de Guillié.

Enfin, ceux qui ont le malheur d'être prédisposés à ces maladies, ou qui en ont éprouvé de fausses atteintes, doivent tous les matins en prendre une ou deux cuillerées à bouche pour désemplir les vaisseaux du cerveau. Ce remède, d'un usage facile, devrait être le *vade mecum* de tous les apoplectiques et paralytiques, lorsque chez ces derniers la maladie n'a pas fait des progrès qui la rendent incurable.

19. *Du Catarrhe de la Vessie.* — La sérosité glaireuse qui encombre les membranes muqueuses des individus affectés du catarrhe de la vessie : la présence des graviers dans la poche urinaire, l'ischurie ou suppression d'urine, la strangurie ou le besoin continuel d'uriner goutte à goutte, tiennent à une cause principale : l'engorgement de tout le système des voies urinaires. Cet organe peut être considéré comme le réservoir de tout le corps. En effet, la vessie, par sa position à l'extrémité du tronc, où elle est renfermée dans le bassin, par son voisinage du rectum, contenant sans cesse une liqueur qui y dépose des mucosités filtrées de toutes les parties du corps, est exposée plus que tout autre viscère à des engorgements, ce que l'ouverture des cadavres a prouvé des milliers de fois. Il faut les évacuer.

Les matières qni imbibent toutes les parties de la vessie dans cette affligeante maladie, toujours corrompues à l'excès, sont âcres, corrosives et brûlantes; la partie saline agit sur les nerfs, tandis que la portion terreuse forme un dépôt qui sert de noyau à la pierre, ou tout au moins à des concrétions graveleuses dont on aperçoit souvent des fragments entraînés au dehors par l'urine. Le spasme produit sur les nerfs du sphincter de la vessie l'irritation des humeurs, y détermine une violente crispation qui obstrue le canal. Alors l'urine s'accumule dans la vessie, les douleurs deviennent de plus en plus atroces, la fièvre urineuse s'empare du malade, et souvent, en moins de vingt-quatre heures, il a cessé d'exister. On prévient ce dénoument funeste en évacuant les humeurs de la vessie, par le moyen de l'Élixir antiglaireux de Guillié.

On cite bien des exemples de guérisons obtenues en peu de mois sur des sujets condamnés. Les humeurs prennent leur cours par les selles ; la vessie, les reins et les uretères en sont débarrassés. Il est des malades qui en ont rendu des quantité telles qu'on ne saurait les imaginer. La dose de l'Elixir varie dans ce cas de trois à cinq cuillerées, et doit être continuée plusieurs semaines de suite, à trois jours d'intervalle par semaine.

20. *Des Hémorrhoïdes.* — En médecine, on entend par hémorrhoïdes un engorgement variqueux des veines et des artères du gros intestin, nommées veines et artères hémorrhoïdales. Les hémorroïdes sont sensibles à l'extérieur de l'in-

testin par des granulations de grosseur variée.
qui se forment à la marge de l'anus; et à l'intérieur, par une douleur vive et brûlante, qui
double quand on est assis, et souvent empêche
de s'asseoir, et qui devient intolérable au moment des gardes-robes, par les efforts, souvent
infructueux, que l'on est obligé de faire pour les
accomplir. Les hémorrhoïdes sont quelquefois
sèches, ce sont les plus douloureuses; elles sont
aussi quelquefois saignantes ou purulentes.

Le *Traitement* des hémorrhoïdes est de deux
sortes : Curatif, préservatif. Le traitement curatif consiste, aussitôt que les hémorroïdes se
manifestent, à faire cesser la cause qui les a
produites ; en recourant à des lavements froids
d'eau salée ou de lait légèrement opiacé, répéter
ces lavements plusieurs fois de suite, jusqu'à ce
que les douleurs soient calmées ; puis enduire
les hémorrhoïdes, tant internes qu'externes, avec
du Baume anti-hémorrhoïdal. Si les hémorrhoïdes persistent plus de deux jours, il faut recourir
à l'usage de l'Elixir tonique antiglaireux. Cet
Elixir doit être pris à jeun, à la dose de 3 à
4 cuillérées dans une matinée, chaque cuillerée
séparément dans un demi verre d'eau fraîche, à
un quart d'heure d'intervalle ; il sera utile de

boire quelques verre d'eau ou de boisson rafraîchissante pendant que l'Elixir produira son effet. L'Elixir doit agir comme purgatif, et provoquer des selles abondantes ; plus celles-ci
seront nombreuses, plus vite le soulagement
viendra. Le premier jour, les évacuations seront
peut-être fatiguantes et douloureuses ; mais
orsqu'elles seront terminées, les douleurs dimi-
nueront et probablement cesseront sous l'in-
fluenca des lavements froids opiacés et d'une
application de Baume anti-hémorrhoïdal. L'E-
lixir doit être continué deux ou trois jours de
suite.

Traitement préservatif des hémorrhoïdes. —
Les hémorroïdes proviennent ordinairement
d'un tempérament bilieux et sanguin, d'une
constipation habituelle, de le sécheresse de l'intestin, d'une résistance trop prolongée aux besoins des garde-robes, d'une perturbation dans
les fonctions de la peau, de la suppression d'une
transpiration habituelle ou d'un exutoire, de la
répercussion d'une affection cutanée, d'une vie
trop sédentaire et du manque d'exercice chez
les hommes de bureau ou de cabinet, du temps
critique chez les femmes, de l'abus de certains
purgatifs, d'une vie agitée par les excès et les

chagrins, et d'une foule d'autres qu'il serait trop long d'énumérea ici.

Indiquer les causes qui produisent les hémorrhoïdes, c'est dire que tous les efforts des malades doivent tendre à les faire cesser, et que pour en atténuer les conséquences, il faut recourir à un régime rafraîchissant, aux grands bains fréquents et prolongés, à des lavements froids additionnés d'huile pour empêcher l'endurcissement et l'accumulation des matières fécales dans l'intestin : à un exercice suivi pour entretenir ou rétablir les fonctions de la peau, la supression des excès de tous genres, des mets trop excitants, des vins généreux, du thé, du café, des liqueurs fortes ; puis enfin à l'usage de quelques boissons délayantes et de l'Elixir tonique antiglaireux de Guillié.

L'Elixir est surtout on ne peut plus utile, si les hemorrhoïdes se présentent à des époques régulières dans le mois. Il doit être pris trois ou quatre jours avant l'époque habituelle de l'apparition des hémorrhoïdes, et pendant trois jours de suite, afin de prévenir leur formation.

L'usage des sangsues au fondement, et des bains de pieds à la moutarde, que l'on conseille dans l'espoir de faire descendre le sang, et d'o-

perer un vide, produit souvent un effet tout contraire. Il est prudent de ne pas employer ce
moyen.

Est-il convenable de chercher à supprimer
les hémorrhoïdes, quand elles surviennent à
des périodes régulières et pour ainsi dire men-
suelles? Non, car les hémorrhoïdes sont quelquefois un dérivatif puissant fourni par la nature, et il serait dangereux de supprimer ce dérivatif sans l'avoir fait précéder d'un autre plus
utile, moins dangereux et moins douloureux,
tel que l'Elixir anti-glaireux. Doit-on respecter
les hémorrhoïdes lorsqu'elles sont permanentes?
Non, il ne le faut pas, et l'on doit, au contraire,
chercher à les faire disparaître, en prenant les
précautions convenables, car les hémorrhoïdes
finissent par dégénérer en une maladie grave,
souvent impossible à guérir, et qui peut avoir
les conséquences les plus malheureuses.

§ 11. MÉDECINE DOMESTIQUE ET CLINIQUE

En ville et à la campagne.

1. *Questions aux malades qui vont consulter
un médecin ou qui reçoivent sa visite.* — Il arrive
très souvent que des personnes malades viennent au cabinet d'un médecin pour le consul-

ter, ou qu'elles reçoivent ses visites, et qu'elles se trouvent interdites sans pouvoir lui expliquer leur situation, faute de savoir sur quoi elles doivent l'éclairer. Afin de leur faciliter les moyens de le fixer suffisamment sur les symptômes de leur maladie, nous avons jugé convenable de placer ici une série de questions auxquelles il est convenable qu'on sache répondre : *Questions communes*. — Quel âge a le malade ? — Jouissait-il d'une bonne santé ? — Quel était son genre de vie ? — Depuis quand est-il malade ? — Comment a commencé son mal ? — A-t-il de la fièvre ? — Son pouls est-il dur ou mou ? — Est-ce qu'il a encore des forces, ou est-il faible ? — Se tient-il tout le jour au lit, ou est-il levé ? — Son état est-il le même à toutes les heures du jour ? — Est-il inquiet ou tranquille? — A-t-il chaud ou froid? — A-t-il des douleurs de tête, de gorge, de poitrine, d'estomac, de ventre, de reins, de membres? — A-t-il la langue sèche, de l'altération, mauvais goût à la bouche, des envies de vomir, du dégoût ou de l'appétit ? — Va-t-il du ventre souvent, ou rarement ? — Comment sont ses selles? Urine-t-il beaucoup? — Comment sont ses urines ? — Changent-elles souvent ? — Est-ce qu'il sue? — Est-ce qu'il crache? — Dort-

il? —Respire-t il aisément ? — Quel régime suit
il ? — Quels remèdes a-t-il employés ? —Quel
effet ont-ils produit ?— Est-ce qu'il n'a jamais
eu la même maladie?

2. Il se trouve, dans les maladies des femmes
et des enfants, des circonstances particulières ;
ainsi, quand on consulte pour eux, il faut pouvoir répondre, non-seulement à ces questions
communes à tous les malades, mais aussi à
celles qui leur sont propres. Cependant, comme
les femmes savent ordinairement mieux répondre que les autres malades, à cause de l'extrême
sensibilité qui caractérise leur sexe, nous nous
abstenons de mettre ici les questions qui les
concernent.

3. *Questions relatives aux enfants.* — Quel
est très-exactement son âge? —Combien a-t-il de
dents ?— Souffre-t-il pour les mettre ? — N'est-il
point noué?—Est-ce qu'il a eu la petite vérole ?—
Rend-il des vers?—Son ventre est-il gros?—Son
sommeil est-il tranquille? Outre ces questions
générales pour toutes les maladies, il faut pouvoir répondre à celles qui ont un rapport plus
précis avec le mal actuel.

4. *Des Eruptions inflammatoires de la peau.* —
La rougeole, la scarlatine, la petite vérole, la va

riolette ou la fausse petite vérole, l'érysipèle, etc.. s'annoncent ordinairement par un malaise général, le mal de gorge, l'éternûment et la fièvre, état qui dure trois ou quatre jours avant l'éruption, et qui s'améliore à mesure qu'elle se développe.

5. *De la petite Vérole et de la Variolette.* — La petite vérole, qui est bénigne, et qui marche régulièrement, se manifeste par de petits boutons rouges, qui, au bout de quelque jours, blanchissent et s'affaissent, mais qui s'élargissent graduellement jusqu'au neuvième ou dixième jour, époque à laquelle ils cessent d'être affaissés et se remplissent de pus, ce qui constitue la période suppuratoire, période qui dure cinq à six jours, et pendant laquelle les malades éprouvent une vive démangeaison. Après ce temps, les boutons prennent une teinte brune, se dessèchent progressivement et tombent du vingt-quatrième au trentième jour, en laissant une marque rouge qui dure plus ou moins longtemps, ou bien les traces ineffaçables qui en sont si souvent le résultat. Lorsque les boutons sont en si grand nombre et si volumineux qu'ils se touchent, la maladie prend le nom de petite vérole confluente. Dans ce cas, elles est toujours dange-

reuse, et il est rare qu'elle ne soit pas suivie d'accidents plus ou moins fâcheux, quand les malades n'en succombent pas.

6. La variolette se distingue de la petite vérole par une marche beaucoup moins longue.
Du deuxième au troisième jour, les boutons sont
en suppuration ; du cinquième au sixième, ils se
dessèchent et tombent promptement, de manière que du septième au neuvième jour il ne
reste aucune trace de maladie. La variolette n'est
jamais dangereuse.

7. *Traitement*. —On doit tenir les malades
dans une température modérée, c'est-à-dire qu'il
faut les garantir du froid et se garder de provoquer chez eux la transpiration par des remèdes échauffants. Les tisanes délayantes, telles
que l'eau d'orge, l'infusion de bourrache, celle
des quatre fleurs, avec les sirops de guimauve,
de gomme et de capillaire, le bouillon de veau
ou de poulet, sont des moyens qui suffisent dans
les cas où la maladie est bénigne. Lorsqu'elle
est confluente ou qu'elle prend un caractère
dangereux, les malades ont beaucoup de fièvre ;
il se fait une réaction vers le cerveau, le délire
survient, et des accidents plus ou moins graves
se manifestent. La saignée du bras, les sangsues

au creux de l'estomac, les lavements émollients, les tisanes précédentes, auxquelles on peut ajouter une once de sirop diacode et deux gros d'eau de fleurs d'oranger par pinte, des cataplasmes de moutarde à la plante des pieds, sont alors ndiqués ; mais l'application devant en être faite judicieusement et à propos, on ne saurait se dispenser d'appeler un médecin.

8. *De la vaccine.* — Disons ici quelques mots de la vaccine, après avoir parlé de la petite vérole, dont elle est le préservatif incontestable. Les ravages que produit si souvent la première de ces maladies imposent à la tendresse maternelle, non moins qu'à l'autorité des magistrats et des prêtres, le soin de protéger l'usage de la vaccine. Cette opération consiste à faire plusieurs insertions à chaque bras, en soulevant légèrement l'épiderme avec la pointe d'une lancette, et de manière, s'il est possible, que chaque piqûre ne donne lieu qu'à la plus simple apparition de sang. Le vaccin ne paraît ordinairement que le quatrième jour, et se développe graduellement jusqu'au huitième, époque où il offre l'aspect d'un bouton blanc qui contient le fluide propre à être transmis ; de sorte que le moment le plus convenable pour se procurer le

fluide-vaccin est celui des trente-six heures qui représentent la moitié du septième et la totalité du huitième jour. Le neuvième jour, un cercle rouge, de l'étendue environ d'une pièce de cinq francs, survient autour du bouton ; le dixième et le onzième, il s'accroît progressivement en prenant une teinte brun-foncé ; ensuite il durcit au point que le quatorzième il n'existe plus qu'une espèce de croûte qui, le quinzième, devient noire, se détache, et laisse la cicatrice ineffaçable particulière au vaccin.

9. *Rougeole, Scarlatine, Erysipèle.* — La rougeole paraît après deux ou trois jours de fièvre avec la chaleur à la peau, douleur de tête, accablement, mal de gorge, etc. Elle s'annonce par de petites taches rouges, semblables à des piqûres de puces, et qui se manifestent sur toutes les parties du corps, en commençant par la face, le col, la poitrine, etc Elle est rarement dangereuse lorsqu'elle est simple.

10. La scarlatine est précédée des mêmes symptômes ; mais ils ont, en général, plus d'intensité. L'éruption dépasse un peu le niveau de la peau, et sa surface entière offre une teinte plus rouge qu'à l'ordinaire. Dans cette maladie, de même que dans la rougeole, l'éruption est

ordinairement annoncée par un prurit (démangeaison) sur tout le corps. Dans l'une et l'autre,
il survient quelquefois une tuméfaction au cou,
qui se termine par un abcès ; dans les deux cas,
et plus souvent dans la scarlatine, il se fait une
desquamation de la peau, ce qu'on appelle vul-
gairement faire peau neuve. Traitement. Le traitement de la rougeole et celui de la scarlatine
présentent les mêmes indications; ils consistent
à tenir les malades au régime et à l'abri du
froid, en évitant de les faire suer par la sur-
charge des couvertures. L'eau d'orge miellée,
l'infusion de bourrache avec les sirops de gomme
ou de capillaire, les lavements simples, en vue
d'entretenir la liberté du ventre, de l'eau de
poulet, quelques pruneaux, une pomme cuite,
quand l'appétit se soutient, peuvent être permis.

Une chose fort essentielle à observer, c'est
de faire prendre plusieurs bains aux malades
après le dixième jour, époque où se terminent
ces maladies. Cette précaution a pour objet
d'éviter les maux d'yeux, une toux rebelle, la
surdité et autres accidents qui peuvent survenir
à leur suite.

11. L'érysipèle se manifeste le plus ordinai-
ment à la face, à la partie inférieure du ventre

et sur les jambes; néanmoins, il peut affecter d'autres parties. Il s'annonce par une tension douloureuse avec rougeur, et souvent de petites vessies à la peau, état toujours accompagné de plus ou moins de fièvre, et susceptible de se développer graduellement. Je l'ai vu commencer au bas de la jambe, et s'étendre jusqu'à la partie supérieure de la cuisse; ou bien sur une oreille, et parcourir successivement tout le visage jusqu'à l'autre oreille.

12. *Traitement de l'Erysipèle.* —Un grain d'émétique en lavage est toujours nécessaire au début de la maladie; les boissons délayantes, la diète, la saignée plutôt que les sangsues, des compresses imbibées d'une décoction de guimauve, de préférence à l'eau de Saturne et à l'eau de sureau, suffisent en général. L'usage de l'axonge seule ou mêlée avec un quart d'onguent napolitain a été suivi de succès, et recommandé dans ces derniers temps. Lorsque la maladie, par son intensité, peut réagir vers le cerveau, et causer de l'assoupissement ou du délire, on ne saurait se dispenser de faire appeler un médecin.

§ 12. PETIT TRAITÉ SUR LES FIÈVRES

Qui attaquent le peuple, avec les moyens de les couper
immédiatement.

1. *Motifs de ce travail.* — Tout le monde sait
combien de ravages font les fièvres dans certains pays marécageux, sur les côtes de la mer,
aux environs de certaines rivières, dans le voisinage des pays humides, boisés et couverts de
forêts épaisses ou parsemés de lacs, au milieu
desquels on jette des animaux comme dans une
voirie, dont les miasmes délétères se mêlant à
ceux des végétaux aquatiques, se répandent dans
l'air, le corrompent et altèrent, par une sorte de
poison subtil, la santé des populations. Il en est
de même dans les grandes villes, principalement
dans les rues basses, étroites, malsaines, très-
populeuses, avoisinant les fabriques. Ces graves
circonstances avaient fait apprécier à un célèbre médecin toute l'utilité d'un traité des fièvres
à l'usage du peuple, soit pour les prévenir, soit
pour les guérir; mais son ouvrage, trop long,
n'étant pas à la portée de tout le monde, le chanoine CLAVEL, médecin, crut faire une bonne
action en publiant un extrait de ce livre-là dans
son *Almanach de la Santé de* 1845, après en avoir

7.

corrigé tout ce qui lui parut suranné ou peu en rapport avec l'état actuel des sciences médicales : car, pour servir l'humanité, il ne suffit pas de lui donner du nouveau, mais il lui est bien plus profitable qu'on améliore et qu'on perfectionne ce qui est ancien, en mettant, s'il est possible, plus de clarté et de concision dans les expressions. D'ailleurs, un très-grand nombre de lecteurs de l'*Almanach de la Santé* pour 1854 nous avaient expressément réclamé un travail analogue à celui-ci.

2. *Fièvres intermittentes.* — On appelle fièvres intermittentes les maladies qui reviennent par des accès précédés de froid, de frissons ou de tremblement, et suivis de chaleur ou de sueur, et qui, dans leur intervalle, laissent les malades dans un état apparent de santé.

3. La *fièvre tierce* est celle qui revient tous les deux jours ; elle a lieu ordinairement au printemps, et se termine presque toujours avant le septième accès ; rarement elle est dangereuse. Un grain d'émétique délayé dans une pinte de bouillon aux herbes, donné au début de la maladie, par verres, toutes les vingt minutes, l'application de six à vingt sangsues aux creux de l'estomac, selon l'âge et la force des malades, la

limonade, le petit lait, un régime délayant, suffiront fréquemment, et s'il arrivait que la maladie se prolongeât après le septième accès, on
administrerait avec avantage le sulfate de quinine à la dose de 2 à 4 grains après chaque
accès.

4. La *fièvre quotidienne* revient chaque jour ;
elle se manifeste de préférence à la fin de l'été
ou pendant l'automne ; elle dure souvent plusieurs mois. Les femmes, les enfants, et en général les personnes délicates, y sont principalement sujets : toutes les causes débilitantes y
prédisposent et les entretiennent. Dans l'intervalle des accès. les malades conservent de la
faiblesse et sont forts pâles. Au début de la maladie, on provoquera de légères évacuations, on
appliquera des sangsues au creux de l'estomac,
comme dans la fièvre tierce ; ensuite on prescrira
l'usage d'une infusion légère de camomille ou de
petite centaurée, et on administrera le sulfate de
quinine comme il est dit plus haut.

5. La *fièvre quarte* est celle dont les accès ne
reviennent que tous les trois jours, laissant entre
eux deux jours d'intervalle ; elle attaque indis-
tinctement tous les individus ; l'automne est l'é-
poque où on l'observe le plus fréquemment ;

elle est en général la plus rebelle des fièvres intermittentes. On doit la combattre par les moyens qui sont indiqués pour la fièvre quotidienne ; mais, au lieu de ne donner le sulfate de quinine qu'après l'invasion de l'accès, on en donnera deux grains toutes les deux heures pour les adultes, un grain pour les enfants au-dessus de six ans, et un demi-grain pour ceux au-dessous.

6. Le régime des fièvres d'accès en général consiste à ne faire usage que d'aliments légers, à se tenir chaudement et à se soustraire à l'humidité et à l'intempérie. Si les malades habitaient un lieu bas, peu aéré, ou voisin d'immondices ou d'eaux croupissantes, il serait nécessaire de les faire changer momentanément de demeure.

7. Pendant les accès, lorsque la soif est vive, on donnera pour boissons de l'eau gommée, de la limonade, de l'orangeade, du petit lait, etc.; on entretiendra la liberté du ventre par l'usage des lavements. Deux accès peuvent revenir le même jour dans chaque genre de fièvre intermittente : on dit alors que la fièvre est double tierce, double quotidienne ou double quarte.

8. *Fièvre cérébrale.* — La fièvre cérébrale indique par son nom que c'est le cerveau qui en

est le siége ; son caractère est d'en troubler les fonctions. Les malades qui en sont atteints tombent dans l'assoupissement, ou sont dans le délire; ils éprouvent des mouvements convulsifs, et sont parfois dans une grande agitation. Cette maladie se termine sans délai par le retour à la santé ou par une issue funeste, ce qui doit engager à réclamer promptement les secours d'un médecin dès qu'on a pu en reconnaître l'existence.

9. *De la fièvre typhoïde à forme inflammatoire ou ardente.* — Quand le sang s'enflamme fortement, sans qu'il y ait aucune partie plus particulièrement attaquée, il produit cette fièvre qu'on appelle fièvre ardente, chaude ou typhoïde.

Les signes qui la font connaître sont la dureté du pouls et sa plénitude, plus considérable dans cette maladie que dans aucune autre, une chaleur très-forte, une grande soif, une sécheresse extraordinaire des yeux, des narines, des lèvres, de la langue, de la gorge; un violent mal de tête et quelquefois des rêveries dans le temps du redoublement, qui est considérable tous les soirs ; la respiration un peu gênée, surtout dans le temps du redoublement, avec toux sèche, interrompue de temps en temps sans douleur dans la poitrine et sans crachats ; le ventre resserré, les urines rouges, chaudes, peu abondantes ; quelques ressautements, surtout quand le malade s'endort ; peu ou point de bon sommeil, mais presque toujours une espèce d'assoupissement qui rend les malades assez peu sensibles à ce qui se passe autour d'eux et à leur propre état ; quelquefois un peu de sueur ; à l'ordinaire, la peau très-sèche, de la faiblesse, peu ou point de goût et d'odorat. Cette maladie est produite, comme toutes les maladies inflammatoires, par les causes qui épaississent le sang et en augmentent le mouvement, comme l'excès du travail, la trop grande chaleur, les veilles, l'abus du vin ou des liqueurs, un air trop longtemps sec, des excès en tout genre, des aliments échauffants. L'on doit mettre d'abord le malade au régime, ne donner des aliments que de huit en huit heures, quelquefois seulement deux fois par jour ; l'on pourrait même, dans les cas graves, s'en passer tout à fait. L'on réitère les saignées jusqu'à ce que le pouls s'amollisse. La première doit être considérable, et l'on en fait une seconde quatre heures après. Si le pouls s'amollit, on peut suspendre et n'y revenir que quand il reprendrait assez de dureté pour faire craindre de nouveau le danger; mais s'il continue à être fort et dur, on fait, dans le même jour, la troisième saignée, qui souvent est la dernière. On donne deux et même trois lavements par jour. On baigne deux fois par jour les jambes dans l'eau tiède, on lave en même temps les mains avec la même eau; on met des linges ou des flanelles trempés dedans sur la poitrine et sur le ventre, et l'on fait boire très-régulièrement du lait d'amandes et de la tisane de chiendent miellée et nitrée. Les pauvres peuvent s'en tenir à cette dernière, mais il faut en boire prodigieusement. Après les saignées, l'air frais et la quantité de boisson font le salut du malade.

10. Si, après les saignées, la fièvre typhoïde continuait à être très-forte, il faut l'abattre en donnant une cuillerée toutes les heures d'une potion au quinquina, ou un paquet de sulfate de quinine, jusqu'à ce qu'elle soit très-modérée. Il survient souvent dans cette maladie des saignements de nez qui sont très-salutaires.

Les premiers signes d'amendement sont l'amollissement du pouls, qui ne perd cependant tout à fait sa dureté que quand la maladie est entièrement terminée; la diminution du mal de

tête, l'augmentation des urines, la diminution
dans leur rougeur, un commencement d'humidité sur la langue. Tous ces signes favorables
vont en augmentant, et, entre le neuvième et
le quatorzième, il survient ordinairement, souvent après quelques heures d'orage, des selles
beaucoup plus abondantes, une grande quantité
d'urine qui dépose un sédiment d'un blanc
roux, au-dessus duquel l'urine reste claire et
d'une couleur naturelle, et des sueurs plus ou
moins abondantes. En même temps les narines
et la bouche s'humectent; cette croûte sèche et
brune qui couvrait la langue, et que rien ne
pouvait enlever, se dissipe d'elle-même; le goût
revient, la soif diminue, la clarté des idées re-
naît, l'assoupissement se dissipe, le sommeil et
les forces reviennent. Après cette époque, il faut
mettre le malade au régime des convalescents.

On juge que le mal empire si le pouls reste
dur et perd de sa force, si le cerveau est plus
embarrassé, la respiration plus gênée, les yeux,
le nez, les lèvres, la langue plus secs, la voix
plus changée. Si à ces symptômes se joignent
le gonflement du ventre, la diminution des urines, un délire continuel, l'angoisse, l'égarement
des yeux, le mal est presque désespéré, et le

malade n'a plus que quelques heures à vivre quand ses mains et ses doigts sont continuellement en mouvement, comme pour chercher quelque chose sur ses draps; c'est ce qu'on appelle chasser aux mouches.

11. *Des Fièvres putrides ou typhoïdes à forme bilieuse.* — Apres avoir parlé des maladies fiévreuses, qui dépendent de l'inflammation du sang, je parlerai de celles que produisent les matières corrompues qui croupissent dans l'estomac, dans les boyaux, dans les viscères du bas-ventre, ou qui ont déjà passé dans le sang. On les appelle fièvres putrides, ou quelquefois fièvres bilieuses, quand la corruption de la bile paraît avoir le plus de part à la maladie. Cette maladie s'annonce souvent plusieurs jours à l'avance par un grand abattement, une pesanteur de tête, des douleurs de reins et de genoux, la bouche mauvaise le matin, peu d'appétit, un sommeil inquiet, quelquefois un mal de tête excessif pendant plusieurs jours, sans aucun autre symptôme. Ensuite il survient un frisson, suivi d'une chaleur âcre et sèche; le pouls, qui est petit et vite pendant le frisson, s'élève pendant la chaleur, et est souvent très-fort, mais il n'a pas la même dureté que dans les maladies

précédentes, à moins que la fièvre putride ne soit compliquée avec une fièvre inflammatoire, ce qui arrive quelquefois. Pendant ce temps-là, le mal de tête est ordinairement très-violent; le malade a presque toujours des nausées et même quelque fois des vomissements, de l'altération, des rapports désagréables, la bouche amère; il urine peu. Cette chaleur dure plusieurs heures, souvent toute la nuit; elle diminue un peu le matin, et le pouls, toujours fiévreux, l'est alors un peumoins; le malade souffre moins, mais il est très-abattu.

La langue est blanche, sale, les dents se salissent, l'haleine a une mauvaise odeur. La couleur, la quantité et la consistance des urines varient beaucoup. Quelques malades sont resserrés, d'autres ont fréquemment de petites selles qui ne soulagent point. La peau est quelquefois sèche, d'autres fois il y a de la transpiration, mais qui ne fait aucun bien. La fièvre redouble tous les jours, et souvent à des heures irrégulières. Outre le grand redoublement qu'on observe chez tous les malades, il y en a souvent de petits chez quelques-uns. Quand le mal est abandonné à lui-même, ou mal soigné, ou plus fort que les remèdes, ce qui n'est pas rare, la fièvre augmente, les redoublements deviennent plus longs, plus fréquents, irréguliers; il n'y a point de bons moments; le ventre se tend comme un ballon, ce qu'on appelle météorisme; les rêveries surviennent; le malade ne sent plus ses besoins, et se salit dans son lit; il refuse les secours, parle continuellement, avec un pouls vite, petit, irrégulier. Il paraît quelquefois de petites taches d'un brun livide sur la peau, surtout du col, du dos et de la poitrine (*pétéchies*), qui se changent plus tard en petits points blancs comme des goutelettes d'eau très-limpide (*sudamina*). Toutes les matières qui sortent du corps du malade ont une odeur très-puante; il survient des mouvements convulsifs, surtout au visage; il ne se couche que sur le dos, et tombe insensiblement vers les pieds du lit; il chasse aux mouches; le pouls devient si petit et si vite qu'on ne peut qu'à peine le sentir et point le compter. L'angoisse paraît inexplicable; il coule une sueur de détresse et la poitrine s'emplit.

Quand la maladie est moins violente, ou qu'elle est bien traitée, et que les remèdes réussissent, le mal reste quelques jours dans l'état décrit sans empirer et sans diminuer; il ne survient aucun nouveau symptôme, mais, au contraire, tous les symptômes diminuent, les redoublements sont moins longs et moins violents, le mal de tête plus supportable, les selles sont moins fréquentes, plus abondantes, et soulagent ; les urines coulent abondamment, quoiqu'elles continuent à varier ; on recouvre un peu de sommeil, et il est plus tranquille ; la langue se nettoie, et chaque jour la santé fait quelque progrès.

Cette maladie n'a pas de terme fixe, ni pour guérir, ni pour tuer. Quand elle est très violente ou mal conduite, elle tue quelquefois le neuvième jour, souvent l'on en meurt du dix-huitième au vingtième, quelquefois seulement environ le quarantième, après avoir eu des alternatives de mieux et de pire.

Quand elle est légère, elle est quelquefois guérie au bout de peu de jours, après les premières évacuations. Quand elle est grave, il y a des malades qui ne sont hors de danger qu'au bout de six semaines, et même plus tard ; mais il est vrai que ces maladies si longues dépendent souvent, en grande partie, du traitement, et qu'ordinairement le cours en doit être décidé entre le quatorzième et le trentième jour.

12. *Le traitement des fièvres* de cette espèce consiste dans les remèdes suivants :

On met le malade au régime, et quoiqu'il ait

le ventre libre, quelquefois même un peu de diarrhée, il faut également lui donner tous les jours un lavement. Sa boisson ordinaire doit être de la limonade, qu'on prépare avec le jus de citron, un peu de sucre et de l'eau, ou la tisane d'orge miellée. L'on peut, au lieu de jus de citron, employer le vinaigre, qui fait, avec le sucre et l'eau, une boisson agréable et très saine.

S'il y a inflammation, ce qu'on connaît par la force et la durée du pouls et par le tempérament du malade, s'il est fort et robuste, ou s'il est échauffé, il faut faire une saignée, et même, s'il est nécessaire, une seconde quelques heures après. Mais j'avertis que très souvent il n'y a point d'inflammation, et qu'alors la saignée serait nuisible.

Quand le malade a fait pendant deux jours un usage abondant de ces boissons, s'il a encore la bouche très mauvaise et de fortes envies de vomir, on lui donne la poudre de quatre à six grains de tartre stibié, délayée dans un demi pot d'eau tiède, dont il boit un verre tous les demi-quarts d'heure. Mais comme ce remède fait vomir, il ne faut le prendre que quand on est sûr qu'il n'y a aucune circonstance qui doive en empêcher l'usage ; ces circonstances seront indiquées par le médecin, qu'il ne faut pas manquer d'appeler. Si les premiers verres faisaient vomir abondamment, on n'en donnerait plus, et l'on se contenterait de faire boire une très grande quantité d'eau tiède ; s'ils ne produisent pas cet effet, on continue jusqu'à la fin. Ceux qui craindraient ce remède, qui est ce qu'on appelle ordinairement l'émétique, pourraient prendre de trente à cinquante grains d'ipécacuanha, en buvant aussi beaucoup d'eau tiède, quand il opérerait ; mais le premier est à préférer dans les cas graves. L'on ne doit au reste jamais employer ni l'un ni l'autre quand il y a inflammation, ce serait alors donner un vrai poison ; et même, si la fièvre est très forte, quoique sans inflammation, l'on ne doit pas s'en servir.

Le moment de les donner, c'est après le redoublement, quand la fièvre a beaucoup baissé. Ordinairement, après avoir fait vomir, le premier purge ; le deuxième opère plus rarement cet effet.

Dès que les vomissements ont fini, on recommence la tisane, et il faut bien se garder de donner du bouillon à la viande au malade, sous prétexte qu'il est purgé. Les jours suivants on continue comme les premiers ; mais comme il est important de tenir le ventre libre, il faut prendre tous les jours, dans la matinée, la tisane de tamarin trois onces. Versez dessus une chopine d'eau bouillante, faites cuire une ou deux minutes. Passez par un linge. Ceux pour qui elle serait trop dispendieuse y suppléeront en mettant tous les jours un grain d'émétique dans cinq ou six tasses d'eau, dont ils prendront une tasse toutes les deux heures, en commençant de grand matin.

Après l'effet de l'émétique, si la fièvre continue, si les selles restent puantes, si le ventre est un peu tendu, si les urines ne coulent pas abondamment, il faut donner, de deux en deux heures, une cuilleré de la potion suivante, qui arrête la putridité et abat la fièvre : Esprit de soufre trente-deux grammes, sirop de violettes six onces. Quand le mal est très pressant, on peut en donner toutes les heures.

Quand, malgré ces secours, la fièvre continue et que le corveau n'est pas net, que le malade a de violents maux de tête ou de l'inquiétude, il faut mettre au gras des jambes des vésicatoires et les laisser suppurer le plus longtemps qu'il sera possible.

Quand la fièvre est très forte, il faut absolument retrancher toute espèce de nourriture.

Quand le mal a beaucoup diminué, que les redoublements sont faibles, et que le malade est quelques heures sans fièvre, on doit discontinuer l'usage journalier des boissons purgatives, mais l'on continue celui des tisanes ordinaires. Si la fièvre a fini pendant la plus grande partie du jour, si la langue est bonne, si le malade a été bien purgé, et qu'il reste cependant un accès de fièvre tous les jours, il faut donner le sulfate de quinine, un gramme partagé en huit prises, une prise entre la fin d'un accès et le commencement d'un autre, et l'on continue quelques jurs sur ce pied. Ceux qui ne seraient pas en état de se procurer ce remède pourraient y suppléer par la boisson amère de centaurée et de camomille, dont ils prendraient quatre verres à distances égales entre les accès.

Comme les organes qui servent à la digestion out été extrêmement fatigués dans cette maladie, il est très important de se ménager longtemps pour la quantité et la qualité des aliments, et de prendre de l'exercice dès que les forces le permettent, sans quoi l'on pourrait tomber dans quelque maladie de langueur.

13. Voici comment M. le docteur Guillié expli-

que et traité toutes les maladies plus ou moins
bilieuses, au moyen de l'Elixir antiglaireux préparé à la pharmacie de M. Paul-Gage.

Maladies Bilieuses. — Lorsque les humeurs
ou glaires s'accumulent dans le tube intestinal,
elles tapissent la membrane muqueuse de cet
organe comme le ferait un vernis, de sorte que
les papilles muqueuses qui les garnissent se
trouvent comme paralysées, que les bouches
absorbantes de tous les vaisseaux lymphatiques
qui y aboutissent sont obstruées, que les sécrétions muqueuses chylifères se font imparfaitement, que les sucs gastriques ne se mêlent pas
aux aliments pour en opérer l'assimilation ou
la digestion, que le foie et la rate s'obstruent,
s'engorgent ou s'irritent, que la peau devient
sèche ou brûlante, qu'une constipation opiniâtre
survient, et que si la nature, par un effet salutaire, ne produit une de ces crises connues sous
le nom de débordement de bile, on voit surgir
immanquablement une de ces graves maladies
bilieuses telles que l'inflammation violente du foie
et de la rate, la jaunisse, les fièvres malignes,
putrides ou typhoïdes, les calculs biliaires, le
choléra, les maladies noires, les névroses incurables, le spleen, le dégoût de la vie, la ten-

dance au suicide, enfin ces terribles affections morales qui rendent le malade insuportable à lui-même et à ceux qui l'entourent.

Pour prévenir ces désordres : le matin, lorsqu'en examinant la langue on la trouve couverte d'un enduit muqueux jaunâtre ou verdâtre, qu'on sent à la gorge un sentiment d'âcreté et de constriction, que la bouche s'emplit involontairement d'une quantité de glaires acides ou mordicantes, qu'on éprouve une chaleur brûlante à l'estomac, une douleur sourde au foie et à la rate, on peut être sûr qu'une des maladies graves qu'on vient d'énumérer est imminente, que la bile se sécrète et s'introduit dans le sang en quantité immodérée et disproportionnée, et qu'il faut se hâter d'y porter remède en faisant un traitement évacuatif complet, pour lequel on emploie avec succès, et très-avantageusement, l'Elixir de Guillié, l'eau de sedlitz, l'huile de ricin et autres purgatifs.

14. Les fièvres de marais, fièvres intermitentes, fièvres malignes, putrides, typhoïdes, typhus des hôpitaux et des manufactures, peuvent parfaitement s'expliquer ainsi, et être traitées avec succès par l'Elixir antiglaireux.

Lorsque l'atmosphère se trouve chargée de

miasmes délétères, soit par suite d'une grande agglomération de personnes dans un local insuffisant ou mal aéré, soit par des émanations pestilentielles provenant des mines, des marais, des foyers d'infection, par suite de décomposition de matières organiques ou inorganiques, l'air empesté s'introduit dans le corps par la respiration, et vicie le sang dans sa source, pour ainsi dire, alors qu'il est lancé du cœur dans les poumons, pour venir s'y imprégner d'un air pur et vivifiant.

Mais lorsqu'à la place de cet air pur, qui lui fait défaut, le sang rencontre un air empoisonné, est-il difficile de se rendre compte des désordres qui doivent résulter de cette espèce d'empoisonnement? L'aspect d'une personne brûlée par la fièvre présente un corps décharné et desséché, l'énergie décroît avec ses forces, une soif inextinguible le dévore; son regard fauve et égaré inspire la frayeur. Le malheureux patient n'est plus que l'ombre de lui-même.... Que son aspect inspire à ceux que la fièvre n'a pas encore atteints, une terreur salutaire du fléau! C'est là ce qui se passe, en France, dans les divers cantons de la Sologne, de la Camargue, du Poitou, de la Vendée, de la Flandre, des bords de la mer, où existent des marais salants ; en Italie, les marais Pontins et la campagne de Rome où nous les avons vus en 1847 ; en Angleterre, les comtés de Lincoln, d'Essex, les districts des mines, les grands centres manufacturiers, où de grandes masses d'hommes sont agglomérées dans des locaux quelque bien aérés qu'ils soient, mais où existe une température élevée et humide. Quels ravages causés par la fièvre parmi les malheureuses populations qui les habitent ! Dans tous ces pays, les populations sont en permanence décimées par la fièvre et le typhus ; et lorsque le choléra ou quelque autre maladie épidémique y pénètre, on voit des populations tout entières disparaître en peu de temps, emportées par le fléau destructeur. L'élixir antiglaireux, le vin de quinquina et le sulfate de quinine sont les remèdes qu'on peut employer pour prévenir le mal comme pour le guérir.

Mais c'est surtout dans l'Inde, dans la Chine, dans toute l'Asie, dans l'Amérique du Sud, au bord des grands fleuves sujets aux débordements, lorsque le soleil soulève des masses de miasmes délétères des eaux fangeuses et croupies, que ces maladies sont cruelles et fréquentes. C'est dans ces contrées que sévissent ces épou-

vantables épidémies de fièvre jaune et de choléra-morbus ? La Nouvelle-Orléans, le Brésil, le
Pérou, les districts aurifères de la Californie et
de l'Australie sont infectés en permanence. L'E-
lixir tonique anti-glaireux est pour ces pays un
remède précieux que rien ne peut remplacer, et
un bienfait de la Providence ; il faut toujours
proportionner les doses et les purgations aux
forces des malades, et leur donner une nourriture fortifiante et succulente, autant que leur estomac pourra la digérer.

§ 13. ANATOMIE DE LA POITRINE,

Et des organes qu'elle renferme.

1. La *Poitrine* ou le thorax, est une espèce de
cage osseuse et cartilagineuse en forme de cône
aplati en avant et en arrière, arrondie sur les
côtés, à base en bas, coupée obliquement d'a-
vant en arrière et de haut en bas : le sommet
est oblique aussi et tronqué, mais en sens
inverse.

2. Le *Thorax* renferme l'appareil respiratoire
et le centre de la circulation sanguine : il comprend deux sortes d'organes : les uns internes,
tels que les os, les cartilages et les muscles de ses
parois ; les autres externes, tels que la trachée-
artère, les bronches, les poumons, les plèvres

le péricarde, le cœur et les grand troncs artériels ou veineux.

3. Les *Os*, qui composent le thorax, sont au nombre de trente-sept : en arrière, les douze vertèbres dorsales ; en avant le sternum ; latéralement douze côtes de chaque côté, qui s'articulent avec le sternum par les ligaments et des cartilages.

4. Les *Muscles* de la poitrine sont inspirateurs ou expirateurs, suivant la nature du mouvement qu'ils impriment aux poumons.

5. Le *Diaphragme* est le moteur le plus puissant de la respiration, et sépare le thorax de la cavité abdominale,

6. La *Trachée-artère* fait suite au larynx, et se bifurque dans le thorax pour former les bronches, derniers conduits de l'air aux poumons.

7. *Les poumons* occupent les cavités du thorax : le droit à trois lobes et le gauche deux.

8. *Les artères*, les veines et les nerfs pulmonaires, les bronches et leurs vaisseaux arrivent supérieurement à la racine des poumons, pénètrent, et, en se divisant è l'infini, forment, par une association inextrica. e une foule de petits lobes et lobules aérolaires, espèces de petits poumons qui composent eux-mêmes, avec un

tissu cellulaire très-fin, le parenchyme des grands poumons.

9. *Les Plèvres*, membranes séreuses, sont au nombre de deux : l'une, costale, tapisse la face interne du torax ; l'autre, pulmonaire, recouvre les poumons et les principaux vaisseaux de la poitrine. Les plèvres forment, par leur adossement au milieu du thorax, les médiastins antérieur et postérieur.

10. *L'Air*, aliment de la respiration, est un fluide élastique composé d'oxigène et d'azote, de plusieurs parties d'acide carbonique et d'un peu de vapeur aqueuse ; sa hauteur, de seize lieues environ autour du globe, forme l'atmosphère, qui reçoit toutes les émanations dégagées par la chaleur des minéraux, des végétaux et des animaux que la terre contient.

11. *La Respiration* s'exécute par deux actes opposés, l'inspiration et l'expiration ; actes également commandés par une nécessité impérieuse, leur mécanisme admirable produit dans la cavité pectorale un mouvement de bascule dont on peut apprécier les vibrations alternatives. Répandu dans le tissu pulmonaire, l'air y change le sang veineux en sang artériel, et produit par là l'hématose ou sanguification, opération mys-

térieuse de la nature, sur laquelle les savants en chimie et en physiologie ont bâti divers systèmes. L'inspiration est suivie de l'expiration, deuxième acte respiratoire qui s'effectue par le relâchement du diaphragme et de plusieurs autres muscles obéissant à leur propre élasticité. L'air expiré est différent de l'air inspiré : il contient de l'acide carbonique extrait du sang veineux, une vapeur aqueuse abondante, et certaines matières animales qui l'ont vicié, et nécessitent son renouvellement. Ces émanations expiratoires forment ce qu'on appelle la transpiration pulmonaire.

12. L'intervalle de l'expiration à l'inspiration est évalué au double du temps employé par l'une de ces opérations.

L'odoration, le baillement et la succion se lient à l'inspiration ; la voix, la parole, l'éternûment se rattachent à l'expiration ; le soupir, le hoquet, le rire et le sanglot, tiennent au jeu de ces deux mouvements.

13. La circulation sanguine est le mouvement qui s'opère par le cours du sang, du cœur à toutes les parties du corps, et *vice versâ*. Le cœur en est le centre : organe musculaire et conique, renfermé dans une sorte de poche appe-

lée péricarde, il occupe la région moyenne de
la poitrine, entre les deux poumons, qui lui
servent pour ainsi dire de lit : il est supporté
inférieurement par le diaphragme d'une manière
oblique : sa face externe présente des sillons en
tous sens pour les vaisseaux sanguins et les
nerfs ; sa face interne offre quatre cavités, deux
supérieures appelées oreillettes, et deux infé-
rieures nommées ventricules. Chaque oreillette
communique avec le ventricule correspondant
par une ouverture garnie d'une valvule (tri-
cuspide du côté droit, mitrale du côté gauche);
il y a de plus, à la cloison des oreillettes, la fosse
ovale, occupée, chez le fœtus, par un trou dit de
Botal. Une membrane interne tapisse les cavités du cœur, des veines et des artères, et ferme
les valvules ci-dessus auxquelles il faut ajouter
celle d'Eustache à l'ouverture de la veine cave
inférieure. La membrane du cœur, ou péricarde,
est séreuse, son tissu est parenchymateux,
charnu, de texture inextricable ; à l'intérieur on
trouve les colonnes charnues de nature analogue.

14. *L'Artère pulmonaire* et ses valvules sigmoïdes tiennent immédiatement au cœur par la
base du ventricule droit.

15. *L'Artère aorte.* — Ses valvules sigmoïdes

et sa crosse y tiennent également à la base du ventricule gauche.

16. *Les Artères cardiaques* se perdent dans la substance même du cœur, et prennent origine à la racine de l'aorte.

Plusieurs grands troncs veineux, tels que les veines caves, supérieure et inférieure, la veine cardiaque, les veines pulmonaires, sont distribuées comme les artères, et tiennent immédiatement au cœur. On trouve encore dans la poitrine les veines azigos et demi-azigos : celle-ci reçoit le sang des rameaux du thorax, et naît de l'autre.

17. *Le Sang*, liquide abondant du corps, remplit le cœur, les artères, les veines et les vaisseaux capillaires ; il est rouge, salé, visqueux, coagulable, plus pesant que l'eau distillée, et doué d'une odeur toute particulière. Il se décompose après son émission, et perd immédiatement ce que les anciens appelaient *aura vitalis*. On appelle *serum* sa partie liquide et verdâtre ; *coagulum* ou caillot sa partie solide et spongieuse. Le sérum contient une matière analogue à celle du blanc d'œuf albumine ; plus, quelques sels de soude et de chaux. Le caillot est formé de fibrine et de cruor, partie colorante. Lorsqu'on

observe le sang au microscope, on y aperçoit des globules. Celui des artères est vermeil, celui des veines est plus noir.

18. On a comparé la circulation à un cercle qui n'a ni commencement ni fin ; mais, pour observer ses phénomènes, on a supposé son centre au cœur où le sang est versé dans les cavités droites par les veines caves et coronaires, d'où il passe dans les vaisseaux pulmonaires, dans les cavités gauches, dans l'aorte et ses divisions, et, enfin, dans les veines, d'où il est parti. Dans l'action du cœur, la contraction, appelée systole a lieu dans les deux ventricules à l'instant même où sa dilatation, nommée diastole, s'opère dans les deux oreillettes, et ces deux mouvements faits deux à deux par la succession alternative, constituent le mécanisme de la circulation. L'usage des valvules est d'empêcher le sang de rétrograder en faisant l'office de soupape. Toute altéraration dans les parties thoraciques, qui viennent d'être décrites, constitue une maladie à la poitrine. Nous allons indiquer les principales de ces altérations, et les ressources que l'hygiène ou la thérapeutique leur opposent.

§ 14. TRAITÉ SUR LES MALADIES DES POUMONS.

> Graviora quæ ex cœli terræque insa-
> lubritate oriuntur mala, per nostram dili-
> gentiam, leviora fieri possunt.
>
> (VARRO, *de Re rustica*, lib. I, cap. 5)

Les malades attaqués de la poitrine sont les créatures les plus infortunées qu'il y ait sur la terre, et en même temps les plus dignes d'intérêt. Chez eux l'innervation, très-sensible, augmente l'intelligence, les rend moroses, et leur fait soupçonner quelquefois toute l'étendue du mal qui les mine ; souvent ils s'en exagèrent l'intensité, et le rendent incurable par de vaines terreurs. Combien de personnes de tout âge, de tout sexe, de toute condition, qui se mettent dans l'idée qu'elles sont poitrinaires au moindre dérangement qu'elles éprouvent dans le système de la corrodation ou de la respiration. On ne saurait trop détromper ces malades imaginaires.

1. *Le Chaud et le Froid.* — Le chaud et le froid, c'est-à-dire les variations inconstantes de la température annuelle, ou la négligence des individus pour neutraliser ces variations, sont ordinairement la cause primitive de la plupart des affections pulmonaires. Il est grand nombre des catarrhes, des angines, des rhumes

et des phlegmasies de poitrine contractées de
la sorte ; ces maladies, de la même famille,
exercent un funeste ravage parmi les pauvres
comme parmi les riches ; mais surtout au sein
de la classe si intéressante des artisans laborieux, des commerçants en détail. Ce n'est qu'un
rhume, disent-ils d'abord. Les rhumes négligés
tuent plus de gens que la peste. C'est à Paris
surtout que ces rhumes se transforment bientôt
en phthisies incurables ; là, mille circonstances
tendent à multiplier cette maladie et à l'aggraver. La vie sédentaire, l'abus des plaisirs, la
misère, l'absence d'exercices musculaires, l'air
impur ou chargé de poudres malfaisantes de la
plupart des ateliers ; l'inhalation de vapeurs
minérales ou végétales de mauvaise nature, déterminent chaque jour des affections phthisiques. Les femmes du monde, constamment
assises dans un boudoir ou lancées dans le
tourbillon des amusements folâtres, n'en sont
pas plus exemptes que les peintres, les émail-
leurs, repasseuses, ferblantiers, faiseurs de res-
sorts, horlogers, polisseurs d'acier, tailleurs de
silex, de grès, de cristaux, plumassiers, cou-
verturiers, chapeliers, tonneliers, sommeliers
et autres à qui on ne saurait trop répéter : Soi-

GNEZ TOUJOURS VOS RHUMES DÈS LEUR DÉBUT.

C'est encore à cette maladie terrible que sont asujettis les bureaucrates, courbés à la glèbe des écritures, et les fashionables efféminés qui escomptent leur avenir par des goûts indignes du sexe fort.

Ne l'oublions pas aussi, que de victimes sont dévorées par ce fléau insatiable sans causes connues. Ne semble-t-il pas quelquefois s'en prendre à la tendre innocence, à la jeunesse, à la beauté, frappant de préférence au printemps de la vie, en épargnant le vieillard qui s'éteint. Ange exterminateur, il abat la tête d'une rose éclatante comme le charme et la grâce d'une humble violette.

2: Le caractère principal de la phthisie pulmonaire consiste dans certaines petites bosses qui se développent progressivement aux poumons, et qu'on appelle tubercules. Elles sont blanchâtres et d'apparence albumineuse. Laënnec avait observé que le corpuscule arrondi et opaque qui constitue le tubercule pulmonaire, était toujours précédé d'une granulation grisâtre, demi-transparente, au centre de laquelle se développait, plus tard, un point blanc qui peu à peu, s'étendait autour de la granulation, et l'envahissait entièrement. Selon le même auteur, le tubercule ne serait pas une simple transformation du tissu des poumons dégénérés par altération, mais un tissu nouveau accidentel et développé par épigénèse au milieu des tissus primitifs, simplement refoulés sur eux-mêmes. Cette opinion est contredite par M. Andral, qui prétend, peut-être avec raison, qu'ils sont un produit de sécrétion morbide, par un mode spécial d'altération du liquide respirable, séparé du sang à la surface dans l'état normal, comme à l'intérieur de tout parenchyme : de sorte qu'une fois produit, le tubercule augmenterait de volume à la manière des êtres organiques par justa-position, et non par intus-susception à la manière des êtres organisés ou vivants : chaque molécule de matière tuberculeuse serait déposée à côté d'une molécule organique, et il en résulterait la masse totale du tubercule, au milieu de laquelle des portions de tissu peuvent se trouver emprisonnées : et comme, en vertu de la loi d'état morbide, tout corps étranger tend à être expulsé par le travail de suppuration qui s'établit autour de lui, le tubercule se ramollit et il est éliminé. Chez les individus de constitution scrofuleuse, les tubercules se développent à la fois dans un grand nombre d'organes divers ; tandis que chez les tempéraments sanguins on ne les trouve guère qu'aux poumons ; dans ce cas, ils constituent la phthisie pulmonaire ; affection qui sèche, en les consumant de tout le corps, ceux qu'elle attaque, suivant l'expression même du mot emprunté du grec. La phthisie commence, le plus ordinairement, par une petite toux sèche, quelquefois persistante pendant plusieurs années sans autre symptôme. Assez souvent aussi un petit crachement de sang (hémophtysie) est le premier signe qui éveille l'attention. Ensuite, il s'établit une fièvre continue avec expectoration muqueuse, qui présente avec assez de constance deux redoublements, l'un vers midi, et l'autre au commencement de la nuit ou au milieu. Le matin, il y a des sueurs abondantes ; la respiration est assez normale ; les fonctions digestives aussi ; les forces musculaires peuvent être conservées longtemps. Quelquefois cependant une diarrhée très-débilitante peut accompagner les sueurs ; et dès que la fièvre devient hectique, l'amaigrissement fait des progrès rapides. Alors le nez est effilé, les pommettes sont saillantes, et leur coloration tranche sur la pâleur du reste de la face ; les conjonctives sont luisantes, les joues caves, les lèvres rétractées, le col oblique, raide et gêné dans ses mouvements. Les omoplates sont effacées en haut, saillantes en bas, en forme d'aile d'ange. Les côtes aussi deviennent saillantes, et les muscles intercostaux, étant diminués, s'enfoncent à l'intérieur, formant des gouttières transversales à l'extérieur. La poitrine prend une apparence rétrécie, et se rétrécit en effet quelquefois. Le ventre s'aplatit, se rétracte ; les articulations deviennent plus grosses ; les ongles se recourbent : enfin la respiration fait entendre une sorte de gargouillement : et lorsque une excavation se vide il y a une amélioration notable qui, selon Laënnec, a quelquefois déterminé une guérison complète. Au reste les douleurs locales sont peu intenses et très-variables. Les crachats opaques, muqueux, mêlés de bulles d'air, peu solubles dans l'eau, offrent des portions cylindriques, vermiculaires, qui paraissent avoir été moulées sur les rameaux bronchiques. L'auscultation et la percussion du thorax sont les meilleurs guides pour reconnaître la phthisie dont les tubercules s'accumulent d'abord au sommet des poumons, spécialement du côté droit au-dessous de la clavicule. La résonnance du thorax est moindre dans sa partie supérieure jusqu'au niveau de la quatrième côte.

3. Quel remède peut-on apporter à cette impitoyable maladie ? La première indication à suivre dans la phthisie est de prévenir les éruptions secondaires de tubercules ; la seconde, de favoriser le ramollissement, l'évacuation ou l'absorption des tubercules existants. Quelques auteurs ont prétendu que l'atmosphère des étables à vaches n'était pas aussi efficace qu'on le dit, pour la guérison des phthisiques. Je crois qu'ils sont dans l'erreur. On a peu d'exemples de cette maladie parmi les garçons vachers des montagnes, qui couchent ordinairement à côté de leurs bestiaux ; les bouchers eux-mêmes, qui ne reçoivent pas ce qu'il y a de plus salutaire dans les émanations de l'espèce bovine vivante, puisqu'il ne font qu'humer les miasmes de la chair, sont exempts de phthisie. Après les voyages sur mer, ou l'habitation des côtes marines dans un climat doux, le meilleur moyen d'arrêter la marche de la phthisie, c'est de respirer pendant le sommeil un air pur, adouci par l'haleine bienfaisante des jeunes taureaux et des génisses robustes, qui ont bondi à l'aise tout le jour, sur

l'herbe tendre des prairies, au bord des ruisseaux, à la campagne, dans l'éloignement des
grandes villes et des pays marécageux. Si j'étais
phthisique ou scrofuleux, avec des facultés pé-
cuniaires suffisantes, je voudrais alternativement
employer ce moyen et les préparations d'iode.
J'aurais une vacherie nombreuse dans un de
nos départements du Midi : pendant le jour, je
m'arrangerais pour pouvoir aller souvent respirer l'haleine de mes animaux, sous leur museau
même, et en plein air, lorsque le temps le per-
mettrait ; pendant la nuit, mes étables spacieuses,
et tenues avec une propreté minutieuse, seraient
ma chambre à coucher ; mon lit y serait disposé
de manière à recevoir les bordées de chaleur
naturelle lancées des deux côtés par quatre sujets des plus robustes ; il y en aurait autant au
chevet de mon lit, autant à mes pieds, dont les
narines et les poumons feraient l'office de calo-
rifères. Dans une situation de fortune moindre,
j'essaierais d'accomplir le vœu de Virgile, en
devenant gardien de bœufs, chargé de dormir
avec eux, dans une demeure exempte d'humidité ; j'ai l'intime conviction qu'en joignant à ce
moyen quelques préparations pharmaceutiques
connues des médecins, et une hygiène conve-

nable, j'échapperais ainsi aux déplorables suites d'une maladie pulmonaire déjà déclarée.

Corvisart avait placé à la tête de son *Essai sur
les Maladies du Cœur*, ces mots latins : *Hæret la-
terit lethalis arundo*, qu'on pourrait très-bien
appliquer à toutes les affections de poitrine arrivées à une certaine période. Or, ces mots,
traduits librement, signifient que tout ce qui affecte notre susdite cage osseuse est fort grave,
et réclame des soins aussi prompts qu'éclairés.
C'est donc ici, où le mal s'attaque au principe du
mouvement et de la vie, qu'il faut aviser dès le
commencement. Plus tard , il ne serait plus
temps. Ne confondez pas la cruelle avec un
faible rhume, disent Boërrhaave, Wan-Swiéten
et Monro, aussitôt qu'elle se manifeste, favori-
sez l'expectoration. Et ces hommes de science ne
dédaignent pas d'indiquer, à cet effet, une prescription qu'on serait tenté de prendre pour un
remède de bonne femme, tant elle est simple,
si elle n'était d'ailleurs reconnue pour excellente.

4. Au début d'un rhume, ayez donc recours à
l'aspiration de l'eau chaude, en y ajoutant un
peu de vinaigre, pour communiquer à la vapeur
qui se dégage une qualité incisive, qui contribue
à détacher des tuyaux bronchiques, les phleg-

mes trop visqueux ou très-adhérents. Quand il n'y a que des crachats épais, ou la toux sans violentes douleurs et sans fièvre, et que le rhume a duré longtemps, des boissons délayantes acidulées, et même un vésicatoire sur la poitrine, sont fort utiles. On guérit, chez un individu fort bien portant, qui a l'estomac bon, un rhume survenu tout à coup sans fièvre, par un bon punch.

5. S'il y a toux avec chaleur et douleur, comme par arrachement de la poitrine, c'est un rhume auquel conviennent la saignée, les sangsues, les ventouses. La saignée surtout convient quand il y a fièvre ; puis la diète, de la tisane de chiendent miellée ou gommeuse. Si vous laissez passer le temps opportun, gardez-vous de toutes les recettes capables d'empirer votre mal, il existe des médications sûres ; c'est aux hommes instruits, habiles, à les indiquer ; et aux malades à les suivre scrupuleusement. Confiez-vous donc à un praticien sage, honnête ; observez ses prescriptions, mais surtout n'oubliez jamais celle-ci :

> Principiis obsta sero medicina paratur,
> Cum mala per longas invaluere moras.   (OVIDE.)

Ce qui signifie : *Avisez au plus tôt.*

§ 15. TRAITÉ SUR LES MALADIES DU CŒUR.

Melius est sistere gradum quam pro-
gredi per tenebras. (GAUBIUS.)

1. *Hœret lateri lethalis arundo*: Telle est, comme nous l'avons déjà relaté plus haut, l'épigraphe que Corvisart avait placée à la tête de son *Essai sur les Maladies du Cœur*. Avant lui, Sénac, dit M. le professeur Bouillaud, s'était déjà prononcé d'une manière non moins précise sur la gravité des principales maladies du cœur alors connues : il pensait qu'après avoir approfondi de telles affections, on ne pouvait avoir que l'inutile satisfaction de mieux connaître l'impossibilité de les guérir. Cette lamentable doctrine, soutenue encore par plusieurs autres auteurs, n'est plus, de nos jours, selon l'énergique expression du savant professeur que nous venons de citer, qu'un anachronisme et non une vérité. L'arrêt de mort prononcé par Corvisart n'est pas irrévocable, et on peut en appeler au tribunal de l'expérience d'une rigueur si terrible. La thérapeutique, elle aussi, a subi l'influence du progrès qui perfectionne tout. Sans doute, quelques-unes des maladies du cœur deviennent incurables lorsqu'elles sont arrivées à un certain degré ; mais il est positif qu'on voit aujourd'hui guérir, comme par

enchantement, des affections sur lesquelles les anciennes méthodes de traitement n'auraient aucun effet, et qui cèdent à des médications nouvelles.

C'est ce que nous avons vu un très grand nombre de fois à l'hôpital de la Charité, salle Saint-Jean-de-Dieu, au service de M. Bouillaud, comme à celui de M. Rostan, à l'Hôtel-Dieu. La cardite, la péricardite et l'endocardite aiguës, sont des maladies graves, mais curables, comme l'hypertrophie sans dilatation très-considérable des cavités du cœur, sans complication de grave lésion des valvules; et la simple hypertrophie de ces dernières sans obstacle notable au cours du sang; les adhérences, les plaques fibreuses ou cartilagineuses du péricarde. Toutes ces affections ne sont qu'accidentellement funestes, et avec des soins hygiéniques, on peut vivre fort longtemps malgré leur présence.

2. Les ruptures des parois du cœur et la brusque coagulation du sang qui circule dans ses cavités, sont les seules maladies organiques essentiellement et immédiatement mortelles. Les indurations des valvules avec rétrécissement considérable de leurs orifices, et certaines cardites ou péricardites chroniques, sont aussi es-

sentiellement mortelles, quoiqu'elles puissent permettre au malade de traîner plus ou moins longtemps, suivant les précautions de régime qu'il prend. Grâce à la nouvelle marche que le traitement des maladies du cœur a pris en France, l'Angleterre aussi, a reconnu l'immense progrès des sciences médicales sur ce genre d'affections.

« Nous pouvons affirmer, dit M. Hope, en nous
» appuyant sur une expérience incontestable,
» qu'à l'état commençant, les maladies du cœur
» sont, dans la plupart des cas, susceptibles de
» guérison parfaite, et que, lorsque cette gué-
» rison est impossible, on possède au moins les
» moyens d'entraver leur marche de manière à
» ce que la vie des malades en soit très peu
» abrégée, et même quelquefois ne le soit pas. »

3. Mais, pour bien traiter les maladies du cœur, il faut bien les connaître, saisir toutes leurs complications et coïncidences soit entre elles, soit avec les maladies des autres organes. Et, avant d'employer la fameuse méthode de Valsalva et Albertini, avoir constaté le véritable siége de l'inflammation, son intensité, sa forme, son étendue. En général, l'inflammation soit aiguë, soit chronique, de l'enveloppe externe du cœur se complique de celle de l'enveloppe in-

terne. M. Bouillaud a observé que la réciproque n'était pas aussi commune : mais il érige en loi que l'inflammation des membranes interne et externe du cœur, dans un très grand nombre de cas, coïncide avec une inflammation de la plèvre et des poumons, ou une inflammation du tissu séro-fibreux des articulations. Les faits qu'il a recueillis suffisent, et nous en avons nous-même observé un assez grand nombre dans son service, pour regarder cette loi comme certaine. Quant aux affections du cœur qui sont pure-ment nerveuses, telles que la plupart des palpi-tations, elles sont très souvent compliquées de maladies également nerveuses dans d'autres organes, tels que l'estomac, les intestins, l'ap-pareil de la respiration, les sens externes et le cerveau lui-même, qui est le centre de l'innerva-tion. Les chlorotiques et les anémiques éprou-vent aussi des palpitations, et on distingue celles-ci des premières, au bruit qu'on a appelé de diable, sorte de sifflement musical des artères carotides et des sous-clavières. Il est très facile à celui qui a fait longtemps usage de l'ausculta-tion, soit médiate, soit stéthoscopique, de dis-tinguer d'abord les palpitations nerveuses de celles qui tiennent à une lésion organique du cœur. Les maladies des principaux vaisseaux, et en particulier celles de l'aorte, se joignent aussi fort souvent à celles du cœur.

4. Les bruits du cœur à l'état normal étant une fois bien constatés par le médecin praticien, il peut, à l'aide du stéthoscope, distinguer la différence constituée par les diverses affections morbides qui attaquent ce viscère et ses dépendances. Il doit donc bien observer ceux qui accompagnent ses battements, préciser l'intensité du tic tac, sa durée, son étendue, sa propagation, l'ébranlement vibratoire appelé frémissement cataire qui les suit et se confond avec eux. Souvent le bruit valvulaire est remplacé par des bruits accidentels, analogues à ceux de soufflet, de râpe, de scie, de lime, de sifflement, de roucoulement, etc.

Certaines maladies consistent essentiellement en une lésion des actes de la vie intime et moléculaire du cœur, tels que la nutrition et la sécrétion. On y remédie par un régime convenable.

5. La péricardite est l'inflammation du tissu séro-fibreux qui enveloppe extérieurement l'organe central de la circulation. La cardite est l'inflammation de l'organe même. Laënnec pensait

qu'on pouvait deviner ces maladies, mais non les reconnaître. Maintenant, on est plus avancé que cet illustre praticien : on a une multitude d'observations de péricardite, reconnues d'abord, soit dans la période de congestion sanguine, soit pendant la sécrétion pseudomembraneuse ou de suppuration. La plupart des symptômes qui l'accompagnent diffèrent suivant les conditions physiologiques d'âge, de sexe, de condition, de climat. Elle se présente tantôt avec douleur, tantôt sans douleur. Souvent la douleur de la péricardite est obscurcie par celle de la pleurésie ou du rhumatisme. On entend à l'auscultation un bruit de cuir neuf, de frottement ou de frou frou qui imite, dans certains cas, celui de râpe ou de scie.

Dans la saignée, le caillot est ferme et retroussé sur les bords, recouvert d'une couenne dense, résistante, dyspnée, oppression suffocante, agitation du malade, visage pâle, aspect de désespoir.

Les causes principales de la péricardite, sont les refroidissements, la suppression de la sueur, mais surtout le rhumatisme articulaire.

Le traitement est antiphlogistique et des plus énergiques. Les vésicatoires, frictions mercurielles, sétons, moxa, purgatifs, diurétiques, digitale, diète, régime lacté, repos.

§ 16. PROPOSITIONS ET APHORISMES DE MÉDEDINE.

« 1. Les sciences, en médecine, forment une république où chacun doit être libre de chercher, d'examiner, d'avoir ses opinions, et de dire ce qu'il pense. » (*Velpeau.*)

2. « Si les fonctions du médecin sont belles, c'est moins dans les palais et parmi les grandeurs, où les motifs, soit apparents, soit réels de l'intérêt, ne laissent aucune prise à ceux de l'humanité, que dans les demeures étroites et malsaines du pauvre. » (*Vicq-d'Azir.*)

3. Pour secourir efficacement l'humanité souffrante, il ne suffit pas d'avoir de vastes connaissances en médecine et en morale, il faut encore les seconder par une étude approfondie du cœur humain, et en diriger l'exercice suivant la charité de Dieu.

4. Les philosophes se sont beaucoup occupés de l'éducation des enfants : voir Minos, Lycurgue, Quintilien, Rousseau, Golsmith, Locke, Buffon, Montaigne, l'abbé Girard et Diderot. Ce dernier veut que, sous le rapport physique, « les enfants fassent ce que la nature leur sug-

« gère ; qu'ils sortent, qu'ils se promènent, sau-
« tent, courent et tombent tant qu'il leur plaira,
« pourvu que ce soit en lieu où ils en soient
« quittes pour se relever ; même l'hiver, s'ils
« aiment mieux se remuer à l'air froid que d'ê-
« tre tranquilles auprès du feu, ce qui ne man-
« quera jamais d'arriver : ils seront bientôt forts
« et point enrhumés. »

5. Le modeste curé succursaliste à la campagne, et le médecin, à la ville, sont les deux
hommes que la Providence semble avoir désignés pour remplir ces fonctions, si importantes
par leur double but. Le médecin est souvent le
prêtre des villes, et le prêtre, le médecin des
campagnes. Séparer la médecine de la morale,
c'est vouloir séparer l'esprit de la chair et em-
piéter sur les attributs de Dieu.

6. Il ne faut jamais perdre de vue, dans la
pratique de la médecine, que le riche fait appeler le médecin un jour trop tôt, et le pauvre
un jour trop tard. Aller chez le pauvre d'abord,
c'est obéir en même temps à la raison et au
cœur.

7. Le praticien en médecine n'est pas celui
qui a vieilli dans le métier. C'est celui qui a le
plus et le mieux vu. Grâces donc aux ressour-

ces de nos grands hôpitaux, on peut être praticien à tout âge.

8. On pourrait démontrer, par un simple petit calcul d'arithmétique, que le médecin grave, intelligent et judicieux, qui suit alternativement, avec assiduité, la clinique des divers hôpitaux de Paris, acquiert plus d'expérience médicale durant le cours d'une année, que le praticien le plus occupé n'en acquiert à la campagne ou dans une petite-ville de province pendant la vie la plus longue.

9. Les plus beaux enfants naissent à la campagne, par la même raison que les arbres en plein vent produisent des fruits moins hâtifs, mais plus gros et plus colorés que ceux qui languissent sous les vitres d'une serre énervante.

10. La diarrhée, dans la dentition et dans la petite-vérole confluente des enfants, est bonne si elle est modérée (*Stold.*). La médecine des enfants n'est pas autre chose qu'une étude des sympathies nerveuses et morales. Pendant le premier âge de la vie, le système lymphatique, le nerveux cérébral, et enfin le digestif, agissent avec prédominance. Les tranchées, les aigreurs, la diarrhée, les vomissements et les indispositions qui viennent d'un levain acide de l'esto-

mac chez les enfants, cèdent à quelques prises de magnésie, de sirop de chicorée, à la teinture de rhubarbe, suivant les circonstances.

11. La coqueluche est une variété du catarrhe pulmonaire : elle est épidémique, et contagieuse même: Rosen prétend l'avoir transmise à un enfant qui ne l'avait pas. Lorsqu'elle se manifeste dans un quartier ou dans un village, les mères doivent retenir leurs enfants auprès d'elles, et leur éviter toute sorte de communication avec les autres. Les sangsues à l'épigastre (creux de l'estomac), le sirop d'ipécacuanha, la panade stibiée, et le sirop de quina, sont les remèdes les plus convenables contre cette affection. La préparation de belladone est aussi excellente contre la coqueluche.

12. La rétention d'urine, chez les enfants, tient au spasme de la vessie, que des cataplasmes sur l'hypogastre font disparaître. Quant à l'incontinence, maladie opposée et plus ordinaire, il faut réveiller les jeunes enfants pendant la nuit pour les faire uriner.

13. C'est une habitude aussi détestable de vouloir corriger les enfants par la peur, que d'essayer d'amener les hommes faits à une opinion quelconque par la crainte et par l'intimi-

dation ; l'expérience montre que les passions débilitantes sont celles qui nuisent le plus à la santé.

14. La maladie des yeux, chez les enfants (ophthalmie), cède souvent à l'injection du lait tiède, tel qu'il sort de la mamelle de la nourrice.

15. La brusque transition du chaud au froid est la cause principale, chez les enfants, des convulsions qui épouvantent les mères. La présence des vers en détermine aussi beaucoup. On combat cette dernière cause en faisant manger quelquefois aux enfants des carottes crues. L'eau ou le lait très-salés, en lavements, ont le même effet.

16. Le dévoiement des enfants, à la ville surtout, peut provenir du travail de la dentition ; le meilleur remède, dans ce cas, est de n'en pas faire.

17. L'âge de puberté est une crise souvent heureuse pour les enfants noués, scrofuleux, rachitiques. On les voit, à cette époque, se métamorphoser, grandir, et se redresser comme par enchantement.

18. La luxation congéniale se rattache à des conditions de la vie intra-utérine.

19. L'on prévient les accidents de la goutte, l'on fait rétrograder les maladies du cœur, l'on arrête la récidive de l'apoplexie, par un traitement diurétique et dépuratoire. (*Leçons de M. Sanson* Alphonse, agrégé de la faculté de Paris.)

20. Le rachitisme est une affection générale de tout l'organisme : tous les solides, et même les liquides, y participent ; mais son influence se fait sentir plus spécialement dans le tissu osseux, et notamment dans les diaphyses des os longs. (*Jules Guérin.*)

21. Le ramollissement rachitique n'atteint pas simultanément toutes les parties du squelette ; il commence par les parties les plus éloignées du centre circulatoire et dans l'ordre suivant : les jambes, les cuisses, les avant-bras, les bras, le bassin, le thorax, et, en dernier lieu, le crâne, et la colonne vertébrale. (*Idem.*)

22. La dénomination de rachitisme appliquée à la maladie que Glisson a décrite sous ce nom, est vicieuse, parce que le rachis est une des parties du squelette qui en est le moins affectée. (*Id.*)

23. Dans la constitution scrofuleuse, les altérations des os consistent dans le dépôt de matières tuberculeuses dans leurs tissus, et non

pas dans la simple carie ou ulcération des os.

24. Les pleurésies avec épanchement sont fréquentes chez les enfants : une petite saignée au début, des boissons mucilagineuses, une diète plus ou moins sévère, le repos, l'éloignement du froid, et l'usage de la flanelle, forment la base du traitement que nous avons vu employer.

25. Les préparations d'iode, de baryte de fer, de ciguë, etc., sont d'un précieux secours dans le traitement de la maladie scrofuleuse; mais leur action serait nulle si elle n'était secondée par des soins hygiéniques bien dirigés. Leur prolongation non interrompue pendant plusieurs années peut devenir funeste en les rendantinefficaces : il convient d'en suspendre l'emploi de temps à autre.

26. Lorsqu'il existe une inflammation aiguë dans un organe quelconque, le développement d'une irritation plus vive dans une autre partie de l'économie, diminue l'intensité de la première affection, et peut la faire disparaître complétement.

27. L'association du tartre stibié aux évacuations sanguines est de tous les traitements le plus avantageux, quand il n'existe point de

complication de phlegmasie du tube digestif.

28. Dans la péripneumonie et la pleurésie, les émissions sanguines réitérées conviennent au début; mais quand l'affection décline, les révulsifs à la peau et sur la muqueuse intestinale sont les meilleurs moyens à mettre en usage.

29. La solution du nitrate d'argent dans l'eau est un excellent collyre pour combattre les conjonctivités oculo-palpébrales et les kératites superficielles.

30. L'hystérie est une névrose du cerveau qui fait bien souffrir les personnes qui en sont atteintes.

31. Les saignées coup sur coup, au début des inflammations, peuvent offrir au praticien éclairé les armes les plus victorieuses.

32. Certaines causes des altérations organiques sont déterminées par une inflammation antécédente dans l'immense majorité des cas.

33. Le rhumatisme articulaire aigu généralisé, avec fièvre violente, doit faire redouter l'inflammation de la membrane interne ou externe du cœur.

34. L'endocardite coïncide souvent avec la pneumonie et la pleurésie.

35. Dans certains cas le développement des tubercules aux poumons est une suite de la bronchite capillaire:

36. Le soleil du midi de la France, celui de Nice et de Naples, peuvent dissiper bien des troubles du corps, des malaises de l'âme, des fatigues de l'esprit, qu'on a souvent confondus avec la phthisie pulmonaire.

37. Les plaisirs immodérés, les joies folles, les passions tumultueuses, les angoisses de la politique, l'exagération outrée des pratiques religieuses, sont la source de beaucoup de maladies, de chagrins et de dangers parmi les hommes.

38. Les plaies de tête qui intéressent le cerveau sont les plus mortelles.

39. Le bruit *de diable* est un signe précieux dans le diagnostic de la chlorose.

40. La nature contribue plus que l'art à la guérison des plaies. (*Tissot.*)

41. Pour celui qui mène une vie active, une plaie des membres inférieurs est plus difficile à guérir que si elle était aux parties supérieures, même à la tête.

42. L'usage populaire de plier dans une peau de mouton, fraîchement écorché, l'homme qui

a fait une chute grave ou qui a reçu des coups violents, est souvent très-efficace ; mais une couverture de laine imbibée d'eau de mauves ou de farine de maïs délayée avec de l'eau un peu chaude, peut remplir la même indication.

43. La mort peut être la suite de plusieurs piqûres d'abeilles ou de taons.

44. La période où nous vivons, comparée à la précédente pour les sciences, paraît être plutôt une époque de perfectionnement qu'une époque de découvertes.

45. On n'apprend jamais rien dans les ouvrages superficiels et dépourvus de ces détails, qu'on peut appeler profonds, parce qu'ils mènent jusqu'aux fondements des choses. (*Gerdy*).

46. Dans toutes les observations quotidiennes que j'ai faites, pendant cinq années consécutives. aux cliniques de l'Hôtel-Dieu et à l'hôpital Saint Antoine, de Paris, où on transporte ordinairement les ouvriers, j'ai invariablement rencontré dans la cause de leurs maladies, des nuances aggravantes d'intensité, qui se rattachent à la profession des malades.

M. Alphonse Sanson, agrégé de la Faculté de médecine de Paris, prépare un travail pathologique sur ce point, qui correspondra, sous le rapport médical, à un ouvrage de morale publié par un prêtre de Lyon, sur les devoirs et les péchés des diverses professions de la société; livre fort utile, s'il était moins diffus et plus en rapport avec l'état actuel de la civilisation, que les découvertes modernes doivent encore pousser plus loin en reculant les bornes du bien-être social, par les voies réunies de la religion et de la science.

48. Les aliments trop chauds gâtent les dents, débilitent l'estomac, engendrent les gaz nuisibles dans les intestins.

49. L'appétit et la nature des occupations doivent régler l'heure et le nombre des repas.

51. La dureté du sens de l'ouïe provient souventdes bruits bruyants et tumultueux qui ont habituellement frappé le tympan de l'oreille pendant une longue série d'années.

52. L'habitude de porter des lunettes sans nécessité finit par gâter la vue; l'usage du lorgnon et du monocle peuvent rendre amaurotique.

53. L'eau froide est le cosmétique le plus sain, le plus commode, le plus efficace, en un mot, le véritable fard de la beauté.

§ 17. TRAITEMENT DES RHUMES,

Coqueluches, et Fluxions catarrhales de poitrine.

1. Toutes les irritations de poitrine, auxquelles on a donné le nom de fausse pleurésie, de pneumonie bilieuse et humorale, qui ne sont pas accompagnées de crachement de sang et de symptômes inflammatoires, comme aussi le catarrhe de la poitrine, reconnaissent souvent pour cause le dépôt des matières glaireuses sur les membranes de l'organe. Plus la gêne et l'oppression sont fortes, plus il devient nécessaire de donner cours à la matière épanchée, après avoir toutefois administré au malade vingt-quatre grains d'ipécacuanha, s'il ressentait une disposition naturelle à vomir. On donnera deux à trois cuillerées à bouche d'Élixir de Guillié, le matin à jeun, trois jours de suite par semaine, en faisant boire un demi verre d'eau d'orge sucrée tiède après chaque cuillerée.

2. Le rhume et la coqueluche sont ordinairement une inflammation spéciale des bronches.

Le rhume affecte tous les âges. La coqueluche est plus commune chez les enfants que chez les grandes personnes.

Deux choses sont à faire dans le rhume, et surtout dans la coqueluche. D'abord attaquer le mal dans sa cause, puis calmer les quintes de toux suffocantes qui ont fait périr plus d'un malade par une asphyxie véritable. Ordinairement le malade doit observer une demi-diète, manger peu d'aliments solides et surtout froids.

Il fera bien de se contenter de potages au gras ou au lait. Pour enlever la cause du mal, il prendra toutes les deux heures, lors même qu'il viendrait de manger, une cuillerée à café d'Élixir de Guillié, pur ou étendu dans un peu de tisane émolliente. Environ six cuillerées à café suffiront dans la journée ; la dose pourra être un peu moindre pour les enfants, et sera subordonnée à leur âge. Pour calmer les quintes de toux, il prendra de temps à autre, dans le courant de la journée, et surtout pendant la nuit, au moment des accès, quelques gorgées de sirop pectoral de Mou de Veau au Lichen, ou de sirop de Thridace, médicaments très bien préparés, par M. Paul-Gage, pharmacien.

3. *De l'Asthme humide.* Dans l'état naturel, les poumons exécutent librement leurs fonctions. L'acte respiratoire, le plus essentiel de tous, n'est nullement troublé. Mais si, au lieu de cet état naturel des membranes, l'organe aérien suinte une plus grande quantité de lymphe qu'il

n'en rentre dans la circulation ou que l'expiration pulmonaire n'en doit consommer, qu'arive-t-il? Il se fera un épanchement dans le tissu même de l'organe; l'accumulation glaireuse gêne l'exécution des fonctions. La trachée-artère fait entendre un gargouillement bien évident, le malade éprouve de l'opression, une gêne de la respiration, des attaques de toux convulsive, qui font craindre que le malade ne soit suffoqué, asphyxié. Que l'asthme soit occasioné par la présence des glaires, ce qui arrive le plus ordinairement, ou bien qu'il donne naissance à cette humeur, il n'en est pas moins vrai qu'il faut lui donner issue par les purgatifs. L'un des plus salutaires est l'Elixir tonique antiglaireux, à la dose de deux ou trois cuillerées à bouche, selon la force et le tempérament des individus, prises à une demi-heure d'intervalle, et trois ou quatre fois par semaine jusqu'à l'entière disparition des crachats et de l'opression.

4. Dans les moments de crise, lorsque le malade éprouve ces accès de toux convulsive qui font craindre une suffocation, il faut de suite mettre le malade sur son séant, et l'y maintenir à l'aide de coussins. On l'approche du grand air; on ouvre les croisées de l'appartement, et on

lui fait prendre quelques gouttes d'éther sur un morceau de sucre ou dans quelques cuillerées d'eau sucrée , a laquelle on ajoute une cuillerée d'Elixir. Lorsque l'accès s'apaise, on remet doucement le malade dans son lit, on prend bien soin de tenir ses extrémités chaudes et de ne pas trop couvrir le reste du corps. On peut|, si on le juge nécessaire , lui administrer quelques lavements pour opérer une révulsion.

Une atmosphère chargée de brouillards provoque essentiellement des crises d'asthme. On en atténuerait considérablement l'intensité , si on avait le soin, lorsque la saison des brouillards arrive , de faire un traitement préservatif, en se débarrassant des humeurs.

5. *Névroses ; Syncopes et palpitations de cœur.* — Ces affections sont communes , surtout chez les femmes nerveuses et les sujets délicats. Presque toujours elles ont pour cause une altération profonde de l'organisme , produite par des émotions violentes, les veilles et les privations trop continues, une inflammation chronique des viscères, en un mot , toutes les causes qui donnent lieu à la formation des glaires , ou humeurs délétères.

La syncope et les palpitations peuvent être un

vice de l'organisme, la conséquence d'un anévrisme ou d'une perturbation dans la menstruation, ou encore être occasionées par l'accumulation des humeurs autour du cœur, accumulation qui imprime à cet organe des irrégularités dans sa contraction et sa dilatation périodiques. Quand les glaires et les matières visqueuses agacent le système nerveux, et sont agglomérees autour du cœur, elles dérèglent ses mouvements: un léger laxatif, pris aux doses ordinaires, suffit pour faire disparaître ces dérangements. On reconnaît que les palpitations proviennent d'une accumulation des glaires autour de cet organe, lorsqu'on le sent nager, pour ainsi dire, dans un liquide brûlant: à la couleur jaune, livide de la figure et du contour des yeux: aux défaillances involontaires, aux soubresauts brusques et irréguliers que le cœur semble éprouver.

Lorsque, au contraire, il y a apparence d'anévrisme du cœur ou des troncs artériels, les palpitations sont violentes ; elles proviennent de l'accroissement de rapidité de la circulation du sang causée par la dilatation des vaisseaux sanguins ou du cœur. Il faut calmer l'activité de la circulation par des bols sédatifs. Ces bols affaiblissent considérablement les symptômes, et éloignent ces crises violentes qui épuisent les forces du malade et abrégent ses jours. On les prend à la dose de deux par jour, matin et soir, et on augmente graduellement la dose d'un bol tous les trois jours, jusqu'à la cessation des symtômes, mais de manière à n'en pas prendre plus de six par jour. De temps en temps, on prend un demi-lavement dans lequel on met une cuillerée à bouche d'Elixir tonique. S'il y avait dérangement dans les fonctions digestives, il serait convenable de faire quelques jours de traitement. Toutes les fois qu'on fait usage d'un purgatif quelconque, il faut éviter l'air et se garantir du froid.

6. *Choléra-morbus.* — Aussitôt que le choléra-morbus se déclare, qu'il soit épidémique ou simplement sporadique, on peut immédiatement donner au malade des cuillerées à café d'Élixir Guillié, de cinq minutes en cinq minutes, jusqu'à ce que les vomissements aient cessé. Ensuite, on lui fera prendre quelques tasses d'infusion de camouille ou de thé très chaudes, et on lui fera sur tout le corps des frictions stimulantes avec une brosse de crin ou un morceau de flanelle, pour ramener la chaleur à la peau

et rétablir ses fonctions. Le premier danger enrayé, on continuera le lendemain et les jours suivants l'usage de l'Élixir à des doses graduellement décroissantes, jusqu'à ce que le malade soit complétement rétabli. Il suffira d'un régime convenable pour maintenir la guerison et abréger la convalescence.

M. Paul-Gage a indiqué avec beaucoup de clarté la manière de faire usage de l'élixir tonique antiglaireux, selon la formule du docteur Guillié ; il a pris les précautions les plus louables pour empêcher que ce médicament ne fût falsifié et restât tel qu'il est préparé avec toutes ses qualités bienfaisantes. De telle sorte que l'emploi de l'Elixir tonique n'exige aucune préparation, et n'empêche pas de vaquer à ses affaires. Au-dessous de douze ans , on en donne deux cuillerées à bouche , et l'on fait boire immédiatement après un demi-verre d'eau sucrée. Au-dessus de cet âge , on en donne de deux à cinq cuillerées, selon la gravité des cas. Les asthmatiques, les goutteux, ceux qui sont disposés à l'apopléxie séreuse, au catarrhe , se trouvent bien d'en prendre, comme fondant , deux cuillerées à bouche le matin à jeun et une cuillerée le soir en se couchant, surtout dans les temps humides. Lorsqu'il est nécessaire de provoquer une évacuation, on en donne trois ou quatre cuillerées à bouche le matin à jeun.

Ce remède peut-être très utile dans le traitement des maladies énumérées dans les articles suivants.

§ 18. DES DOULEURS DANS LES MEMBRES,

Dans les Articulations en général, et en particulier de la Paralysie, de la Goutte et du Rhumatisme.

1. *De la Paralysie.* — Il arrive souvent que l'apoplexie est suivie de la paralysie de quelque partie du corps, ce qui tend à établir que ces maladies peuvent dépendre des mêmes causes, et doivent, dans bien des cas, exiger le même mode de traitement. En effet, l'hémiplégie, ou la paralysie de la moitié du corps, a généralement son siége dans le cerveau, et le traitement qui lui convient à son début est en tout le même que celui qui est prescrit contre l'apoplexie ; mais dans l'une et l'autre de ces maladies, lorsque les accidents ne se dissipent pas à la suite des saignées et des vomitifs, il faut insister sur les moyens excitants appliqués sur les parties paralysées.

La paralysie qui n'est pas la suite de l'apoplexie, et qui, au lieu d'occuper la moitié du corps, est bornée à une partie quelconque, a rarement son siége dans le cerceau ; elle est le résultat d'une cause locale, particulière à l'organe affecté : aussi est-ce par des remèdes extérieurs qu'on doit la combatre, tels que les frictions avec l'eau-de-vie camphrée, l'eau de Cologne, avec un liniment fait de deux onces d'huile d'amandes douces et un gros d'alcali volatil; l'application de la glace, de l'eau froide, les douches, les vésicatoires, les cataplasmes de farine de moutarde, l'usage des orties, dont on frotte la partie malade, etc.

La paralysie qui se manifeste après avoir fait une chute dépend ordinairement d'une lésion de la substance nerveuse que contient la colonne épinière (épine du dos). Dans ce cas, la saignée et les sangsues peuvent être mises en usage ; mais ensuite on devra employer les excitants sur la colonne épinière et sur les parties paralysées en même temps.

2. *Goutte.* On divise les causes de la goutte en naturelles ou indépendantes de soi, et en celles qui résultent des habitudes de l'homme.

L'hérédité, le froid et les variations subites de la température, les climats qui présentent

cet état atmosphérique, le printemps, l'automne, certaines maladies et habitudes valétudinaires, l'âge mûr, toutes les nuances du tempérament, appartiennent aux premières. La
fatigue des facultées intellectuelles, l'abus des
plaisirs lascifs, l'intempérance dans l'usage des
boissons et des aliments, sont les principales
parmi les secondes. On appelle goutte régulière
celle qui se borne aux jointures, et goutte irrégulière celle dont les organes intérieurs sont le
siége, soit qu'elle s'établisse après avoir abandonné tout à coup les articulations, soit que le
retour des accès ait lieu directement sur une
partie intérieure. On appelle goutte compliquée
celle qui, soit régulière ou irrégulière, se com-
bine avec une autre maladie, telle que l'asthme,
le scorbut, les hémorrhoïdes, l'hypochondrie,
les maladies cutanées. Le traitement de la
goutte doit varier en raison de son caractère
et de ses causes. Lorsque la goutte est régulière, on doit se proposer de la retenir aux articulations, afin d'empêcher qu'elle ne devienne
irrégulière. On emploie pour la combattre des
remèdes externes ou internes. Parmi les moyens
externes ou locaux, sont les ventouses, les
sangsues, les vésicatoires, les cataplasmes

émollients, la moutarde, les bains de pieds simples ou composés, les douches, les frictions, l'usage de la flanelle, de la toile cirée, d'une ouate. Les médicaments internes se distinguent par les résultats qu'on veut obtenir.

3. Lorsqu'on est dans la nécessité de fortifier les organes digestifs, dont la faiblesse précède et accompagne souvent l'invasion de la goutte, le quinquina, la camomille, la sauge, la menthe, la mélisse, la feuille d'oranger, la thériaque, l'éther, etc., sont des moyens dont on peut obtenir les plus heureux effets ; néanmoins on doit en user avec précaution et méthode, leur usage prolongé pouvant occasionner des accidents vers la tête.

4. Les purgatifs employés à propos conviennent au régime des goutteux ; il est essentiel qu'ils aient le ventre libre ; néanmoins on ne devra jamais les prescrire lorsque les malades ont de la fièvre ou qu'ils éprouvent intérieurement quelque douleur locale. Tous les purgatifs légers peuvent être mis en usage ; mais je n'en connais pas qui conviennent mieux aux goutteux que les pilules anglaises dans lesquelles il entre du camphre et de la vératrine, substances qui ont une propriété directe contre les af-

lections goutteuses et rhumatismales, ou l'é-
lixir anti-glaireux.

5. Lorsque les malades éprouvent de vives
douleurs, on doit se proposer de les rendre
supportables ; mais il faut craindre de les dissiper entièrement, surtout dans la goutte régulière, si on veut en éviter le déplacement. L'o-
pium et ses préparations pourraient avoir des
suites très-fâcheuses si on les employait à dose
somnifère. L'opium combiné avec le quinquina,
d'après la formule suivante, m'a souvent réussi.
Eau de mélisse, de sauge ou de menthe, quatre
onces ; sirop de quinquina, quatre onces ; éther
sulfurique, un gros ; extrait gommeux d'opium,
deux grains, dont on donne une cuillerée à
bouche toutes les heures, dans les affections
goutteuses régulières ou irrégulières accompagnées de vives souffrances.

6. *Les Sudorifiques.* On dit avec raison qu'on
se rendrait maître de la goutte si on pouvait entretenir et régulariser la transpiration insensible : tout ce qui tend à favoriser la liberté de
cette fonction doit donc faire partie du régime
qui convient dans ce genre de maladie : la fleur
de sureau, le thé, la bourrache, la fleur de tilleul, conviennent dans ce cas. Lorsqu'on se

proposé de provoquer une sueur abondante, comme cela est souvent nécessaire dans les accès de goutte, le malade doit être tenu à un régime sévère et garder le lit. Il importe surtout de ne pas exercer les fonctions digestives par des aliments donnés mal à propos. Quoique la nécessité de tenir le ventre libre chez les goutteux soit un point capital du traitement, si, au bout de quelques jours, les laxatifs ne produisaient pas un soulagement bien marqué, il faudrait en suspendre l'usage et se proposer alors d'obtenir d'abondantes sueurs.

7. La saignée faite à la lancette ne doit être employée, chez les goutteux, qu'avec circonspection et à propos. Elle convient dans la goutte irrégulière, lorsque le malade a beaucoup de fièvre, qu'il est altéré et qu'il éprouve des souffrances très-vives. Les sangsues conviennent en vue de rétablir les hémorrhoïdes ou le flux menstruel, lorsque leur suppression est la cause de la goutte. On ne doit les appliquer sur les articulations malades qu'autant qu'on ferait usage en même temps d'un cataplasme de moutarde mis au-dessus de la partie affectée. Cette précaution est nécessaire pour empêcher le déplacement de la maladie.

8. Lorsque la goutte s'est portée d'une articulation sur un organe intérieur, on doit appliquer sur l'articulation même un vésicatoire ou de la moutarde, en vue d'y rappeler la goutte. Le tissu électro-magnétique, de M. Paul Gage, remplit exactement ce but. L'usage de la flanelle, d'une toile cirée, d'une ouate, en un mot, tout ce qui peut entretenir une douce moiteur sur les articulations malades, convient pendant les accès et dans les intervalles de la goutte.

9. *Du Rhumatisme.* — Le froid est regardé comme la cause principale du rhumatisme ; mais c'est moins à son action directe, même prolongée, qu'on doit l'attribuer, qu'aux alternatives brusques d'une température tantôt chaude tantôt froide. Le rhumatisme se distingue de la goutte en ce qu'il a ordinairement son siége dans une partie plus ou moins étendue des membres, tandis que la goutte affecte plus particulièrement les petites articulations, c'est-à-dire celles des doigts et des orteils. Lorsque le rhumatisme se fixe aux jointures, c'est sur les grandes articulations qu'il se manifeste, et alors il prend le nom de rhumatisme goutteux. Le rhumatisme est rarement héréditaire ; il ne revient pas si souvent que la goutte, et ses atta-

ques ne sont pas, comme dans celle-ci, accompagnées d'un dérangement sympathique des organes digestifs. Le rhumatisme est aigu ou chronique : dans le premier cas, il est ordinairement accompagné de fièvre, et les articulations qui en sont le siége présentent de la rougeur et du gonflement, ce qui n'a pas lieu dans le rhumatisme chronique ; ce dernier se reproduit souvent, tandis que le rhumatisme aigu n'attaque qu'une ou deux fois dans le cours de la vie.

Traitement du Rhumatisme. — Les meilleurs auteurs recommandent la saignée contre cette maladie ; j'en ai maintes fois obtenu de bons résultats, surtout dans le rhumatisme aigu. On ne doit y avoir recours que rarement, dans le cas contraire, c'est-à-dire lorsque le rhumatisme est chronique, et qu'il a lieu chez un individu robuste, ou à la suite de la suppression d'une évacuation sanguine ou de l'omission d'une saignée habituelle. Les cataplasmes émollients, et rendus calmants avec le pavot ou autre substance narcotique, produisent ordinairement de bons effets contre les douleurs rhumatismales, tandis que contre la goutte ils auraient l'inconvénient d'en provoquer le déplacement. Les vésicatoires conviennent plus généralement contre le rhumatisme que contre la goutte, et lorsqu'on en fait usage dans l'un et l'autre cas, on ne doit les appliquer dans la goutte qu'au-dessous de la partie malade ; dans le rhumatisme , au contraire, on peut les appliquer immédiatement sur le point douloureux, à moins que l'articulation n'en soit le siége et qu'il n'existe de l'inflammation. Le baume nerval, le baume opodeldoch , les liniments camphrés ou avec l'ammoniaque, ont quelquefois produit de bons effets ; mais leur usage serait contraire si on les employait lorsqu'il y a de la rougeur et du gonflement. Afin d'éloigner le retour de la goutte et du rhumatisme, on doit s'attacher à fortifier, dans l'intervalle des accès, les parties qui en sont habituellement le siége.

10. *Des Maladies nerveuses.* — On comprend sous la dénomination de maladies nerveuses les attaques de nerfs, les convulsions, l'hystérie, l'épilepsie, la folie, en un mot, toutes les affections où une ou plusieurs des fonctions viennent à s'exercer d'une manière irrégulière, et ordinairement sans fièvre, avec excès ou défaut d'action vitale.

11. *Des attaques de nerfs.* — Les attaques de

nerfs sont beaucoup plus communes chez les
femmes que chez les hommes ; elles sont l'effet
d'une disposition particulière du système nerveux, disposition telle que , par une cause morale ou physique plus ou moins active, les personnes qui y sont sujettes tombent dans un
état convulsif général, rarement dangereux ,
mais presque toujours suivi d'un sentiment de
lassitude et d'étonnement plus ou moins marqué, en raison de la durée et de l'intensité de
l'attaque.

Traitement. Desserrer les vêtements des malades, les surveiller et les placer de manière qu'ils
ne puissent faire aucune chute, favoriser autour
d'eux le cours de l'air, leur faire boire par intervalles, et en petite quantité, de l'eau sucrée où
l'on ajoute de l'eau de fleur d'oranger, et surtout
éviter de contenir leurs mouvements par une résistance trop forte.

12. *Des convulsions.* — Les convulsions ont
lieu particulièrement chez les enfants ; ils y sont
prédisposés par la mobilité de leur organisation ;
si l'on en excepte la frayeur, c'est par des causes
physiques qu'elles sont ordinairement occasionnées. Le froid, la constipation, les vers et la
pousse des dents, en sont les causes principales.

Traitement. On doit se proposer de remédier aux accidents du moment, et agir ensuite de manière à s'opposer à leur retour.

13. Lorsqu'un enfant éprouve actuellement des convulsions, si l'attaque est violente, que les mâchoires soient serrées et le visage coloré, on pourra, sans inconvénient, et souvent fort utilement, lui mettre deux ou trois sangsues derrière chaque oreille. Si la constipation ou des vers étaient la cause des convulsions, on donnerait des lavements où l'on ajouterait deux onces de cassonade, et on ferait prendre par cuillerée à café, toutes les deux heures, le mélange suivant : huile de ricin et d'amandes douces, de chaque une once; eau de fleurs d'oranger, deux gros ; éther sulfurique, dix gouttes.

14. Lorsque c'est la pousse des dents qui cause la maladie, les sangsues derrière chaque oreille sont indispensables. On donnera en même temps, par cuillerée à bouche, d'heure en heure, de cette potion : Eau de laitue ou de tilleul quatre onces ; sirop de carabé, de chèvre-feuille ou de pivoine, une once; eau de fleur d'oranger, deux gros. Les bains tièdes sont convenables chez tous les enfants qui ont des convulsions, quelle que soit la cause qui les produit.

15. *Aphtes ou muguets.* — On appelle ainsi de petits ulcères d'une couleur blanchâtre auxquels les enfants sont sujets, et qui ont leur siége ordinaire dans l'intérieur de la bouche, sur la langue, à la gorge, etc. Cette maladie se communique aux nourrissons allaités par la même nourrice ; les aphtes passent quelquefois à l'état gangréneux et font périr les malades en moins de huit jours. Lorsqu'un enfant à la mamelle en est atteint, la nourrice devra laver le bout de ses seins avant et après l'allaitement ; si elle a deux nourrissons, on devra ne lui en laisser qu'un. Le moyen le plus convenable pour y remédier, consiste à tremper dans le mélange suivant un petit tampon de linge fait en forme de mamelon. et à le tenir souvent dans la bouche de l'enfant. Eau d'orge, un quart de litre ; miel rosat, une demi-once ; vinaigre, et de préférence acide sulfurique, seulement pour aciduler d'une manière agréable.

16. *Des maux de dents et des gencives.* — Les maux de dents qui résultent de la carie réclament ordinairement le secours d dentiste. Lorsqu'une dent est gâtée, et qu'elle cause des douleurs habituelles, si on ne la fait pas arracher, elle dispose les autres à se carier. Le gargarisme suivant : eau tiède miellée, un demi-li-

tre, extrait gommeux d'opium, un gros, dont on se sert toutes les dix minutes, parvient presque toujours à calmer les souffrances.

17. *Maux de gorge, Esquinancies.* — Les maux de gorge sont plus ou moins graves, selon leur nature ; ils sont ordinairement accompagnés de difficultés d'avaler même la salive, de lassitude dans les membres, de fièvre et de la perte de l'appétit. Lorsqu'ils sont légers, ils se terminent en trois ou quatre jours : la diète, les bains de pieds, une tisane adoucissante, telle que l'eau d'orge coupée avec du lait, à laquelle on ajoute du miel, du sirop de gomme ou de guimauve, l'usage des pâtes pectorales, sont les moyens les plus convenables.

18. *Du Rhume.* — Le rhume simple est ordinairement peu dangereux ; mais lorsqu'il est assez intense pour causer des frissons, il exige plus de précautions, parce que, venant à augmenter, il peut déterminer l'inflammation des poumons, état qui constitue la péripneumonie.

Les moyens recommandés contre le rhume sont très nombreux. Quand la maladie est simple, il suffit de se tenir chaudement et de prendre chaque jour quatre à cinq tasses de l'une des infusions de violettes, des quatre fleurs ou de bouillon-blanc, d'une décoction d'orge ou de gruau, avec les sirops de guimauve, de gomme, de capilaire, ou avec du miel. Ces moyens équivalent à tous ceux dont on pourrait faire usage, et suffisent pour guérir cette affection, dont la durée est ordinairement de huit ou dix jours. Si on est dans la nécessité de se traiter en vaquant à ses affaires, que la saison soit humide ou bien qu'il s'agit d'une personne âgée, on aura recours aux infusions légères de bourrache, de lierre terrestre, ou d'hysope, avec les sirops du même nom. Lorsque l'affection dure depuis plus d'un mois, si l'expectoration est abondante, on doit craindre le passage de la maladie à l'état chronique. Une décoction légère de lichen, le sirop de Tolu, l'oxymel scillitique, sont alors des moyens convenables.

Dans le cas où la fièvre devient intense, la saignée du bras mérite la préférence sur les sangsues. Je propose cet avis comme une règle générale à suivre dans toutes les maladies aiguës ou chroniques des poumons. Toutefois, après une première saignée, si l'indication de tirer du sang se reproduit, on préférera les sangsues chez les personnes affaiblies.

Si le catarrhe a pour cause la répercussion

d'une maladie de la peau, la guérison d'une plaie ancienne, la suppression d'un exutoire, l'usage de la flanelle sur la peau, les frictions sèches, un vésicatoire ou un cautère, les évacuants légers sont indiqués. — Une once ou deux de manne dans du lait sont dans ce cas un fort bon moyen.

Dans le cas où le malade maigrit et où il prouve chaque soir des frissons, la phthisie pulmonaire est à craindre; on doit alors redoubler de soins. Si la toux est opiniâtre et sèche, indépendamment des moyens recommandés contre le rhume simple, on fera usage avec succès des bouillons de limaçons, de cuisses de grenouilles, de tortue ou de mou de veau.

Si le malade expectore beaucoup, a de l'enrouement, souffre de la gorge ou a la diarrhée, la décoction de lichen, les laits d'ânesse, de vache ou de chèvre, coupés avec les eaux de Bonne ou de Cauteretz, sont les moyens généralement indiqués.

19. *Asthmes.* — Le mot asthme signifie essoufflement, difficulté de respirer. On désigne par ce mot toute gêne chronique de la respiration, de sorte qu'il est vrai de dire que l'asthme n'est fort souvent que le résultat d'une affection

préexistante. Les asthmatiques, ainsi que toutes les personnes affectées de maladies chroniques de poitrine, ou y étant prédisposées, doivent faire usage de la flanelle sur la peau, se prémunir contre l'intempérie des saisons, prendre de bonne heure les vêtements d'hiver et les quitter tard, se tenir le ventre libre, éviter les lieux où s'élève la poussière et où se trouvent réunis un grand nombre d'individus, s'interdire les exercices forcés, et, en général, tout ce qui peut produire une forte excitation.

Lorsque l'asthme est jugé convulsif et entretenu par une disposition nerveuse, par des chagrins, par l'abus des plaisirs, la respiration de l'éther, les infusions de feuilles d'oranger, de fleurs de tilleul, avec de l'eau de fleur d'oranger, les sirops de pivoine, de valériane, de chèvrefeuille, etc., les bains, les frictions sèches, les lavements. S'il est produit par la suppression d'une hémorrhagie, les saignées faites à propos, les bains de pieds, les boissons adoucissantes, un exercice modéré, un régime délayant. Quand l'asthme est le résultat de la répercussion de la goutte, d'une maladie de la peau, de la guérison d'une plaie ancienne, de la suppression des hémorroïdes, d'un cautère, etc., on doit se proposer de rétablir l'évacuation supprimée. Les sangsues, les doux laxatifs, les cautères, les bains de pieds sinapisés, l'exercice, l'équitation, les eaux de Seltz, de Vichy, de Montmorency, les aliments doux. L'asthme se distingue en sec ou humide, suivant qu'il est ou non accompagné d'expectoration. Dans ce dernier cas, le catarrhe en est une complication moins prononcée et réclame souvent un traitement analogue à cette dernière affection. J'ai eu de fréquentes occasions d'employer utilement le sirop de limaçons de M. Hoffmann, pharmacien, rue de la Chaussée d'Antin, 56.

20. *Coqueluche.* — La coqueluche peut survenir à tout âge, mais elle attaque plus généralement les enfants. Sa durée ordinaire est d'un à trois mois et plus; ses suites peuvent être fâcheuses; les congestions sanguines vers la tête, vers les poumons, la déviation de la colonne vertébrale, le dépérissement, sont fort à redouter. Elle peut régner épidémiquement.

Dès le principe de la maladie, il convient de provoquer des évacuations. Le moyen suivant me parait être le plus convenable : eau de bourrache, trois onces; sirop de capillaire, deux onces; émétique, un grain, dont on met une cuillerée à

bouche dans cinq ou six fois autant d'une infusion de violettes qu'on réitère toutes les demi-
heures. Le lendemain, il faut appliquer de quatre
à douze sangsues, plus ou moins, selon l'âge,
au creux de l'estomac, et les laisser beaucoup
saigner. On tiendra les malades chaudement, on
ne les nourrira qu'avec des aliments légers et
en moindre quantité possible ; on les retiendra
dans l'appartement, en vue de les empêcher de
se mouvoir avec trop d'activité et de les tenir à
l'abri des influences de l'atmosphère ; on leur fera
prendre des bains de jambes jusqu'aux genoux ;
on leur donnera pour boisson de l'eau d'orge ou
une infusion des quatre fleurs, avec un mélange
à parties égales de sirop de gomme et de diacode.
J'ai employé avec succès, en vue de m'opposer
aux accidents nerveux qui accompagnent si souvent les maladies des enfants, les pilules suivantes, à prendre trois en vingt-quatre heures :
extrait de belladone, extrait gommeux d'opium,
extrait de quinquine, musc, à parties égales
pour faire quatre pilules d'un grain.

21. *Croup.* — De même que la coqueluche, le
croup est une maladie qui attaque principalement les enfants, et de préférence ceux qui sont
forts et bien portants. Le croup, pour être re-

connu et combattu à temps, exige la plus grande surveillance ; il n'est ordinairement précédé que par une toux légère ; la maladie fait des progrès rapides en peu de temps. C'est la nuit particulièrement que se manifestent les accidents du croup : c'est alors aussi qu'il importe de surveiller les enfants et de bien examiner de quelle manière ils respirent. Pendant le sommeil, ils éprouvent de l'oppression, la respiration est un peu sifflante, le visage se couvre de sueur, le pouls est fréquent, les enfants toussent par intervalles ; le matin arrive, ils se réveillent en apparence bien portants ; si l'on méconnait la maladie, deux ou trois jours suffisent pour la rendre incurable.

Traitement. — On emploiera avec avantage la potion émétisée dont j'ai donné la formule pour la coqueluche ; on appliquera de six à dix sangsues à la partie inférieure du col, et l'on posera en même temps un vésicatoire sur la poitrine, près de l'endroit où les sangsues auront été appliquées. L'eau miellée avec quelques gouttes d'eau de fleurs d'oranger est la meilleure chose à donner pour boisson.

Le croup, par sa gravité, exige le plus promptement possible la présence d'un bon médecin.

22. *Palpitations, Anévrysme du cœur*. — Les palpitations du cœur sont un symptôme caractéristique de l'anévrysme de cet organe ; néanmoins, il existe des palpitations sans anévrysme : celles-ci sont passagères, tandis que dans le premier cas elles sont continuelles, et que le moindre exercice en montant une côte, même un escalier, les augmente considérablement ; alors les malades ont le teint blafard et leurs lèvres deviennent quelquefois bleues ; lorsque cette affection est devenue incommode pour ceux qui l'éprouvent, ils doivent se soumettre aux avis d'un médecin, et ne négliger aucun des moyens propres à en retarder les progrès.

Les battements du cœur peuvent être forts sans être aperçus par ceux qui y sont sujets. Les cordonniers, les tailleurs sont de ce nombre, ce qui les prédispose à l'anévrysme, sans qu'ils aient le soupçon d'une telle maladie. La plupart des ouvriers de ces professions sont peu propres au service militaire ; il suffit de leur faire faire une course tant soit peu précipitée pour se convaincre de l'exaltation extraordinaire des mouvements du cœur à laquelle ils sont sujets. Les vers, la puberté maladive chez les filles, les affections tristes, sont les causes principales des palpitations passagères. On les guérit en détruisant la cause qui les produit. La saignée est indispensable toutes les fois qn'elle dépend d'une suppression. Lorsqu'elles précèdent l'âge de puberté, elles disparaissent ordinairement par l'application des sangsues. Si elles sont dues à une cause nerveuse, l'exercice, l'air de la campagne, les bains, des vêtements libres, un régime tempéré, les infusions de fleurs de tilleul, de coquelicot, avec l'eau de fleurs d'oranger ou les sirops d'éther, de pivoine, de valériane, seront utilement mis en usage.

23. *Des Aigreurs.* — Les aigreurs sont souvent très-incommodes ; un grain d'émétique en lavage, la limonade avec le sirop de violettes, la magnésie blanche, dont on prend un demi-gros deux fois par jour dans un verre d'eau sucrée, suffisent ordinairement pour y remédier. On doit s'abstenir principalement de viandes salées et de liqueurs fortes. Les indigestions sont fréquentes chez les personnes irritables et nerveuses. Les gens de cabinet y sont très-sujets ; les fortes contentions de l'esprit rendent la digestion laborieuse.

*24. De la Pousse des Dents chez les enfants. —
Moyens d'en prévenir les Accidents ordinaires. —*
La sortie des dents coûte souvent beaucoup aux
enfants, et quelques-uns succombent aux maux
qu'elle occasionne. L'on doit, à cette époque,
si elle est douloureuse : — Leur tenir le ventre
libre par des lavements faits avec une décoction
de mauve, sans y rien ajouter ; mais ils ne sont
point nécessaires si l'enfant a en même temps
la diarrhée. — Leur diminuer un peu la quantité des aliments pour deux raisons, l'une, c'est
que l'estomac est plus faible qu'auparavant ;
l'autre, c'est qu'il y a quelquefois un peu de
fièvre. — Leur augmenter un peu la quantité
de la boisson ; la meilleure pour eux c'est, sans
contredit, l'infusion de tilleul, qu'on blanchit
avec un peu de lait. — On leur frotte souvent
les gencives avec un mélange d'autant de miel
que de mucilage de pepins de coings, et on leur
donne à mâcher une racine d'althœa ou de réglisse. C'est souvent dans le temps de la sortie
des dents que les enfants se nouent.

25. Des Vers chez les enfants. — L'aigreur de
lait et les dents sont trois grandes causes des
maux des enfants : il y en a une quatrième, les
vers ; qui leur fait aussi très-souvent du mal,

mais qui n'est point cependant, à beaucoup près, la cause générale de leurs maux, comme on est généralement porté à le croire dès qu'on voit un enfant de plus de deux ans malade. Il y a un grand nombre de symptômes qui font juger qu'un enfant a des vers; il n'y en a qu'un seul, c'est leur sortie par haut ou par bas, qui le démontre évidemment. Il y a d'ailleurs à cet égard beaucoup de variétés : quelques enfants ayant beaucoup de vers sans en être incommodés, d'autres étant réellement malades avec un petit nombre. Les vers nuisent : en obstruant les intestins et en comprimant les parties voisines par leur volume ; en suçant le chyle destiné à nourrir le malade, et le privant par-là même de sa subsistance ; en irritant les intestins, et même en les rongeant. Les signes qui font croire qu'il y en a sont de légères coliques fréquentes et irrégulières ; une abondance de salive à jeun ; une odeur désagréable d'une espèce singulière dans l'haleine, surtout le matin ; des démangeaisons dans les narines, qui font qu'ils les grattent souvent ; un appétit très-irrégulier, ayant quelquefois un appétit vorace, d'autres fois point du tout ; des maux de cœur, des vomissements ; quelquefois de la constipation,

plus souvent une diarrhée de matières mal
cuites; le ventre assez gros, le reste du corps
maigre; une soif que la boisson ne diminue
pas; souvent beaucoup de faiblesse, de la tristesse. Le visage est assez ordinairement mauvais, et change d'un quart d'heure à l'autre; les
yeux sont souvent éteints et entourés d'un cercle livide; on en voit souvent le blanc pendant
le sommeil, qui est quelquefois accompagné de
rêves effrayants, de sursauts continuels, de
grincements de dents. Quelques enfants sont
dans l'impossibilité d'être un seul moment
tranquilles. Les urines sont souvent blanches,
je les ai vues comme du lait. Ils ont des palpitations, des évanouissements, des convulsions,
des assoupissements longs et profonds, des
sueurs froides tout à coup, des fièvres qui ont
des caractères de malignité, des pertes de vue
et de voix qui durent longtemps; des paralysies
ou des mains, ou des bras, ou des jambes; des
engourdissements. Les gencives sont en mauvais état et comme rongées; ils ont souvent le
hoquet, un pouls petit et irrégulier, des rêveries, et, ce qui est un des symptômes les moins
équivoques, fréquemment une petite toux sèche, souvent une espèce de mucosité dans les

selles, quelquefois de très-longues et violentes coliques. L'on a une foule de remèdes contre les vers ; le suivant est excellent :

« D'extrait aqueux de noix, 8 grammes ; faites-le dissoudre dans une demi-once d'eau de canelle. On en donne 50 gouttes par jour à un enfant de deux ans. Quand la dose est finie, on le purge. Pour faire l'extrait, on prend des noix avant qu'elles soient mûres, dans le même temps dans lequel on les cueille pour les confire. »

La fleur de soufre, le jus de cresson, les acides, l'eau de miel, ont souvent réussi ; mais ceux que j'ai indiqués, suivis d'un purgatif, sont les meilleurs. Une demi once de manne en larmes, fondue dans du petit-lait et donnée en lavement, est un purgatif qu'on peut faire prendre assez aisément aux enfants les plus difficiles. Quand, malgré ces remèdes, les vers subsistent, il convient de consulter quelqu'un pour en employer de plus efficaces, ce qui est très-important, puisque, quoique peut-être la moitié des enfants aient des vers et que plusieurs se portent très-bien, il y en a cependant que les vers tuent très-réellement après leur avoir fait des maux cruels pendant plusieurs années.

Cette disposition à avoir des vers prouve toujours des digestions imparfaites; ainsi, il faut éviter de donner aux enfants qui sont dans ce cas des choses difficiles à digérer. Il faut surtout bien se garder de leur donner comme remède des huiles qui, supposé même qu'elles détruisent quelques vers d'abord, augmentent la cause qui en laisse reproduire de nouveaux. Un long usage de limaille de fer ou de l'eau ferrée est ce qui détruit le mieux cette disposition vermineuse; mais encore, le meilleur remède contre les vers, c'est l'élixir anti-glaireux, administré à petite dose.

27. *De la Syphilis au point de vue de la morale, de la religion et de l'humanité.* — Il est une maladie effrayante qui porte la dévastation quelquefois dans les familles les plus honnêtes, et dont les effets sont d'autant plus terribles alors qu'elle est moins soupçonnée et réputée honteuse, quoiqu'elle puisse exercer ses ravages cruels sur des personnes pleines de mœurs et de religion. Combien de victimes innocentes de tout acte illicite, qui succombent après avoir été infectées, au lit nuptial, d'une maladie secrète qu'elles eussent combattue avec succès dans son début si un préjugé funeste ne leur eût fait re-

jeter un traitement réputé infâme? La religion, d'accord avec la saine philosophie, ne saurait trop combattre tout ce qui s'oppose au soulagement de l'humanité souffrante, souvent même à cause de son honnêteté. C'est dans ce but que M. le docteur Ratier, médecin du collége Rollin, et plusieurs praticiens distingués de Paris, des plus éclairés et des plus religieux, tels que M. le docteur Auzias-Turenne, professeur d'anatomie, M. le docteur Caffe, qui a fait des études spéciales sur les ophthalmies (maladies des yeux) ayant une origine syphilitique, et autres praticiens, nous ont prié instamment de consacrer, dans ce nouvel ouvrage, un article sur les maladies dites secrètes, dans le but d'en diminuer le fléau pour les personnes honnêtes qui peuvent très bien les avoir contractées sans avoir commis la moindre faute morale. M. le docteur Ratier, dans une brochure sur ce sujet, dont il a fait hommage au public éclairé, exprime positivement l'opinion que la syphilis n'est pas ordinairement le produit d'une contagion immorale. Quelle que soit l'importance de cette opinion, nous avons cru devoir par religion et par humanité, dans le but d'être utile aux personnes honnêtes, victimes de cette maladie, essayer de tra-

ici le traitement ordinaire qu'on doit suivre pour
en guérir, suivant l'expérience et les prescriptions des praticiens les plus recommandables.
Ils nous en ont eux-mêmes remis le travail tout
fait, notre qualité d'ecclésiastique nous ayant
toujours inspiré une juste répugnance pour le
traitement de ces maladies. Sans doute, il pourra
être utile aussi à un grand nombre de personnes
désordonnées et de mœurs peu réglées ; mais
Jésus-Christ, notre maître, ne se contentait pas
d'être utile aux âmes vertueuses ; il aimait beaucoup, dit l'Évangile, les pécheurs et les publicains : il mangeait avec eux, et s'informait peu
de la conduite des malades à qui il rendait la
santé. Maintenant, comme alors, nous vivons
à une époque où les âmes sont aussi malades
que les corps ; il convient de leur offrir des consolations qui réveillent l'espérance. Ranimer la
oi par le feu de la charité au sein de la famille
nombreuse des cœurs désillusionnés, tel est le
but qu'il convient d'atteindre, même vis-à-vis
des pécheurs.

Chaque profession, chaque état de la société,
est travaillé par ses déceptions et par ses misères. Il ne suffit pas de reconnaître toutes ces
véritables plaies des corps et des âmes, il faut

encore y porter le baume réparateur de la bienfaisance , les consolations de la sainte philosophie, et surtout celles d'une religion éclairée par
la science pratique.

Néanmoins, après les réflexions qu'on vient
de lire, il convient d'observer une chose digne
de remarque dans l'économie de la vie humaine,
c'est que chaque infraction aux règles de la morale ou de la religion est évidemment la cause
primordiale de plusieurs maladies déterminées.
De telle sorte qu'on peut répéter hardiment ce
que j'ai avancé dans un autre opuscule (*l'Almanach de la Santé*), à savoir : « que, l'âme
« souffrant, le corps s'altère, et que, celui-ci
« tombant en dissolution, l'autre languit et dé-
« génère. Prévenons donc les maladies du corps
« par la santé de l'âme, et tâchons de maintenir
« ses facultés par un judicieux exercice des for-
« ces de l'autre. »

28. *Du Traitement de la Syphilis.* — Aujour-
d'hui, la réputation du mercure se trouve sanc-
tionnée par 300 ans d'expériences répétées un
million de fois dans toutes les régions du globe.

L'onguent sarrazin d'Albucasis, éteint dans
l'huile de laurier, et formé par le mercure, est
une excellente préparation.

Beranger de Carpi l'employait intérieurement;
Thierry de Héri en fit des frictions. Nicolas Massa
de Venise, faisait aussi des frictions avec axonge
2, hydrargyrum 1, un peu de litharge, céruse,
oliban. Aujourd'hui, le mercure, la graisse de
porc, et un peu de térébenthine, composent la
pommade mercurielle la plus employée.

Préparation au Traitement mercuriel.—Un léger purgatif, c'est ainsi que cela se pratique à
l'hospice des vénériens.

Usage des tisanes, des lavements, des bains.

Frictions avec onguent mercuriel, 1 gros
chaque fois. Premier jour : depuis la plante des
pieds jusqu'au genou, opération de vingt minutes ; deuxième jour : bain préalable, friction
depuis le genou jusqu'à la naissance de la cuisse ;
troisième jour : sur l'avant-bras et le bras droit ;
quatrième jour : sur la moitié des membres cor-
respondants par parties ; insister sur la *face interne* à cause des vaisseaux absorbants. Usage
entremêlé de bains, de lotions et de frictions.
Nettoyer la peau auparavant avec savon, ou son,
ou pâte d'amandes. Faire les frictions doucement, sans rudesse. La dose de pommade sera
doublée à partir de la sixième friction : 2 gros
alors.

Surveiller pour éviter la salivation des glandes ; alors on cesse, ce qui arrive du sixième au huitième jour. Pour frictions, cinq onces onguent mercuriel suffisent au traitement entier.

29. *Suite du traitement de la syphilis.* — Blennorrhagies, écoulement, échauffement.

Symptômes. — Érection continuelle, rougeur, corde du canal uréthral, rétrécissement de l'urèthre. — *Traitement intérieur.* Mucilages et tisanes raffraîchissantes ; l'eau prise en grande quantité opère plus que la matière de la tisane. Deutochlorure de mercure en pilules ; chaque pilule de mercure doux doit contenir un grain de ce sel. Les mercuriaux s'administrent à la deuxième période ; alors les sudorifiques exotiques, gayac officinal. — Dans l'engorgement, frictions d'onguent napolitain, ax. merc. aa, c'est-à-dire parties égales. Bains locaux, saignées locales, cataplasmes avec farine de lin opiacée ; onctions de cérat sur le gland ; relèvement des testicules par la suspension.

30. *Blennorrhagie habituelle ou flueurs blanches.* — Les tempéraments lymphatiques ne doivent pas être gorgés de boissons mucilagineuses. — Quand il n'y a que simple écoulement sans irritation, le meilleur moyen d'y mettre fin, c'est de faire des injections astringentes avec une solution aqueuse de sulfate de zinc, d'alumine, d'acétate de plomb, de sublimé, d'eau de Cologne plus ou moins affaiblie, de carbonate de chaux. L'eau de mer, l'injection des parties dans l'eau froide, les bains froids, lorsque les forces du sujet le permettent, sont d'excellents toniques.

Si la blennorragie tient à la faiblesse, il faut prendre des restaurants : bon vin, aliments succulents, bouillon concentré, lait, etc. Boisson ordinaire ; eau ferrée ou vineuse, les eaux de Passy, de Spa, de Vichy, le quinquina, le baume de copahu, le poivre cubèbe ou les pilules de térébenthine cuite, commençant par 4 et augmentant jusqu'à 24 par jour.

La meilleure manière d'administrer le baume de copahu, c'est d'en donner de 10 jusqu'à 30 gouttes sur un morceau de sucre, dans une conserve, ou avec de la gomme arabique en poudre, ou bien avec le quart de son poids de carbonate de magnésie, pâte qu'on aromatise avec quelques gouttes d'essence de citron, et qu'on prend sous forme de bols, ou dans le vin de Bordeaux, de Madère, de quinquina. Ce remède, suivant Fritz, peut être donné à fortes doses, jusqu'à 2 gros par jour, à la dose d'une demi-once et même d'une once à toutes les périodes de la maladie et dans le même temps.

Ce mode est le meilleur moyen d'employer le copahu pour faire cesser les écoulements, quand on craint que les injections n'augmentent l'irritation. On peut aussi l'associer à du sirop, et le faire prendre par cuillerée matin et soir, quand il purge trop de l'autre manière. S'il persiste à produire cet effet, on y met un grain d'opium sur une once de copahu, ou quinze gouttes de liqueur d'Hoffmann sur un peu de sucre ou d'éther sulfurique. Si ces précautions n'arrêtent pas la purgation, on substitue au copahu le baume de la Mecque ou celui du Canada. Mais si on donne le copahu en lavements, il faut en doubler la dose. Le bon copahu a toujours un effet excellent; celui de Rio-Janeiro est dans ce cas.

Le poivre cubèbe se donne en poudre, à la dose d'un demi-gros jusqu'à deux gros, trois fois par jour, délayé dans une demi-tasse d'eau édulcorée avec du sirop de gomme arabique. On le prescrit au début; mais il convient d'employer toujours quelques remèdes mercuriels. Si l'écoulement résiste à tous ces moyens employés, il faut mettre en usage les vésicatoires au périnée, sangsues à la même partie, quelques bains.

tisane de pariétaire, régime lacté. On termine
le traitement mercuriel par un purgatif, à moins
que l'emploi intérieur du mercure n'ait irrité les
intestins. Il faut éviter tous les drastiques, tels
que les résines, gomme-gutte, coloquinte, poudre à canon dans l'eau-de-vie, etc.

Si, après guérison apparente, l'écoulement
reparaît, il ne faut point recommencer le traitement avec le copahu, etc. Il faut prendre du repos et des rafraîchissants, cela passera ainsi :
agir autrement entretiendrait le mal au lieu de
le guérir. Point d'équitation ni d'excès de table
et autres ; sagesse la plus exacte. S'il y a rétrécissement de l'urèthre au col de la vessie, on fait
usage de bougies ou sondes de gomme élastique ;
alors, pour ne pas augmenter l'urine, peu de
boissons et lavements de jusquiame.

31. *Traitement des Calculs.* — Indications
générales : — Prévenir leur formation ; favoriser leur dissolution ; procéder à leur extraction,
opérer leur destruction ou faciliter leur expulsion ; combattre les accidents que leur présence
peut déterminer. Les calculs qui proviennent de
.a bile sont combattus par les sucs de pissenlit,
de grande chélidoine, trèfle d'eau, chicorée, fumeterre, saponaire, cerfeuil, chiendent, lait

d'ânesse, petit-lait ; par les purgatifs suivants :
la manne, casse, tamarin, huile d'amandes douces pure, huile de ricin. Les personnes affectées
de cette maladie doivent observer le régime suivant : Aliments végétaux, nourriture douce,
fruits bien mûrs, acides, pommes, poires, raisins, petit-lait ; éviter les spiritueux, les viandes
fortes, le thé, le café ; exercice modéré, équitation, passions douces ; éviter le froid, eau de
Seltz ; petites saignées de temps à autre ; eau de
Sedlitz, voyages, distraction.

32. *La Gravelle.* — Les calculs qui proviennent des reins, et qu'on appelle gravelle, sont
combattus par le régime suivant : Indications
générales. Dissoudre les graviers et combattre
leur développement à l'aide d'agents chimiques
qui agissent sur leur composition intime ; faciliter leur issue et combattre les accidents auxquels ils peuvent donner lieu.

Contre la gravelle rouge ou d'acide urique.

Indication spéciale. Diminuer la quantité d'a-
cide urique que forment les reins ; augmenter
la sécrétion de l'urine ; empêcher la solidifica-
tion de l'acide urique en saturant cet acide ; favoriser l'évacuation et la dissolution des calculs
déjà formés. Aliments non azotés, pain de seigle,

pâtisserie, pâte d'Italie, légumes farineux, riz, pommes de terre, légumes, sucre, boissons aqueuses, abondantes ; éviter les liqueurs fortes, s'abstenir d'oseille. Décoctions de chiendent, de queues de cerise, de raisin d'ours, pariétaire, saxifrage, graine de lin, bière légère, eaux de Spa, Contrexeville, Luxeuil, etc., eaux nitrées, 5 à 6 peintes par jour. Eaux minérales diurétiques de Seltz, etc. Bière ou vin étendus d'eau ; saignées locales et générales, bains, vomitifs, fumigations émollientes ; maintenir le malade au régime non azoté, et conserver l'urine alcaline par l'usage des carbonates terreux ou alcalins. Diète, frictions sèches, exercice à pied, à cheval, dans des voitures rudes.

Contre la gravelle blanche, mêmes indications, et de plus : Le phosphate de chaux : Régime non azoté ; eaux carboniques de Seltz, de Contrexeville, de Bains, Vichy, etc. ; acides minéraux étendus. Le carbonate de chaux : Boissons chargées d'acide carbonique.

33. *Les calculs de la vessie* demandent le traitement médical suivant : Recourir aux alcalis, si l'acide urique prédomine ; si ce sont les sels calcaires ou magnésiens, donner l'acide hydrochlorique ; — eau pure, remède composé de clo-

portes, jus de pois rouges et esprit de vin ou genièvre; magnésie, eau de Vichy.

Le traitement chirurgical est le suivant:

Eau à 32°, injectée dans la vessie à l'aide de la sonde à double courant (*J. Cloquet*); injection d'eau de chaux (*Ledran*), de jus d'ognon, d'une solution de potasse et de soude (*Fourcroy*); dissolution avec la pile galvanique (*Dumas* et *Prévôt*); injections d'huile (*Morrès*).

34. *Calculs uréthraux* : Boissons abondantes, bains; distendre subitement l'urèthre par un flot d'urine qu'on arrête un instant, en comprimant l'urèthre au-devant du calcul; injections huileuses en comprimant derrière le corps étranger.

35. *De l'emploi des ventouses ou sangsues mécaniques dans les maladies aiguës.* — L'usage des ventouses est aussi ancien que la médecine. Les Égyptiens, les Grecs, les Arabes les ont employées. Hippocrate en parle souvent dans ses ouvrages. On se servait, pour faire le vide, soit d'une corne d'animal, soit de la moitié d'une citrouille. Chez nous, naguère, on se servait d'un verre ordinaire à boire. Le vide se faisait, comme tout le monde sait, à l'aide d'un bout de bougie piqué sur une carte, ou bien au moyen d'étoupes

imbibées d'alcool ou d'eau de Cologne qu'on enflammait. Les scarifications étaient faites une à une à l'aide d'un bistouri ou d'une lancette : cette opération était longue, douloureuse, et les coupures étaient toujours irrégulières.

Aujourd'hui, la coutellerie chirurgicale a singulièrement simplifié cette opération, et fait faire un pas immense à un des moyens les plus puissants qui soient dans les mains du médecin, surtout pour le traitement des maladies aiguës. Maintenant, le vide se fait au moyen d'une pompe aspirante, très-rapidement, sans la moindre peine et le moindre appareil. Douze ou seize scarifications sont pratiquées à l'aide d'un instrument merveilleux, agissant d'un seul coup, avec la rapidité de l'éclair, et presque sans douleur. Les ventouses remplacent avec avantage les sangsues, et peuvent être employées toutes les fois que ces animaux sont jugés nécessaires. Il y a une grande économie pour le malade, au prix énorme où sont montées aujourd'hui les sangsues : elles causent surtout beaucoup moins d'embarras et d'ennui dans leur application : on peut, avec leur secours, tirer au malade une grande quantité de sang, et elles remplacent tout aussi avantageusement la saignée. Voici un cas spécial :

Mademoiselle Lam... avait eu, en province, une fluxion de poitrine. Le médecin qu'elle avait fait appeler essaya de la saigner : une première piqûre au bras n'amena qu'un filet de sang imperceptible, et qui se tarit au bout de quelques secondes ; une seconde piqûre, faite plus tard à l'autre bras, n'amena rien. Une application de sangsues fut ordonnée ; mais, comme on n'en trouva que de petites, on ne put obtenir que très-peu de sang ; aussi la malade courut les plus grands dangers, et mit trois mois à se rétablir. Cet été, cette jeune personne, à la suite d'une longue promenade en plein soleil, et après une transpiration arrêtée, fut prise de tous les symptômes d'un violent point de côté: la respiration était difficile et douloureuse, la fièvre intense et l'anxiété poussée à l'extrême. La malade disait n'avoir jamais tant souffert. Appelé le second jour de l'invasion, un de mes honorables collègues se rendit auprès de la malade ; il la trouva fort inquiète ; elle redoutait la saignée, et préférait, disait-elle, se laisser mourir que de s'y soumettre. Mon collègue eut recours alors aux ventouses, et n'eut pas lieu de s'en repentir. Il les appliqua non-seulement sur le point douloureux, mais encore sur la poitrine et sur le dos. Il lui tira ainsi, en différentes reprises, environ 1,000 grammes de sang (2 livres). A l'aide de ce moyen, de la diète et d'une tisane pectorale, elle fut parfaitement rétablie en dix jours.

35. J'aurais encore à raconter un cas très-curieux de rhumatisme, et deux cas de sciatiques qui ont été guéris par les ventouses : je regrette que l'espace qui me reste dans cette nouvelle publication ne me le permette pas. En résumé, dans l'emploi des ventouses, on trouve économie d'argent, grand soulagement dans la plupart des maladies aiguës, sans beaucoup souffrir; on évite la saignée, qui est une opération délicate entourée de dangers.

36. Il ne nous serait pas difficile de citer ici un très-grand nombre de cas de clinique médicale que nous avons observés, cette année, parmi nos clients en ville; mais l'exposé de leurs maladies ne serait d'aucune utilité aux gens du monde qui liront cet ouvrage. Nos collègues en médecine ou nos confrères ecclésiastiques, curés à la campagne, qui s'occupent un peu de cette science en amateurs, s'ils veulent acquérir des connaissances pratiques plus éten-

dues, pourront consulter, sur cette matière, un excellent ouvrage de longue haleine, dont le mérite est si universellement reconnu que nous nous contenterons d'en citer le titre et le prix pour leur donner occasion de l'acquérir. M. le ministre de la guerre, éclairé par les hommes de l'art sur les avantages que les médecins instruits et les chirurgiens de l'armée ou des hôpitaux militaires pourraient retirer de cette belle et utile publication, l'adopta en 1844, pour servir de guide à tous les employés du service sanitaire parmi nos soldats. C'est la *Bibliothèque du Médecin praticien*, ou Résumé général de tous les ouvrages de clinique médicale et chirurgicale, de toutes les monographies, de tous les mémoires de médecine et de chirurgie pratique, anciens et modernes, publiés en France et à l'étranger, par une société de médecins, sous la direction du doteur Fabre.

37. *Puissance de l'Anatomie sur les faits historiques.* — « Ossements arides, en attendant la parole de Dieu, obéissez à la science. (BIBLE, *Deutér.*). » Tout le monde sait que dans les familles patriarcales de France, et même parmi les familles populaires à Paris, on attache une grande importance au culte des morts. Les

restes funèbres des parents et leurs ossements momifiés y sont l'objet d'une vénération particulière. Cependant les troubles révolutionnaires et des circonstances diverses ont quelquefois porté la confusion dans le séjour des morts, et troublé l'asile de leur repos. En attendant que Dieu rétablisse l'harmonie de son œuvre en réunissant des ossements épars, la science est appelée quelquefois à précéder le travail du jugement dernier par l'entremise des anatomistes. C'est ainsi que, pour satisfaire aux vœux d'une antique famille dont les ancêtres, réduits à l'état d'ossements, étaient agglomérés pêle-mêle dans un caveau, nous avons été appelés à désigner un anatomiste qui allât les débrouiller, les séparer et les réunir, et rendre à chaque sujet les portions éparses de ses restes funèbres. L'habile disciple de Bichat a montré jusqu'à quel point l'anatomie a été perfectionnée de nos jours, en distinguant les portions de squelette de chaque sujet, de chaque âge et de chaque sexe, et, qui plus est, de chaque race, car il a reconnu des ossements de nègres ayant appartenu à des domestiques de la famille. Au milieu de cette opération sépulcrale, notre savant collègue, qui désire garder l'anonyme, a poussé les investigations de la science jusqu'à remonter à l'histoire de la famille en question, précisant certaines dispositions intellectuelles et morales de ces individus sur la simple observation de leur squelette.

§ 19. TRAITÉ ANATOMIQUE SUR LA MIGRAINE,

Avec les moyens de guérir cette maladie.

Pour détruire l'effet, il faut ôter la cause. Ce qui a donné lieu à ce vieil axiome de la logique d'Aristote : *Sublata causa tollitur effectus*, et fait dire à un ancien poète : Heureux celui qui peut découvrir les causes de toutes choses : *Felix qui potuit rerum cognoscere causas!*

1. Parmi les plus vives douleurs auxquelles est sujette notre corporelle enveloppe, il s'en trouve qui ne laissent presque aucune trace après elles. La migraine est de ce nombre. Elle consiste en des maux de tête très-aigus, plutôt superficiels que profonds, de la durée en général de douze à vingt-quatre heures, et qui reparaissent à des intervalles plus ou moins irréguliers. Combien d'existences ne sont-elles pas désolées par ces élancements capricieux? L'élite des intelligences en est plus particulièrement tourmentée dans les deux sexes. Trop souvent les

meilleurs médecins traitent avec dédain le mal
de la migraine ; cependant, ils n'ont pas raison,
sous tous les rapports, de le considérer comme
bénin. Nous n'en connaissons encore aucun qui
s'en soit occupé assez pour nous en donner une
théorie complète, indiquant des moyens efficaces
pour en délivrer les personnes qu'il tourmente.
Qui donc viendra nous dire en quoi consiste la
migraine, et quel en est le remède ? C'est un
homme jeune encore, mais déjà exercé par les
plus rudes expériences dans les travaux anatomiques, un homme d'étude et de pénibles labeurs,
un homme vivant sans cesse dans les amphithéâtres d'anatomie, et qui a demandé à son
bistouri et à son observation sur lui-même les
secrets de la migraine. M. le docteur Auzias-Turenne, professeur de médecine chirurgicale,
ayant annoncé le projet de traiter spécialement
de la migraine devant une réunion de confrères
à laquelle nous avons assisté, il a été prié d'exposer ses idées sur ce sujet. Sans entrer dans tous
les détails scientifiques qu'il a développés, nous
sommes assez heureux pour pouvoir en reproduire ici celles qui nous ont paru les plus appli-
cables pour les usages de la médecine domestique. En les suivant exactement, chacun pour-

ra se guérir, ou tout au moins se soulager.
L'intérieur du crâne humain ressemble assez
bien à une cavité ovoïde, c'est-à-dire à forme
d'œuf, dans laquelle se trouve logés, sans la remplir exactement, le cerveau, le cervelet, la moelle
épinière et l'origine des nerfs qui en partent
pour aller se distribuer dans différentes parties
de l'organisme. Cette cavité du crâne communique avec l'extérieur par un grand nombre
d'ouvertures destinées à livrer passage, entre
autres organes, aux nerfs et aux vaisseaux sanguins. Ces derniers, c'est-à-dire les vaisseaux
sanguins, sont plus particulièrement de deux
ordres : ce sont les artères qui portent le sang
du cœur aux organes situés dans le crâne, ou
bien les veines qui ramènent le sang vers le cœur.
Le sang veineux, avant de sortir du crâne par
les veines, se trouve rassemblé dans une série
de réservoirs ou canaux directement appliqués
contre la paroi interne du crâne, et que les anatomistes connaissent sous le nom de sinus.
Presque tout le sang qui revient des organes situés dans le crâne au cœur passe pas les sinus

Trois sortes de nerfs sortent par les trousl
du crâne, ce sont : 1° Des nerfs de sansations
particulières, le nerf optique ou de la vue, pa

exemple, qui ne sent que la lumière (il est complètement insensible aux coupures, au déchirures, etc.); le nerf auditif, ou de l'ouïe, qui
n'est sensible qu'aux sens; le nerf olfactif ou de
l'odorat, qui n'est sensible qu'aux odeurs. 2° Des
nerfs de sensibilité générale. Ceux-ci sont très-
douloureux quand on les irrite, quand on les
pince, par exemple, et même quand on ne fait
que les toucher. Ils vont, en général, se distribuer à la peau du crâne et du front. Ils ne
président pas à la sensibilité seulement, il di-
rigent encore les fonctions de nutrition. L'un
deux, appelé pueumo-gastrique, va jusqu'au
poumons et à l'estomac. 3° Il existe encore dans
les cavités du crâne humain des nerfs de mouvement qui président aux mouvements des yeux,
à ceux des mâchoires, de la langue, etc.

De ces trois sortes de nerfs, les deux premières entrent on ne peut plus aisément en
action. C'est ainsi que la moindre étincelle lu-
mineuse réveille l'action du nerf optique ou de
la vue, la moindre vibration d'un corps, celle
du nerf auditif; la moindre cause d'irritation,
celle d'un nerf sensible, et en particulier du plus
sensible d'entre tous, le nerf appelé trijumeau,
qui va se distribuer à beaucoup de parties du

crâne et de la face. Or, le nerf trijumeau n'arrive à sa destination, c'est à-dire aux parties du crâne et de la face auxquelles il donne la sensibilité, qu'après avoir traversé la cavité d'un sinus, le sinus caverneux, dans le sang duquel il baigne. Le nerf pneumo-gastrique, qui va à l'estomac, baigne dans le sang d'un autre sinus, qui est le sinus latéral. Maintenant, qu'une cause quelconque (il en est beaucoup qui sont capables de produire ce résultat, comme les labeurs de l'estomac, les fatigues intellectuelles, etc.), vienne à ralentir la circulation du sang dans ces sinus, le liquide dont ils s'engorgeront pressera sur les nerfs qu'il baigne, de manière à y faire naître de la douleur. Celle-ci s'irradiera au front, aux tempes, en un mot, à l'une des parties quelconques qui sont habituellement le siége des douleurs de migraine. Telle est la cause que M. le docteur Auzias-Turenne assigne à la migraine. Si des nausées et des vomissements compliquent souvent la migraine, on l'explique sans effort par la compression du nerf pneumo-gastrique.

4. Les conséquences pratiques qu'on peut tirer de cette théorie nous paraissent régulièrement déduites. C'est en s'y conformant que

M. Auzias-Turenne affirme s'être guéri lui-même de migraines très opiniâtres. Les moyens qu'il faut employer pour combattre cette maladie sont de deux ordres. Ils sont, ou destinés à prévenir la migraine, ou destinés à faire disparaître un accès sous l'influence duquel on se trouve. Les premiers consistent à combattre par la diète, le régime, l'exercice, etc., les causes de la migraine. Si, par exemple, cette affection est sous l'influence d'une digestion qui se fait mal, comme cela a lieu fort souvent, il faut régulariser les repas, faire usage d'aliments de bonne qualité et les bien mâcher. Les personnes qui sont dans ce cas feront un usage modéré de bons vins, d'infusions de thé, de café ; mais surtout que les repas soient suivis de repos ou de promenades douces, de conversations agréables autant que possible. Les moyens médicamenteux qu'il convient d'employer sont presque tous dirigés vers les voies digestives, fondés sur l'expérience, basés sur le fait anatomique suivant :

Le cœur reçoit deux grosses veines qui lui transmettent le sang de toutes les parties du corps : la veine cave supérieure, qui reçoit, entre autre sang, celui de la tête ; la veine cave infé-

ganes digestifs. Or, il est clair que, moins la veine cave inférieure lui portera de liquide, plus il pourra en recevoir de la part de la veine cave supérieure. Eh bien! en portant des révulsifs sur le tube digestif, tels que vomitifs, purgatifs, on fait évacuer par une voie de détour des liquides qui auraient été portés par la veine cave inférieure dans le cœur, où ils auraient contrarié l'accès de celui qui y vient par la veine cave supérieure. Il est donc salutaire de se rendre le ventre libre pour conjurer ou dissiper les accès de migraine. Cependant il ne faut jamais que les remèdes qu'on emploie soient trop actifs; dans ce cas, ils dérangeraient les fonctions des organes de la digestion : on n'aurait que remplacé un mal par un autre mal plus grave.

5. Enfin, il faut recourir à des moyens gymnastiques pour dissiper la migraine. Il doit s'agir de désemplir, par la gymnastique, les sinus ou réservoirs de sang qui sont contenus dans l'intérieur du crâne. Les moyens à mettre en usage sont trop variés, et pour ainsi dire trop scientifiques pour que nous puissions en donner le détail complet. Nous nous bornerons à dire que, selon la théorie de M. Auzias, il faut porter la tête en arrière sans que le corps prenne

rieure, qui reçoit, entre autre sang, celui des or-
aucunement part à cette inclinaison, et qu'en
même temps il convient d'exécuter un léger
mouvement de rotation ou de torsion; et puis,
dans cette position, faire des sauts ou des pas
rapides, de façon à ce que le poids du corps
porte exclusivement sur l'un ou sur l'autre ta-
lon. M. le docteur Auzias-Turenne a observé
sur lui-même, et plusieurs autres praticiens de
notre connaissance] ont vérifié comme nous,
chez plusieurs malades de la migraine, [que les
secousses qui résultent de cette gymnastique,
quoique paraissant devoir être fort douloureuses, ne le sont pas du tout, et donnent lieu à un
prompt soulagement. Il en est comme de l'entrée en un bain froid, il n'y a que le premier
moment qui soit pénible; et, la première impression passée, l'organisme éprouve bientôt
un doux soulagement et un bien-être général.

Il est bon, au surplus, en se livrant à l'exercice ci-dessus, de changer de temps à autre la
position de la tête, de la secouer en tout sens;
et, afin que le pied qui reçoit le choc ne soit pas
toujours le même, faire supporter tout le corps
tantôt à l'un, tantôt à l'autre.

§ 20. TRAITÉ DES MALADIES

Qui réclament l'emploi de la petite Chirurgie.

« L'expérience, en fait de maladies, de remèdes
» et de santé, est la souveraine du monde :
» celui qui va contre l'expérience n'est jamais
» excusable ; on se trompe rarement lorsqu'on
» suit l'expérience. » (ZIMMERMAN, *Traité de
l'expérience en général, et en particulier dans l'art
de guérir*).

1. *Enflure des membres.* — L'enflure des membres, sans rougeur et avec empâtement, se traite
par le repos au lit et l'application d'une bande
serrée, et imbibée avec la solution suivante :
Eau, 1 litre ; eau-de-vie, un décilitre ; camphre,
25 centigrammes.

2. *De l'ampoule.* — L'ampoule ou la cloche qui
survient après un frottement aux mains et aux
pieds, doit être piquée avec une aiguille, pour
laisser écouler le liquide. On n'arrache pas la
peau ; on applique un linge trempé dans l'eau
blanche.

3. *Rétention d'urine.* — La rétention d'urine
doit être traitée par des bains d'eau tiède ordinaire ou de mer ; si l'on ne peut mieux par des
sangsues ou des ventouses au fondement. Le

malade, s'il est adroit, essaiera d'introduire une sonde avec précaution. La sonde doit être graissée et sa concavité tournée en haut. On la glisse sans effort, en pressant le bout plutôt en haut qu'en bas ; et quand elle est entrée de cinq à six pouces, on essaie doucement, en la laissant presque aller toute seule, à l'abaisser dans la direction ordinaire ; elle doit encore cheminer de deux pouces ; l'urine en sortant fait connaître qu'elle est arrivée.

4. *Descente ou hernie.*—Quand on a une descente, on doit la maintenir rentrée à l'aide d'une pelotte ou d'un bandage ; et si elle a pour la première fois apparu et tout-à-coup, le repos sur le dos pendant quinze jours ou un mois et des compresses imbibées d'eau froide jetées sur le corps, tous les jours, pourront en empêcher le retour. Si elle est dure, douloureuse, il faut, en plaçant le malade les cuisses fléchies et dans un bain d'eau tiède, essayer de la faire rentrer en la pressant avec la main graduellement, avec patience, en tâchant de faire rentrer d'abord ce qui est sorti en dernier lieu. Le malade se fera saigner ; on lui mettra des ventouses sur le ventre pour l'affaiblir et tâcher de faire mieux rentrer la grosseur. On lui donnera même, pour qu'il

oppose moins de résistance, cinquante gouttes de laudanum en lavement; on lui maintiendra un cataplasme de farine de lin, arrosé de 20 grammes de laudanum, sur le ventre, jusqu'à l'arrivée d'un médecin. On doit employer, avec d'autant plus de persévérance, ces moyens, que si la descente ne rentre pas, il ne reste à l'individu que la chance d'une opération grave. Si elle s'ouvre, on continuera les cataplasmes et on la laissera se vider librement. Si elle rentre, le malade devra s'abstenir de tout autre travail que celui qu'on peut faire assis.

5. *Membres démis.* — Quand il y a un membre démis, on tâche de ramener dans leur place les parties qui en ont changé en tirant d'abord sur le membre démis dans la dernière direction qu'il a prise, et en le portant graduellement dans sa direction naturelle. On attache pour cela le blessé à quelque chose de fixe, comme un anneau; puis on croise sur les poignets ou sur les bas des jambes, suivant que le membre démis est le bras ou la cuisse, des serviettes qu'on attache par des tours de bandes: c'est par ces serviettes que l'on tire; les efforts doivent plutôt être continus que violents. On pousse la grosseur formée par l'os déplacé vers son ancienne place avec la

main, pour la faire rentrer, en même temps que ceux qui tirent ramènent le membre à sa première direction : en poussant directement, on réussit quelquefois.

Quand les tractions doivent être exercées sur les membres inférieurs, on soutient le tronc par des sous-cuisses larges et des ceintures qui font résistance aux efforts exercés sur les membres. Quand les parties sont rentrées à leur place, on doit maintenir en repos celles qui sont surtout faciles à se déplacer de nouveau. On applique l'eau froide, et l'on traite la douleur et le gonflement comme toutes les autres parties, par les saignées et les cataplasmes.

6. *Des fractures.* — La fracture se reconnaît à ce que, quand on comprime les os, ou quand on exerce des efforts à leurs extrémités, on les fait céder aux lieux où ils ne cèdent pas d'ordinaire. Elle se reconnaît à une difformité qui survient, quelquefois, à une douleur, à un gonflement. On doit, en tirant sur des parties, lorsque ce sont des os longs, leur rendre leur longueur et leur forme, puis les maintenir en plaçant sur le membre cassé des linges mouillés d'eau avec acétate de plomb (un gramme) dans trente d'eau dont on les enveloppe comme entre deux demi-

gouttières, puis on dispose le membre sur des bandelettes ou petites bandes dont chacune est assez longue pour l'entourer une fois et demie, et qui sont posées l'une sur l'autre de manière à se recouvrir d'une moitié de leur largeur ; elles sont attachées l'une à l'autre par le milieu ; celle qui n'est recouverte par aucune des autres est placée en bas : on la ramène sur le membre de manière à l'envelopper ; on en fait ainsi de chacune des autres de bas en haut ; il doit y en avoir assez pour recouvrir toute la longueur du membre fracturé ; ensuite on applique des coussins de balle d'avoine qui remplissent des vides, et permettent de comprendre le tout entre des attelles, ou planchettes, qu'on unit par des liens ou des bandes qui les entourent. Le membre cassé doit rester en repos ; tout le corps y est également forcé, lorsque ce sont les membres inférieurs qui ont été fracturés. On met le coussin sous l'aisselle, et on relève le coude par une écharpe passée sur l'autre épaule, quand c'est l'os de devant de l'épaule qui est cassé. Quand c'est l'extrémité de l'os du bras touchant à l'épaule qui est fracturé, on doit seulement étendre le bras sur un coussin à angle droit avec le corps. Quand ce sont les os étendus entre le coude et la main, il faut placer des linges pliés en escalier (compresses graduées) sur le devant et sur l'arrière du membre, pour l'aplatir ; on appliquera la partie étroite de ces linges du côté de la peau recouverte de linges mouillés d'eau avec acétate de plomb, en maintenant le tout par des planchettes. — Quand la cassure est en haut de la cuisse, pour éviter le raccourcissement, on tire sur le pied, qu'on chausse d'une bottine lacée, qui, à l'aide de liens, peut être fixée à une barre unissant transversalement deux grandes attelles ou planchettes. L'une ne remonte pas tout à fait jusqu'à l'aîne, et doit être placée du côté de la cuisse qui correspond à l'autre cuisse ; l'autre, beaucoup plus grande, doit être placée en dehors et remonter jusqu'audessus de la hanche ; l'extrémité supérieure de cette dernière est reçue dans une petite poche que lui présente un large sous-cuisse bien ouaté, dont on entoure le haut de la cuisse fracturée, en arrière et en avant de l'aîne, et qui fait porter tout l'effort de la tension sur le pli qui sépare la cuisse des bourses ; des rubans unissent en avant et en arrière les deux attelles, et des coussins garantissent le membre de leur contact ; on en place trois : un du côté de chaque attelle, un autre en avant. En tirant sur le pied et en le fixant par les rubans de la bottine à la barre transversale, on obtient l'allongement du membre. On a d'abord placé sur le membre des linges mouillés d'acétate de plomb et les petites bandes consacrées à serrer. Il est rare que le membre recouvre toute sa longueur, malgré les meilleurs soins

7. Une *Foulure* ou simple tiraillement des jointures, est longue à guérir et demande surtout du repos ; d'abord, et au moment même, on la traite par des applications d'eau froide. S'il survient du gonflement et de la douleur, on traite par les émollients.

8. Quand une *côte est cassée*, on met une ceinture large pour diminuer le mouvement qu'on fait en respirant.

9: *Les fractures du haut de la cuisse* et celles de *l'os du genou* ne demandent pas moins de quarante à cinquante jours, et souvent plus, pour être guéries.

Celles des jambes, trente jours ;

Celles du bras, vingt-cinq à trente jours, termes ordinaires.

10. Quand il y a *plaie et fracture*, on panse la plaie comme il est dit ci-après, et après cela, la

fracture. Au coude, on ramène la portion de l'os, qui tend à remonter en arrière, à sa position par un rouleau transversal de linge, qu'on fixe par une bande qu'on croise sur le devant du pli du coude ; on étend le membre sur une attelle qui recouvre un coussin en contact avec les linges appliqués sur le membre.

Si le petit os du genou est fracturé en travers, on met un coussin en arrière de la cuisse, et on y fixe une grande attelle qui tient tout le membre étendu. A l'aide de rouleaux de linge placés en travers, on presse en haut et en bas les fragments séparés, et on les fixe par une bande qu'on ramène sur l'attelle située en arrière ; cette bande s'attache à des entailles qu'ou fait à l'attelle.

11. *Plaies :* Une plaie, dans laquelle il n'y a ni poussière ni morceau de bois, ou quelque autre chose, doit être doucement rapprochée, et on l'entourera d'un cataplasme de farine de lin entre deux linges. — Quand la plaie suppure et n'est plus douloureuse, on la couvre, après en avoir doucement pressé les bords, d'un linge percé de beaucoup de trous très rapprochés, et qui est enduit de cérat, ou d'un autre corps graisseux, frais ; puis sur les trous du linge on place la

charpie; on maintient le tout avec une bande qu'on ne doit pas trop serrer. Quand on rapproche les bords de la plaie, on a soin d'éviter qu'il reste de l'écartement; on doit presser un peu plus sur le bas des lambeaux que sur leur sommet. On doit rétablir les parties autant que possible comme elles étaient avant la plaie.

12. Quand il y a une balle, un morceau de bois, quelque chose dans la plaie, on tâche, sans y mettre trop d'obstination, de l'extraire avec des pinces et autres instruments; on lave la poussière, on rapproche; on panse avec le cataplasme de farine de lin. Quand on ne peut pas recouvrir la plaie parce qu'il y a eu enlèvement d'une portion de peau, on panse avec le même cataplasme dans les premiers jours, et quand on ne craint plus qu'il y ait gonflement et douleur, on panse avec le linge troué et la charpie.

Quand il y a plaie dans des parties mobiles qui ne peuvent être fixées, on passe dans les bords de la plaie une aiguille armée d'un fil, et l'on fait un point et même plusieurs points. C'est le procédé qu'il faudrait suivre pour les lèvres, le ventre et les intestins; on fixerait ces derniers vers la plaie. On rase la peau voisine des plaies.

13. *De la saignée dans la fièvre.* — Dans le cas de fièvre, la peau étant chaude, la face rouge, les battements du pouls forts et répétés, la soif vive, les forces abattues, l'individu ayant d'abord été fort et bien portant, une saignée au bras est indiquée ; repos, limonade ou eau avec quelques gouttes de vinaigre, ou eau dans laquelle on a fait dissoudre trente grammes de gomme arabique dans une pinte ; bon air, diète. L'individu étant d'abord faible avant la fièvre, ou la fièvre durant depuis longtemps, on supprimera la saignée en suivant le reste du traitement, et l'on accordera, s'il a appétit, un peu d'eau de riz ou de tablettes de bouillon. Quand la fièvre a commencé par le cours de ventre, et que le malade, après quelques jours, est comme hébété, quand, en pressant le ventre, cette région paraîtra douloureuse, on appliquera quinze sangsues sur le ventre et un cataplasme de farine de lin. Si, après quelques jours de mal de tête et de fièvre, il survient des rougeurs à la peau, ou des boutons (petite vérole, rougeole, scarlatine), on traite comme pour les fièvres simples ; on insiste sur les cataplasmes de moutarde aux pieds.

14. La fièvre, avec frisson, chaleur, sueurs, laisse des jours d'intervalle où le malade est

parfaitement bien : employez *sulfate de quinine*, vingt centigrammes délayés dans trente grammes d'eau, pendant que le malade est sans fièvre; augmentez de cinq centigrammes chaque jour, jusqu'à guérison, et continuez après la guérison, diminuant graduellement de dix centigrammes par jour. S'il y a jaunisse et douleur au côté droit, ventouses ou sangsues au côté et au fondement, diète, repos, boissons, eau avec nitre, trente centigrammes pour un litre.

15. *Le Flux de ventre*, surtout s'il y a du sang, doit être traité au commencement par un vomitif. L'eau de riz gommée, et un lavement avec addition de cinq, six, quinze gouttes de laudanum.

16. *Le Vomissement seul*, sans fièvre, par des applications d'eau froide sur l'estomac, des cataplasmes de moutarde aux pieds et derrière le cou, des boissons froides, puis par l'eau gazeuse. S'il ne s'améliore pas, par une petite cuillerée d'éther, à laquelle on ajoutera cinq centigrammes de camphre, ou un lavement dans lequel on aura mis dix centigrammes de camphre dans une cuillerée d'huile. Quand il y a vomissement et douleur à l'estomac lorsqu'on presse avec la main, que la langue est rouge

ou couverte de matières blanches, qu'il y a soif, qu'il y a fièvre, quinze sangsues sur l'estomac, diète, boissons de limonade ou eau de gomme, et quand cela commence à aller mieux, semoule, tapioca pour nourriture.

17. *Dans les Douleurs de ventre* très-vives, qu'on augmente en touchant avec la main, et s'il y a fièvre surtout, saignée, sangsues ou ventouses, cataplasme de farine de lin, lavement d'eau tiède, etc. S'il y a des coliques, qu'on n'augmente pas en pressant avec la main sur le ventre, il faut administrer des lavements avec dix gouttes de laudanum.

18. *La Constipation* se guérit par des lavements d'abord simples, puis rendus purgatifs par trois cuillerées d'huile d'olive; enfin, si cela ne suffit pas, par trente à soixante grammes d'huile de ricin; on la guérit encore par la rhubarbe, quatre grammes dans trente grammes d'eau à prendre en une dose par la bouche; par du jalap, deux grammes. Quand l'estomac est bon, quand, en pressant sur le ventre, on ne cause pas de douleurs, on peut, dans le cas de constipation, donner l'huile de ricin par la bouche, ou l'élixir de Guillié.

19. Si la bouche est amère, la langue jaune.

s'il y a en même temps mal de tête, envie de vomir, dégoût, sans fièvre ni douleur en pressant l'estomac, vomitif, émétique, dix centigrammes dans trois verres d'eau, limonade, diète, et s'il y a seulement défaut d'appétit, rhubarbe, quatre grammes dans du bouillon, ou l'élixir de Guillié, dont l'usage doit être réitéré souvent. — S'il y a bouche amère, mal de tête, fièvre, quinze sangsues ou trois ventouses sur l'estomac, limonade, diète jusqu'au retour de l'appétit. — Quand il y a mal de gorge, qu'en faisant ouvrir la bouche, on voit qu'elle est rouge, ou que le fond semble bouché par deux grosseurs : ventouses ou sangsues, moutarde aux pieds, lavement avec huile de ricin ; on se lave la bouche et le fond de la gorge avec eau (cent vingt grammes), vinaigre (cinquante centigrammes), miel (un gramme). S'il y a au fond de la gorge des glaires épaisses, on souffle dessus, par un tuyau de plume, de la poudre d'alun (deux grammes). S'il y a des points comme rongés, on se contente de l'eau vinaigrée ou miellée ; on cesse d'y mettre du tabac à fumer, si l'on en a l'habitude. — Quand il y a douleurs violentes aux jointures et fièvre : saignée, diète. Quand il y a aux jointures des douleurs, sans fièvre, survenues d'elles-mêmes : cataplasme, sangsues ou ventouses.

20. *L'Étourdissement*, la rougeur de la figure, la perte de connaissance brusque, ou le coup de sang, se traite par la saignée aux pieds, les cataplasmes de moutarde aux pieds et derrière le cou, les lavements avec le miel de mercuriale, soixante grammes dans un litre d'eau. — Quand, en pinçant le malade, on voit qu'il est insensible et sans mouvement d'un côté ; quand les yeux sont rouges, quand il fait très-chaud, quand l'individu est fort, qu'il n'a pas perdu de sang, on a affaire à une apoplexie, qu'on traite comme le coup de sang, et, de plus, diète, limonade avec deux centigrammes d'émétique dans un litre d'eau. On ne rend des aliments qu'après le retour de la connaissance. Quand il y a perte de connaissance avec pâleur chez un individu faible, qui a eu peur, froid, ou qui a perdu du sang : sel ammoniac sous le nez, coucher sur le dos, la tête non soulevée ; c'est ce qu'on appelle se trouver mal. Quand il y a du transport avec ou sans fièvre : moutarde aux pieds, derrière le cou jusqu'aux pieds, ventouses ou sangsues derrière et au-dessous de l'oreille. On attache le malade.

21. Quand il y a étouffement, point de côté, fièvre, abattement, toux, crachats ressemblant à de la gomme , et collants ou d'un blanc mêlé de couleur de rouille ou d'orange, avec un son sourd quand on frappe la poitrine avec les doigts, tandis que dans l'état de santé, la poitrine retentit comme une sorte de tambour peu sonore , c'est une inflammation de poumons que l'on doit traiter par des saignées, des sangsues ou des boissons miellées. Si on ne pouvait pas saigner, on mettrait des ventouses, et l'on pourrait administrer des potions formées de thé, cent vingt grammes, et émétique, vingt centigrammes; puis le lendemain, vingt-cinq ou trente, jusqu'à ce qu'il y ait du mieux, en augmentant de dix centigrammes d'émétique par jour, jusqu'à soixante centigrammes. Si cependant les vomissements étaient très-violents, après trois jours on devrait cesser et se contenter de pertes de sang. Ce traitement convient aux personnes faibles et les saignées aux personnes fortes; diète, repos, lavements, et lorsque le mieux revient, on ne doit donner des aliments qu'avec une grande précaution.

22. *Point de Côté* survenu brusquement avec toux et fièvre : saignées, ventouses et sangsues ;

s'il dure plusieurs jours, et s'il n'y a plus de fièvre, si en frappant la poitrine avec le doigt, elle
résonne d'une manière plus sourde que chez
une personne saine : vésicatoires très larges,
diète jusqu'au retour du mieux ; grande précaution pour prendre des alimens.

23. *Etouffement,* sans fièvre, ni douleur, ni
toux, ni crachats : cataplasmes de moutarde aux
côtés de la poitrine, aux pieds, air froid. S'il y
a en même temps rougeur et afflux de sang à la
face, palpitations du cœur, saignée aux pieds ou
ventouses, ou sangsues au bas de la poitrine,
boissons gommées et sucrées.

24. *Crachement d'un Sang* écumeux ou rouge
chez un individu fort : saignées, ventouses, ou
sangsues, diète au bouillon, eau gommée, avec
acide sulfurique, douze gouttes dans un litre ;
bains de pieds avec moutarde, soixante grammes
dans quatre litres d'eau de mer très chaude,
pendant cinq minutes jusqu'à la cheville, deux
par heure, quatre le matin et quatre le soir ;
chez un individu faible on supprime la saignée.
—Vomissement de sang, s'il est noir, en caillots,
rendu avec effort, et non en toussant : boisson
d'eau froide, application d'eau froide (eau de mer,
s'il est possible) sur la région de l'estomac ; ca-

taplasmes de farine de moutarde aux pieds:

25. Quand, à la suite d'un coup, ou sans cause connue, il y a enflure et douleur qui s'augmente par la pression, et lorsqu'il y a rougeur (ce qui ne se reconnaît que quand la partie malade est superficielle), il est utile d'appliquer des cataslasmes émollients, faits avec de la farine de lin sur presque toutes les parties du corps. S'il y a une grande douleur, s'il y a surtout fièvre, on mettra des sangsues ou des ventouses, et on pourra recourir à la saignée ; la rigueur de la diete et du repos sera proportiennée à la grandeur du mal. Quand la maladie affecte les doigts un peu profondément; on doit sur-le-champ inciser à deux ou trois lignes d'épaisseur en ayant soin de faire l'incision longue d'un pouce sur le côté du milieu du doigt, à deux lignes en avant si le mal est en avant, et en arrière s'il est en arrière

26. *Mal à l'œil (Ophtalmie)*. — Quelques grains de poussière, de petits éclats de pierre, des parcelles de bois, de paille, des insectes, une épaisse fumée, une lumière trop flamboyante, affectant la conjonctive ou la cornée, portent à frotter l'œil, et occasionnent l'inflammation ; il convient d'éviter le frottement et d'avoir recours

tout de suite à une main légère et à des lotions
prudentes, pour extraire les corps étrangers introduits sous la paupière. Les rougeurs avec
douleur des yeux se traiteront par des ventouses
ou sangsues sur les tempes, même une saignée
aux pieds, en faisant baigner l'œil dans l'eau
froide aux premiers jours, chaude aux jours qui
suivent ; quand l'inflammation des yeux est déjà
ancienne (après un mois), on fait tomber dans
l'œil quelques gouttes d'une composition formée
d'eau, 60 grammes ; nitrate d'argent, un centi-
gramme.

27. *Le Strabisme.* — Le strabisme (yeux de
travers) qui enlaidit si fort la plus charmante
figure, tient à la direction vicieuse dans laquelle
la lumière a frappé les yeux d'un enfant au berceau. Les parents ne sauraient trop prévenir
cet inconvénient disgracieux, accusateur de leur
ignorance ou de leur peu de soins à l'égard de
leurs enfants en bas âge.

28. *Le Scorbut.* Le scorbut, qui s'annonce par
le saignement des gencives, par des taches
noirâtres sous la peau, se traite en plaçant le
malade à l'air, au sec, au chaud, par les boissons d'eau, mêlée de quelques gouttes d'eau-de-
vie et d'acide sulfurique, la décoction de ratanhia,

le repos, la nourriture la plus fraîche, pommes de terre et viandes conservées non salées. Les plaies se touchent avec un pinceau trempé dans l'eau à laquelle on aura mêlé quatre grammes d'acide hydrochlorique pour un demi-litre. Le bain froid d'eau de mer pourra être utile.

29. *Du Saignement de nez.*—Les saignements de nez et le pissement du sang s'arrêtent en jetant de l'eau froide salée sur le corps.

30. *Remèdes contre le mal de dents et la névralgie faciale.* — Si la dent est carriée et qu'il n'y ait aucun espoir de la conserver, le baume d'acier est le meilleur de tous les remèdes, c'est-à-dire qu'il faut la faire arracher par un dentiste avec la clef de Garengeot ou le davier. Lorsque la dent n'est qu'entamée par la carie, on peut en arrêter le progrès en la cautérisant avec de l'acide nitrique; mais cette opération délicate doit être faite par une main sage et sûre. Si l'on craint ces opérations, on peut employer l'essence de girofle, dans laquelle on trempe du coton qu'on applique sur la carie. La teinture d'opium produit le même effet. On peut mêler ces deux substances à doses légales, ou essayer de quelques gouttes de liqueur anodine minérale d'Hoffmann.

31. *Névralgie.*—Si la douleur de la mâchoire dépend d'une irritation du nerf facial et dentaire, ce qui arrive lorsque les dents sont bonnes, et qu'il n'y en a pas de cariées : appliquer sur la partie douloureuse une emplâtre de farine d'amandes amères délayée avec du miel. Ce remède bien simple a fait souvent disparaître comme par enchantement des névralgies qui jusque-là n'avaient cédé à aucune autre médication. Les cataplasmes de farine de maïs ou de fécule de pommes de terre, laudanisés, produisent le même effet sur les névralgies.

32. *Remède contre le rhumatisme.* — Le meilleur moyen de se préserver de cette cruelle maladie consiste à prendre tous les ans des bains froids pendant l'été, des bains de marc de raisin pendant l'automne, se couvrir de flanelles pendant l'hiver et s'en frictionner souvent les parties menacées de rhumatisme. Éviter l'air froid et humide, les lieux bas; ne point user d'onguents gras et emplâtre âcre, prendre des bains de vapeur avec force douches sur les jointures, et faire usage de l'Élixir de Guillié.

33. *Remède contre la sciatique.*—Faites une emplâtre avec de la chaux vive, du miel et des jaunes d'œuf pétris ensemble et appliqués à l'en-

droit douloureux. Un séton au bas de la cuisse ou une brulûre artificielle au feu rouge, ou avec un moxa fait à l'endroit où l'on ressent la douleur la plus vive, la tempère tout de suite; mais cette opération réclame des connaissances anatomiques qui doivent déterminer les malades à recourir à un chirurgien.

34. *Coups de soleil sur la tête.* — Cette maladie n'est pas rare. L'histoire sainte rapporte que Manassès, mari de Judith, qui séduisit Olopherne pour lui couper la gorge, en mourut. Car comme il était auprès de ceux qui liaient les gerbes aux champs, la chaleur lui donna sur la tête, il tomba malade et succomba. Louis XIV, après un coup de soleil qu'il reçut à la chasse, eut besoin d'être saigné sept fois. Le printemps et l'été sont les saisons pendant lesquelles on s'expose à cet accident fâcheux.— La saignée, les bains froids surtout, et les lavements sont indiqués. Une application d'eau mêlée avec du vinaigre sur la tête soulage quelquefois.

35. *La Rage.* — Cette maladie est communiquée à l'homme par la morsure de la race canine. Aussitôt qu'un individu a été mordu par un chien enragé, il faut cautériser la plaie avec

un fer rouge, lui donner à boire immédiatement six gouttes d'alcali volatil-fluor dans un verre d'eau, si on peut s'en procurer; et chaque jour, le matin à jeun, une cuillerée à bouche de liqueur de Wan-Swieten pendant quinze jours, mais suspendre ce remède lorsqu'il irrite la bouche et excite la salivation. Ce remède convient même à ceux chez qui la rage est déjà manifestée, parce qu'il en neutralise le venin. Diminuer la quantité des aliments, surtout de la viande, du vin, des liqueurs, des épiceries, de toutes choses échauffantes, prendre des bains tièdes, frotter le membre mordu avec onguent napolitain. Au lieu de tuer les chiens qui ont mordu des hommes, il faudrait les renfermer avec précaution pour s'assurer s'ils sont enragés. Rassurer les malades. On guérit de cette affection avec des soins; il n'est plus nécessaire de les étouffer, comme autrefois, entre deux matelas; et cette barbarie, si elle arrivait, serait punie en France comme un homicide. On s'est figuré que les malades atteints de la rage avaient envie de mordre; cela est faux; rien ne pourrait justifier ceux qui les abandonneraient sans secours dans la crainte d'être mordus.

36. *Coliques des peintres*. — On peut guérir cette maladie en trois ou quatre jours, et même la juguler au début; mais lorsque les convulsions sont continues, elle a bientôt causé la mort. Si on a le temps d'appeler un médecin, il convient de suivre le traitement dit de la Charité, comme étant le plus sûr. Dans le cas contraire, M. Gendrin préconise une limonade sulfurique qui a pour but de transformer les préparations saturnines en sulfutate de plomb insoluble, et de neutraliser par là le poison. Cette limonade se compose de la manière suivante : acide sulfurique, 8 grammes ; eau, 1,000 grammes ; sirop, sucre ou miel, quantité suffisante pour adoucir.

37. *La Diarrhée*. L'eau de riz cuit au bouillon de poule, la diète, quelques lavements avec addition de dix gouttes de laudanum de Sydenham, dissipent ordinairement la diarrhée.

38. *La Dyssenterie*. — Boerrhaave conseillait, quand la dyssenterie était épidémique, d'imprégner de la vapeur de soufre toute l'eau qu'on boit, ce qui se pratique en brûlant des pâtes soufrées dans des tonneaux qu'on remplit tout de suite d'eau et qu'on roule pendant quelques moments.

39. *La Gale.* — La gale, puisqu'il faut l'appeler par son nom, est une démangeaison qui a pour cause un tout petit insecte appelé acca-rus : elle se prend par le contact avec les personnes qui en sont infectées, ou avec leurs habits. Pour en guérir, il faut se bien nourrir d'aliments sains, éviter les salaisons, charcuteries, épices, vins forts, eaux-de-vie ; suivre un régime adoucissant, prendre de la tisane de chicorée amère, parfumer ses habits avec la fumée de fleur de soufre en combustion, et se frotter plusieurs fois tout le corps avec un mélange de fleur de soufre. . . . 60 grammes.

Beurre frais. . . . . . . 100 id.

Graine de stafiigre pulvé-
risée. . . . . 16 id.

Après guérison, bains tièdes, régime rafraîchissant.

40. *Des Brûlures.* — Quand la brûlure est légère, sans vessie levée, il suffit d'y mettre une compresse trempée dans l'eau fraîche, et de la changer tous les quarts d'heure, jusqu'à ce qu'on ne sente plus de douleur. Quand il y a une vessie levée, on applique un linge enduit de cérat à l'huile de noix, qu'on change deux ois par jour. Si la peau est brûlée et les chairs

endommagées, même remède employé avec de la charpie au lieu de compresse.

41. *Engelures.* — Aux mains, aux pieds, aux oreilles, au nez. Cet accident survient quand on passe subitement du froid au chaud et du chaud au froid, et se manifeste par une démangeaison et l'enflure. Cette maladie au nez y laisse souvent une impression qui change la physionomie le reste de la vie. Il faut la prévenir en fortifiant la peau, puisqu'elle dépend de sa sensibilité ; la soustraire aux alternatives de chaud et froid ; se laver souvent avec l'eau froide ou de la neige. Lorsque les engelures sont entretenues par un vice du tempérament, il n'y a qu'un médecin qui puisse y remédier. Si l'on ne peut tremper les pieds et les mains dans l'eau froide, à cause des règles chez les femmes ou de la désolation chez les enfants, un des meilleurs moyens à employer contre les engelures, c'est de porter jour et nuit, sans quitter, des gants, de peau lisse ou des chaussettes de même nature. Les personnes qui ont des engelure opiniâtres doivent se priver de vin et de salé.

42. *Les Verrues.* — On les détruit en les liant avec un fil de soie, en les coupant avec des ciseaux ; en les desséchant avec le lait de chéli-

doine, de la feuille de figuier, de pourpier, ou
avec du vinaigre très fort dans lequel on a fait
dissoudre autant de sel qu'il est possible.

43. *Les Loupes* ne guérissent que par l'ampu-
tation.

44. *Des Corps aux pieds.* Il faut les ramollir
par des bains chauds, et les extirper, au sortir
du bain, avec des instruments sans attaquer les
chairs vives environnantes, d'autant plus sensibles qu'elles sont plus tiraillées.

45. *La médecine et la chirurgie* sont entre elles
comme *l'âme et le corps*, qui ne peuvent être séparés par un mur mitoyen, et qu'il faut révérer
simultanement.

45. *Les Fistules* réclament un traitement long
et minutieux, si on ne consulte pas un chirurgien
dès leur début ; pour celles de l'œil, il faut une
opération qui rétablisse la liberté naturelle à
l'écoulement des larmes. Si j'en étais affecté, je
préférerais la cautérisation du conduit lacrimal
par l'orifice inférieur du nez, à l'opération qui
fait un trajet artificiel à travers les os de la face.
On évite la fistule de poitrine, qui est incurable,
par des précautions contre sa cause ordinaire,
la pulmonie chronique compliquée d'empyème.
La vie sobre, active, continente, prévient les fis-

tules stercorales, salivaires, biliaires, urinaires recto et vésico-vaginales ; ces deux dernières peuvent résulter des suites d'un accouchement laborieux.

47. *Les Polypes*. — Le tabac à priser peut occasioner des polypes dans les fosses nasales ; quelquefois il attaque simplement la muqueuse, plus souvent il est charnu, fibreux ; il peut être dangereux de le laisser extirper. Cette extirpation des polypes détermine une hémorrhagie plus redoutable que le mal qui peut en être la suite.

48. *Maladies de l'Utérus*. — Les polypes de l'utérus ne sont pas rares ; mais souvent un excès de pudeur, fruit de l'ignorance, que la religion condamne comme elle condamne tous les excès, empêche toujours que la villageoise, surtout dans le midi de la France, soit guérie de cette redoutable maladie, par le refus opiniâtre qu'elle fait de soumettre à l'observation du médecin l'organe qui en est le siége. Dans ce cas, un praticien humain et zélé, qui soupçonne cette tumeur sur une de ses clientes, doit lui représenter, ainsi qu'à ses proches, le danger qu'elle court. La religion défend de compromettre ses jours.

49. *Aménorrhée et Disménorrhée*. — La vie sé-

dentaire, l'atmosphère trop bornée du salon, les caprices d'un système nerveux, très délicat chez une demoiselle, à la ville, sont des causes d'aménorrhée ou de disménorrhée (absence ou flux immodéré des règles); chez la jeune paysanne, c'est la fatigue, le grand air et ses variations. Des bains de siége, de la chaleur aux pieds, des boissons ferrugineuses et de bons aliments guérissent celle-ci; pour l'autre, on a recours à l'exercice en plein air et au galvanisme. Hamilton, médecin anglais, pratiquait la compression de l'artère crurale, au moyen d'un tourniquet, dans les cas d'aménorrhée opiniâtre.

50. *Suites d'un effort.*—La hernie, lorsqu'elle est réductible, peut être rendue moins incommode par divers bandages, qu'on applique suivant l'indication et le choix. Les personnes atteintes de cette infirmité doivent la surveiller avec exactitude pour éviter l'étranglement qui réclame une opération chirurgicale souvent funeste.

51. *Foulures.* — Dans la foulure des membres il faut prévenir au plutôt l'engorgement des tissus, d'abord par l'emploi prolongé de l'eau froide, et ensuite par la compression, ayant soin de garnir le pied ou la main malade avec du coton avant de les comprimer.

52. *Moyen de rompre un anneau d'or ou d'argent lorsqu'il étrangle le doigt.* — L'anneau d'or ou d'argent. heureux symbole d'une alliance très souvent moins heureuse, peut devenir trop étroit, il suffit de le frotter avec du mercure pour pouvoir le rompre sans instruments capables de blesser le doigt ou la main.

53. *Précautions à prendre contre les accidents des voies aériennes.* — Le joyeux Anacréon mourut de l'introduction d'un seul grain de raisin dans la trachée-artère, pendant qu'il riait. Lorsque la toux et l'éternuement qu'il convient de provoquer ne suffisent pas pour expulser les corps étrangers introduits par mégarde dans les voies aériennes, la bronchotomie, opération chirurgicale, seule capable de prévenir la suffocation, est indiquée, et il convient d'y recourir au plus tôt. Que les mères de famille, les nourrices et les bonnes d'enfants soient vigilantes au sujet de la manie de ces derniers pour mordiller, sucer et avaler tout ce qui tombe sous leurs petites mains. L'ingurgitation de divers corps peut leur être aussi funeste que celle de certaines bouillies, ou que les maillots d'autrefois et les berceaux de mauvaise forme, non suspendus.

54. *Mal d'oreille* (otite). — Lorsqu'un moucheron, une fourmi ou tout autre insecte s'introduit dans l'oreille, il suffit de remplir le conduit auditif d'huile ou simplement d'eau : le locataire incommode est privé d'air et meurt, ensuite on peut l'extraire sans danger avec la tête d'une épingle comme un fragment de cérumen.

55. *Déviation de la taille.*—Tout le traitement chirurgical applicable aux bossus repose sur ce principe : « Pour redresser un arc osseux, il faut pousser sur la partie la plus convexe, et tirer en sens opposé sur chacune des extrémités. »

56. *Soins pendant la Grossesse.* — Les corsets sont funestes à beaucoup de dames enceintes ; que de maladies justifient les égards, les soins et les attentions qui leur sont dues en toute occasion, mais plus spécialement pendant cette longue période de souffrances aussi nombreuses que variées. Le mal de dents, la constipation et la diarrhée, la rétention ou l'incontinence de l'urine, la pléthore sanguine et la toux, les nausées, les vomissements, la salivation ptyalique, l'anorexie, la gastralgie, l'insomnie, les palpitations, les appétits dépravés, l'épuisement, la syncope, les convulsions et les diverses névroses

des sens, commandent à l'homme un véritable respect pour la compagne de ses joies, dont il doit alléger les misères par une véritable et sincère commisération et par une constante patience. Les promenades en plein air, les douces distractions, les soins affectueux sont le principal remède à cette maladie. La vie active est très favorable à la grossesse. Sous ce rapport, Jeanne d'Albret accompagnant le roi de Navarre dans ses dernières campagnes, et traversant toute la France au dernier mois de sa grossesse pour se rendre à Pau et donner le jour à Henri IV, peut être proposée en exemple aux petites maîtresses de nos grandes villes, condamnées à languir pendant les neuf mois de la leur.

57. *Accouchements.* — Tout l'art des accouchements, suivant une vieille pensée d'Hippocrate, père de la médecine, consiste à sortir une olive tendre et fraîche d'une bouteille fragile en la faisant passer par le goulot sans dommage pour l'une ni pour l'autre. Telle est la base de toute obstétrique que tout chrétien devrait connaître, suivant ce passage du rituel romain, titre du baptême des petits enfants. *Si mater prægnans mortua fuerit, fœtus, quamprimum caute extrahatur, ac si vivus fuerit baptisetur.*

L'Église fait donc un devoir de l'opération césa-
rienne, mais seulement après avoir essayé vai-
nement l'extraction de l'enfant du sein de la
mère par les voies naturelles, et après la mort
de celle-ci. Ce commandement oblige surtout le
prêtre de campagne qui peut être dans la nécessité de surmonter toutes les répugnances de son
état pour remplir un tel devoir, dont la théologie trace imparfaitement les moyens au *Traité
des Diaconales*. Dans toute espèce d'accouchement, les grands diamètres de la tête de l'enfant
doivent correspondre avec les grands diamètres
du bassin de la mère. Ces grands diamètres sont
toujours opposés entre eux. « Et, semblable à
« la vis qui tourne en avançant, l'enfant dans le
« bassin tourne en le franchissant. » Il faut
éloigner la foule des commères qui environnent
le lit de la malade ; deux ou trois des plus intelligentes suffisent pour la secourir, les autres
compliquent le mal par leurs bavardages incon-
séquents. Qu'on aide la nature dans ce cas, suivant le précepte de Stein, sans trop presser, ni
trop entreprendre ; éviter l'irrésolution et la
timidité. Après le travail, il faut donner du repos à la malade. Qu'elle se garde bien de se lever trop tôt, d'aller au travail, à l'église ou ail-

leurs, ayant d'être parfaitement rétablie. Les félicitations empressées des premiers jours et les visites peuvent lui être nuisibles.

58. *Coliques des enfants.* — Pendant les six premières années de leur existence, les enfants à la mamelle sont souvent tourmentés de coliques. Elles ont pour cause les vents, l'acidité, la mauvaise qualité du lait des nourrices ou l'usage des aliments grossiers qu'elles mangent. L'eau d'orge miellée, une légère infusion d'anis vert sucrée, quelques bains, suffisent la plupart du temps pour calmer ces douleurs chez les enfants.

59. *Remède contre l'Ivresse.* — L'ivrognerie est la source de plusieurs graves maladies. La vigne, suivant Anacharsis l'ancien, porte trois sortes de raisins : le plaisir, l'ivresse et le repentir. Sous François Ier, celui qui s'enivrait était fouetté publiquement à la troisième fois : en cas de récidive, on le bannissait après lui avoir coupé les oreilles. De telles cruautés étaient pire que le mal ; mais aujourd'hui, tandis que l'Amérique et l'Angleterre se couvrent de sociétés de tempérance, la France ne fait rien pour corriger ce vice qui abrutit la classe ouvrière de nos grandes villes, où les riches mangent

sans faim et les travailleurs boivent sans soif, deux extrèmes également pernicieux à la santé en tous pays du monde. Il peut arriver que des personnes, ordinairement sobres et sans propension à l'ivrognerie, soient surprises par le vin, l'eau-de-vie ou tout autre liqueur fermentée ; quelques gouttes d'amoniaque liquide dans un verre d'eau fraîche dissipent, comme par enchantement, l'état de stupéfaction de l'organe cérébral.

60. *Remède pour conserver les Cheveux qui menacent de tomber.* — Prenez moelle de bœuf, 60 grammes ; faites-la fondre au feu dans une assiette de grès ; mêlez-y 4 grains d'émétique, remuez, coulez cette graisse dans un petit pot, faites des onctions sur la tête après avoir fait couper les cheveux à la mal contént, pour les hommes, et les avoir bien démêlés avec un peigne pour les femmes.

61. *Remède pour rendre la Peau blanche et fine, et enlever les rousseurs qui la couvrent.* — Prenez : pâte d'amandes douces, 60 grammes ; huile d'olive de Provence, 100 grammes ; teinture de benjoin, 25 centigrammes ; jaune d'œuf, trois ; mêlez le tout ensemble, et frottez la peau très doucement avec de la soie écrue ou un linge fin

usé, trempé dans la mixture décrite ci-dessus.

62. *Effets de la Peur*. « Les effets généraux de la peur sont de resserrer tous les petits vaisseaux, et de repousser le sang vers l'intérieur, de là la suppression de la transpiration, le saisissement général, le tremblement, les palpitations et l'angoisse quand le cœur et les poumons sont surchargés de sang ; quelquefois même les évanouissements, des maladies incurables du cœur, la mort ; souvent les assoupissements, les rêveries, une espèce de délire furieux, comme je l'ai vu fréquemment chez les enfants quand des vaisseaux du cerveau s'engorgent, les convulsions et l'épilepsie même, qui est souvent la suite horrible d'un mauvais badinage. La moitié des épilepsies non natives en dépendent, et l'on ne saurait trop inculquer aux enfants de ne jamais se faire réciproquement peur ; les maîtres d'école devraient les avertir sérieusement sur cet article. Quand l'humeur de la transpiration arrêtée se jette sur les boyaux, il en résulte des diarrhées très longues et très opiniâtres. L'on doit chercher à rétablir la circulation dérangée, rappeler la transpiration, et calmer l'agitation des nerfs. La méthode ordinaire est de donner d'abord de l'au fraîche ; mais quand la frayeur est considérable, cet

méthode est pernicieuse, et j'en ai vu de très-
fâcheux effets. Il faut mettre les malades dans un
endroit tranquille, ne laisser avec eux que très
peu de personnes qui leur soient très familières,
leur donner quelques tasses de boisson chaude,
surtout de tilleul et de mélisse, leur mettre les
jambes dans un bain tiède, dans lequel on les
laisse une heure, s'il est possible, en les leur
frottant de temps en temps, et en leur donnant
tous les demi-quart d'heure une petite tasse de
boisson. Quand le calme est un peu revenu,
que la peau est généralement réchauffée, on
doit chercher à les faire dormir et abondamment
transpirer ; pour cela on peut leur donner quelques cuillerées de vin en les mettant au lit, avec
une tasse de ces mêmes boissons, ou, ce qui est
plus sûr, quelques gouttes de laudanum liquide
de Sydenham, ou, s'il manque, une prise de thériaque. Quelquefois les enfants ne paraissent pas
d'abord extrêmement effrayés ; mais la peur se
renouvelle pendant le sommeil, et n'en a que plus
de force, il faut alors mettre en pratique les conseils que je viens de donner, quelques soirs de
suite, avant de les coucher. Souvent la peur se
renouvelle à la nuit tombante, et les met tous
les jours dans un état violent ; l'on doit employer

les mêmes moyens, et tâcher de les faire dormir
à l'heure du retour. J'ai dissipé, par ces mêmes
secours, les effets de la peur chez les femmes en
couche, pour qui elle est ordinairement funeste,
et souvent promptement mortelle. Si la suffocation est violente, l'on est quelquefois obligé de
faire une saignée du bras. Il faut obliger les malades à un exercice doux, mais presque continuel. Tous les remèdes violents rendent incurables les maladies qui sont une suite de la peur;
une assez fréquente, c'est une obstruction au
foie, qui produit une jaunisse. »

(Extrait de Tissot.)

63. Il ne faut pas mépriser les remèdes populaires utiles à la santé, dit Hippocrate. Le plus
grave des inconvénients qui résultent de la chè-
reté des drogues exotiques, c'est celui que si-
gnale M. Gilbert, dans son *Traité de l'Anarchie
médicale*. Les drogues les plus chères, dit-il, sont
les plus maltraitées. L'abus est poussé à un tel
point , que certains articles quadruplent de
masse en sortant de Marseille.

64. *Du Cancer.* — Dans le cancer, les veines
voisines se gonflent d'une manière extraordinaire ; elles acquièrent aussi un développement
prodigieux lorsqu'un tronc principal se trouve

oblitéré ou comprimé. (ROSTAN, *Cours de méde-cine clinique*, 2e édit.)

65. Toutes les indications médicales conte-nues dans *Le Médecin du Corps et de l'Ame*, qu'on vient de parcourir, sont complétées *chaque an-née*, dès les mois qui précèdent le premier jour de l'an, suivant les progrès et les découvertes faites dans les sciences médicales, par la publi-cation d'un *opuscule*, tout à fait utile et indis-pensable à toutes les familles, que nous publions depuis près de dix ans, au prix minime de *cin-quante centimes* chaque exemplaire. C'est l'*Al-manach-Manuel de la Santé*, dont le journal des villes et campagnes rendait compte cette année, 1854, ainsi qu'il suit :

« *Almanach-Manuel de la Santé*, ou le *Médecin*
« *de soi-même*, par M. le chanoine Clavel, méde-
• cin reçu à la faculté de Paris. (Paris, chez De-
« larue, libraire, quai des Augustins, n° 11, et
« chez tous les libraires : Prix : 50 cent.)

» L'Almanach-Manuel de la santé contient des
« notions sur les maladies en général ; l'indi-
• cation des cas où l'on peut se traiter sans le
« secours d'un docteur ; les soins à donner, dans
« les cas graves, aux malades, avant l'arrivée
« du médecin ; les moyens de conserver, de ré-

« tablir et consolider la santé, par l'habitude
« des soins journaliers.

« Il contient, en outre, sur les maladies de
« l'âme, des réflexions morales qui méritent
« d'être lues en entier. et dont la variété, pré-
« sentée sous la forme de maximes pratiques
« pour l'usage de la vie, peuvent édifier et ins-
« truire toutes les personnes qui les liront ; car
« elles ont été écrites par M. Clavel, au double
« point de vue qu'inspirent le caractère du prêtre
« catholique et du médecin français. »

LE MÉDECIN

DU CORPS ET DE L'AME.

NEUVIÈME LIVRE.

TRAITÉ DE PETITE PHARMACIE DOMESTIQUE.

> « On ne saurait trop se convaincre de
> « cette vérité : beaucoup de cas de ma-
> « ladie peuvent être traités utilement par
> « des personnes étrangères à la médecine.
> « On peut aussi par de bons procédés em-
> « ployés à propos prévenir certaines affec-
> « tions. L'art de la pharmacie a commencé
> « au sein des familles.
>
> Virey. *Des Médicaments officinaux.*

§ 1. REMÈDES.

Qu'on peut préparer ou conserver dans les Maisons.

1. *Hygiène des Saisons, des Tempéraments et des Conditions.*— La température de l'air est soumise à la chaleur du soleil, dont l'ardeur varie suivant qu'il est plus ou moins rapproché de la terre, et constitue les saisons de l'année. Leur influence sur la santé de l'homme est incalculable. Principe et agent de la respiration, l'air est, d'un côté, indispensable au jeu de cette fonction physiologique essentielle à la vie animale ; et de l'autre, sa qualité détermine très-souvent l'état normal ou les dérangements de l'inspira-

tion et de l'expiration ; ce qui fait dire : le temps est lourd, serein, chaud, humide, sec, beau, mauvais.

2. *Le Printemps*. — Cette saison vivifiante, qui ramène les joies du cœur, commence le 21 mars. C'est l'époque la plus favorable aux malades pour se médicamenter avec succès, à cause du travail de la nature, dont l'efficacité se fait sentir à tous les êtres vivants. Les émissions sanguines, les bouillons d'herbes rafraîchissantes, la viande des jeunes animaux, le laitage onctueux, les œufs frais pondus, le miel nouveau, un exercice prudent, modéré et sans fatigue, en plein air, à l'abri des giboulées de mars, des pluies du mois d'avril et des ardeurs naissantes du soleil de mai : tels sont les moyens simples, mais réparateurs de la santé, qu'il convient d'employer. Les riches y joignent d'autres prescriptions, très souvent inutiles et plus propres à rassurer l'esprit qu'à modifier directement l'organisme matériel. Dieu, qui est spécialement l'ami des pauvres, sans condamner l'inégalité des fortunes, a voulu qu'ils eussent aussi leur part bienfaisante à la douce chaleur du soleil printanier ; il luit pour tout le monde, et distribue partout les biens ineffables de la nature, en

les plaçant à la portée de chacun : tels que ceux de la charité, qui en est l'image morale; ses rayons atteignent toutes les misères, allégent chaque infortuné. Pendant le printemps il faut tremper son vin, s'abstenir des aliments trop salés et de charcuterie, boire peu de liqueurs fermentées.

3. *L'Été.* — Voici la saison débilitante; elle commence le 22 juin. L'abondance de la transpiration cutanée, la longueur des jours, le relâchement des fibres, la sécheresse de l'air, les émanations miasmatiques et végétales, qui se dégagent de la terre, sont autant de causes de faiblesse, et réclament l'usage d'aliments substantiels, de boissons toniques. Lorsqu'il ne règne pas de maladies endémiques, l'été n'est jamais aussi funeste que les autres saisons aux malades frappés d'affections ordinaires. Il offre, d'ailleurs, les ressources hygiéniques les plus variées, comme les plus simples; outre les eaux minérales, les bains de mer et de rivière, les fruits délicieux, que de distractions utiles à la santé, par les voyages ou par les jouissances de la villégiature! Que vos vêtements soient légers, de texture fraîche et souvent renouvelés ; modérez vos travaux de corps et d'esprit ; que vos

courses à pied soient moins fréquentes et entreprises à des heures convenables. Évitez les boissons spiritueuses, alcooliques, stimulantes. Méfiez-vous des glaces comme du repos dans les grottes poétiques, à la suite de vos promenades animées.

4. *L'Automne.* — Pendant cette saison si mélancolique, la chute des feuilles est le triste avant-coureur des glaces et des frimats. Ceux-ci deviennent d'autant plus funestes qu'on n'a pris aucune précaution pour s'y accoutumer, comme avec des amis qu'il faudrait moins éloigner de nous par les recherches du luxe que la civilisation accumule dans les grandes villes. Tempéraments affaiblis, détériorés, craignez l'humidité nouvelle qui succède à la sécheresse de l'été. Évitez les premiers froids. Reprenez aussitôt vos flanelles de laine sur la peau ; précautionnez-vous contre toute sorte de rhumes ; mais surtout éloignez-vous des ardeurs du soleil d'automne, aussi perfides que les humidités. Revenez à vos tisanes émollientes, et surveillez exactement la maturité des fruits qu'on vous sert à table. Observez nos prescriptions sur les maladies de la poitrine, exposées ci-après.

5. *L'Hiver.* — Triste et pitoyable saison pour

le pauvre sans abri, sans feu, sans aliments, qui la voit arriver avec effroi ; mais saison si brillante, si joyeuse et si confortable pour les opulents de la grande ville de Paris. Epoque attendue avec tant d'impatience ou d'ennui, que de regrets tu prépares à l'innocence et à la santé ! que de tombes ouvertes par tes amusements si enivrants et si délétères ! — Ames délicates, logées dans des organes faiblement constitués, encore tendres ou déjà altérés, gardez-vous de courir avec fureur après les mille merveilles bruyantes des salons, de la danse, des spectacles, et autres assemblées nombreuses où l'air est miasmatisé ? La lumière factice des bougies et du gaz, l'air vicié par tant d'haleines corrompues, causeraient inévitablement la ruine d'une santé frêle. Goûtez le bonheur paisible et délicat du coin du feu, au sein de votre famille, et rendez-lui affection pour affection, en répondant à ses soins par une douce résignation aux volontés du ciel sans lesquelles nous ne perdons pas un seul cheveu.

6. *Récoltes médicales de chaque mois.* — Certaines compositions ne pouvant se faire qu'à des temps fixes dans l'année, nous croyons devoir les indiquer.

Au mois de janvier, la froidure permet de concentrer les vinaigres ou autres acides et liqueurs vineuses ou salines auxquelles l'évaporation ôterait une partie de leurs principes. Le froid enlève aussi aux eaux distillées, simples ou spiritueuses, l'odeur de feu ou d'empyreume. Plusieurs opérations de chimie ne se font bien que dans le froid. — En février, on peut se procurer diverses racines, les fruits secs et pectoraux qui sont apportés des pays méridionaux. La pulvérisation de plusieurs résines demande aussi une température basse comme dans ce mois. — Mars permet de recueillir les premières fleurs, la violette, le tussilage, la primevère et les bourgeons de peuplier.

7. En avril, on récolte différentes herbes. — Le mois de mai présente un grand nombre de plantes et de fleurs en pleine végétation ; mais l'on doit s'abstenir de recueillir des racines récentes à cette époque. On fait alors toutes les préparations dans lesquelles entrent les antiscorbutiques, ou l'absinthe, la camomille, le romarin, le sureau. — En juin, on récolte surtout les roses et une multitude d'autres plantes en fleurs ; on distille les unes, on infuse les autres ou dans l'alcool ou dans des huiles fixes.

8. En juillet, on peut tirer les huiles essentielles de plusieurs fleurs de labiées, le thym, la lavande; les groseilles, les cerises, les framboises, permettent de préparer diverses confitures, vinaigres, sirops, conserves, comme aussi avec l'œillet, la mélisse, la fleur d'oranger, la menthe, etc.; de même le cassis, la cerise noire, les mûres, les noix vertes, plusieurs graines. — Vers le commencement d'août, se recueillent les fleurs du grenadier; les concombres, melons et autres fruits succulents mûrissent; les têtes de pavots s'amassent; les plantes sont dans un état de maturité. — Cet état augmente encore en septembre, époque de la récolte de plusieurs fruits à noyau, les pruneaux, les baies de l'alkékenge, du nerprun et du sureau, les fleurs de safran; on recueille alors plusieurs racines, la réglisse, l'angélique, la fougère et les feuilles des capillaires.

9. En octobre, on a le raisin et tous ses produits, les vins, les sirops, le raisiné, les confitures, et aussi les fruits à pepin; on fait le sirop de pommes, les sucs de coing; on tire les huiles des amandes, olives, noix, palma-christi ou ricin très-purgatif, les fécules de pommes de terre, de châtaignes; on amasse les baies de

genièvre, la coriandre, la garance, l'aunée, la
consoude et la cynoglosse, etc. — En novembre, on prépare l'agaric de chêne, on sèche
plusieurs graines, on se procure diverses racines bulbeuses. — Enfin, décembre n'offrant
rien pour la végétation, on met à profit la chaleur du foyer ou poêles pour diverses infusions
ou concentrations.

§ 2. REMÈDES QU'ON A SOUVENT CHEZ SOI.

1. *Plantes et substances* qu'il est facile de se
procurer, et que chacun peut avoir sous la main
à la maison, pour les employer au besoin.

Absinthe, aigremoine, angélique, armoise, arnica, bardane, bouillon-blanc, bourrache, camomille, capillaire, petite centaurée, chardon bénit,
chiendent, ciguë, cochléaria, coquelicot, cresson,
cynosrhodon, douce-amère, digitale, épine-vi-
nette, fougère mâle, houx, fumeterre, genièvre,
gentiane, germandrée, guimauve, hysope, jusquiame, lavande, lierre terrestre, lin, mauve,
mélisse, menthe poivrée, morelle, mûres, nar-
cisse des prés, pariétaire, patience, pêcher (fleur
de), pensée sauvage, réglisse, romarin, ronce,
saponaire, saule, serpolet, sureau, tilleul, thym,
tussilage, valériane, verveine, violette, etc.

2. Dans la plupart des jardins potagers : Ail, asperge, céleri, cerfeuil, chicorée, choux, pourpier, sauge, laitue, oseille, ognons, persil, poirée, etc. Les substances qui subviennent aux besoins les plus vulgaires de la vie animale peuvent rendre d'importants services à la médecine. On recommande de préférence celles qui suivent :

3. *L'Eau*, qui réunit tant de propriétés, que plusieurs médecins justement célèbres voulurent réduire à elle seule toute la matière médicale ; or, qu'y a-t-il de plus commun que l'eau.

4. Le *Vin*, sang divin de la grappe, frère de celui qui coule dans les veines de l'homme ; il est tonique et corroborant, pris avec sobriété, vieux et pur.—Comme astringent, qualité spéciale du vin rouge, il peut être employé en gargarisme, en injection et en topique dans une foule de circonstances pathologiques. Les différents crus de vin sont à considérer.

5. Le *Vinaigre* est le désinfectant le plus vulgaire ; erreur à détruire. Dans un cas de syncope, son aspiration réveille, ravive. Quelques gouttes dans une boisson trop fade la rendent plus agréable et étanchent plus promptement une soif fébrile.

6. Le *Lait.* Dans les campagnes, l'usage n'admet que deux sortes de lait : celui de vache et celui de chèvre. — Le lait de femme inspire un inexplicable dégoût, celui d'ânesse n'est bon que pour les poitrinaires, dit-on. Ces deux derniers sont les meilleurs et conviennent dans les indications de lait à toutes les personnes qui ont la faculté de s'en procurer. Quelle que soit la source animale du lait, rien n'est aussi doux, dans un cas d'irritation générale ou locale, interne ou externe, rien n'est aussi réparateur dans la faiblesse, le marasme. Etendu d'eau, c'est un béchique qu'on peut trouver partout. —Tissot le recommandait à ses paysans, comme une boisson rafraîchissante, antiphlogistique ; il avait raison. — Le petit-lait est connu

7. Le *Beurre frais* ou la crème sont préférés à l'huile d'amandes douces, dans tous les cas où celle-ci est employée. A l'intérieur, le beurre est un innocent laxatif, et à l'extérieur il devrait être le cérat des personnes peu aisées.

8. Les *OEufs.* — Un jaune d'œuf bien frais, sucré et délayé dans l'eau bouillante, constitue l'émulsion animale connue sous le nom de lait de poule. — Son huile (remède de bonne femme) guérit les gerçures du sein moins douloureu-

sement que leur cautérisation par le nitrate d'argent. — Son blanc clarifie le suc des plantes et les sirops.

9. *Pommes de terre.* — La pomme de terre ! D'après des expériences nombreuses, cette précieuse racine, nourriture du pauvre, sans être dédaignée par le riche, jouit évidemment d'une propriété antiscorbutique. — Le scorbut est véritablement plus rare aujourd'hui que sous les règnes de Louis XIV et de Louis XV ; il est permis d'attribuer cette amélioration de la santé publique à l'usage alimentaire de plus en plus répandu de cette patate de la Virginie.

10. *Sel de cuisine.* — Le sel de cuisine excite l'appétit, favorise la digestion, active l'action dérivative d'un pédiluve, et l'eau qui le tient en solution, administrée en lavement, combat l'atonie intestinale.

11. *Miel.* — Un ancien philosophe, âgé de cent ans, interrogé par quel moyen il avait vécu si longtemps : « Par l'usage de l'huile à l'extérieur, répondit-il, et du miel à l'intérieur. » Tous les médecins s'accordent à lui concéder plusieurs propriétés médicamenteuses. Il est laxatif et rafraîchissant, ce qui le ferait préférer au sucre, pour édulcorer, en dehors de son prix

moins élevé. Il est bon aussi pour adoucir une irritation pharyngienne, calmer une toux et la période aiguë des aphthes.

12. *L'Orge.* — L'orge, le riz et l'avoine, trois graminées qui peuvent être la base d'une tisane convenable dans toutes les maladies aiguës.

13. *Maïs.* — Le maïs, céréale qui contient plus de fécule que le blé et la pomme de terre. Comme aliment, la farine de maïs convient aux convalescents par sa digestion facile et sa qualité analeptique ; aux porteurs d'irritations chroniques de l'estomac des intestins et des voies urinaires, par sa propriété adoucissante, émolliente à tous les enfants en bas âge, pour leur fournir une bouillie exempte de matière fermentescible ; à tous enfin, par son bon marché et son mode si simple et si prompt de la préparer. Comme médicament, quelques médecins se louent de l'avoir administré en décoction pour tempérer l'ardeur des paroxysmes fébriles. — Avec sa farine, on compose des cataplasmes qui sont préférables à ceux que l'on fait avec celle de lin parce qu'ils exhalent une odeur moins fade, qu'ils s'aigrissent et se dessèchent moins promptement. La moëlle spongieuse, et promptement combustible de sa tige est bonne pour des moxas,

après l'avoir fait bouillir dans une solution de nitrate de potasse.

14. *Café.* — « Lorsqu'on pense à certains breuvages que la médecine impose aux malades, on est étonné de voir qu'elle néglige l'usage du café, stimulant si agréable et en même temps si actif dans toutes les maladies où il est nécessaire d'imprimer à la fibre une excitation vive et prompte. »

15. *Charbon végétal.* — Le charbon végétal peut servir à l'épuration d'une eau croupie, boueuse, salie par des détritus putréfiés ; pendant les longues sécheresses, et surtout dans certaines localités élevées où elle est rare ; le charbon mériterait toute l'attention du médecin. On peut aussi l'employer pour neutraliser l'odeur fétide des expectorations, et peut-être déterminer leur guérison en l'administrant pulvérisé et incorporé dans du miel.

16. *Le feu.* — Hippocrate et Arétée de Cappadoce recouraient plus souvent à l'adustion que nous autres ; car ils s'imaginaient qu'un mal était incurable quand il résistait à la cautérisation du feu : *Quæ ferrum non sanat ignis sanat, et quæ ignis non sanat, insanabilia.* Au dix-septième siècle, Vicq-d'Azir essaya de remettre en faveur

cet ex-élément, trop louangé par le passé et trop négligé par le présent. — La répugnance de plus en plus manifeste que le feu inspire à une génération qui va s'efféminant, réagit peut-être sur les déterminations de la médecine, sa contemporaine. Le feu est donc un cautérétique qui se rencontre partout, et dont le recours doit être indiqué par des circonstances morbides, qui s'offrent plus souvent à la campagne qu'à la ville. Le paysan redoute moins l'emploi du feu que du fer ; c'est le contraire chez le citadin.

17. *Suie.* — L'usage externe de la suie dans les éruptions cutanées, dans certains ulcères et surtout dans les fistules entretenues par une carie, peut être utile. La suie, comme remède indigène, qui se trouve partout et ne coûte rien, mérite d'être accueillie. En l'employant incorporée dans du beurre, on guérit les larges dartres du visage qui ont résisté à tous les traitements généraux et locaux.

18. *L'Écorce de chêne et le brou de noix.* — L'écorce de chêne et le brou de noix sont des astringents que l'on rencontre partout.

19. *Les bains russes.* — Les bains russes, selon Sanchès, peuvent tenir lieu de la moitié des remèdes contenus dans les pharmacies. — Sans

exagération, on peut affirmer, d'après l'expérience de plusieurs confrères et la mienne,
qu'aucun remède ne peut remplacer l'administration bien entendue des bains de vapeur com-
binés avec le massage, la fustigation, la percussion et les douches.

20. Les bains dans du marc de raisin, à l'é-
poque des vendanges, sont très salutaires.

§ 3. PRÉPARATION DES REMÈDES.

*Moyens de préparer ou de conserver un grand nombre
de Remèdes dans les familles, et à peu de frais, aux
dépens de substances que tout le monde peut se procurer facilement.*

1. Il y a des remèdes que les pharmaciens
peuvent et doivent seuls préparer sur la prescription des médecins. Ce serait une grande
imprudence de la part des personnes étrangères
à cet art si difficile d'oser seulement essayer de
le faire elles-mêmes. On doit ranger parmi eux
tous ceux où il entre des poisons, et beaucoup
d'autres ; néanmoins, il est plusieurs substances
simples dont l'usage est innocent, très connu et
souvent efficace, qu'on peut préparer soi-même ;
il en est ainsi de la plupart des tisanes et autres
condiments dont la loi laisse la faculté, le débit
et l'indication à des personnes étrangères à la

pharmacie, telles que les herboristes, les confiseurs, les épiciers, cuisiniers, etc. C'est sous ce point de vue que chacun peut préparer pour soi ou pour ses proches certaines substances sous forme médicamenteuse, par exemple, les pâtes, confitures, bonbons, etc. Or, parmi ces objets, il y en a qu'on peut conserver une fois qu'elles sont faites, et d'autres qui sont consommées dans un bref délai, et qui demandent à être préparées chaque fois.

2, Quand on compose un remède, on emploie ordinairement trois choses, et quelquefois davantage. La première chose qu'on emploie est une substance active sur les propriétés de laquelle on compte pour soulager le malade. Elle est la base du remède. La deuxième chose qu'on emploie est destinée à recevoir le remède, pour le rendre susceptible d'être employé. On l'appelle excipient. Ainsi, dans les tisanes, l'eau en est l'excipient. La troisième chose qu'on emploie dans la confection d'un remède, c'est l'adjuvant, c'est-à-dire une substance plus efficace, ou du moins plus agréable à prendre ; tel est le sucre ou le miel avec lequel on adoucit une tisane.

3. La fixation de la dose est, après le choix

de la substance active, ce qu'il y a de plus dif
ficile à déterminer, parce que les effets d'un remède sont bien différents, suivant la dose qu'on
prend ; il en est qui veulent être pris avec modération et en petite quantité ; d'autres dont on
peut se gorger ; et encore la dose varie suivant
l'âge, le sexe, l'habitude, le pays, la période de
la maladie, et selon une foule d'autres circonstances ou conditions que l'expérience seule peut
indiquer aux personnes intelligentes.

4. Un célèbre médecin, nommé Gaubius, taxe
comme il suit la dose d'un remède quelconque
à prendre par des personnes d'âges divers :

Pour un adulte, dose entière prise pour
l'unité.   1

Au-dessous d'un an. . . .   1/15 à 1/12

A deux ans. 1/8

A trois ans. 1/6

A quatre ans. 1/4

A sept ans. 1/3

A quatorze ans. 1/2

A vingt ans. 2/3

De vingt à soixante. . . .   1

Au-dessus de cet âge, on suit la gradation
inverse.

5. *Des espèces ou Médicaments désignés par*

leurs propriétés. — On admettait anciennement :
Cinq racines apéritives majeures, l'ache, l'asperge, le fenouil, le persil et le petit houx ; —
Cinq racines apéritives mineures, celles du câ-
prier, du chardon Roland, du chiendent, de
l'arrête-bœuf et de la garance ; — cinq capillaires, le perce-mousse, le capillaire du Canada,
le cétérach, la sauve-vie ou *ruta muraria*, et la
scolopendre ; — cinq plantes émollientes, le vio-
lier, la pariétaire, la mercuriale, la mauve, la
guimauve, ou plutôt toutes les malvacées ;

6. Quatre fleurs cordiales, la bourrache, la
buglosse, les violettes et les roses ; mais il y en
a de plus cordiales, comme l'œillet ou les fleurs
labiées, celles d'oranger ; quatre fleurs carmi-
natives, la camomille. le mélilot, la matricaire
et l'aneth ; quatre farines résolutives , celles
d'orge, de fèves, d'orobes et de lupins : au reste,
celles de seigle , de lentilles, et surtout celles
de lin, de maïs et de fenu-grec , ne le sont pas
moins ; quatre semences chaudes, l'anis, le cu-
min, le fenouil et le carvi ; quatre semences
chaudes mineures, l'ammi, l'amomum, l'ache
et la carotte ; elles paraissent majeures comme
les précédentes ; quatre semences froides majeures, de citrouille, de concombre, de courge,

de melon, ou plutôt de toutes les cucurbitacées
non purgatives; quatre semences froides mineures, de chicorée, endive, laitue et pourpier;
quatre bois sudorifiques. le gayac, la squine, la
salsepareille, le sassafras; on peut y ajouter le
buis, le bois de Sainte-Lucie, etc; quatre eaux
cordiales distillées, celles des quatre fleurs cordiales; mais celles de mélisse, de cannelle, de
citron, d'anis, de cerises noires, des labiées, etc.,
le sont bien plus; quatre eaux dites pleuréti-
ques, distillées, celles de chardon bénit, de chardon Marie, de scabieuse et de pissenlit; mais
leur infusion est plus efficace; quatre eaux dites
catarrhales, celles de tussilage, de véronique,
de scabieuse et de pissenlit; trois huiles stomachiques, celles d'absinthe, de coings, de mastic;
mais celles de girofle, de macis, de laurier, le
sont bien plus; quatre onguents froids, le blanc
(rhasis) camphré, le cérat de Galien, le popu-
leum, le rosat; cinq fragments ou pierres pré-
cieuses (aujourd'hui inusités), qui sont les gre-
nats. l'hyacinthe, le saphir, la sardoine ou cor-
naline, et les émeraudes; gemmes inutiles en
médecine.

7. Lorsque les médecins prescrivent ces médicaments, on doit les employer d'ordinaire à

parties égales. Il faut connaître les espèces par leur composition, parce que le médecin se contente souvent de les désigner par le titre. Elles se préparent en mêlant les substances qui les composent dans des proportions déterminées. Il faut avoir soin de découper menu surtout celles qui sont les plus denses ou les plus actives, afin de les bien disséminer dans le mélange. Cependant, lorsqu'il y a des substances divisées en poussière, elles tombent au fond, et il est nécessaire de bien égaler le composé.

8. *Des substances médicamenteuses ordonnées par le médecin, qui doivent être préparées par le pharmacien.* — Les substances médicamenteuses ordonnées par le praticien doivent être choisies de bonne qualité, et préparées avec conscience par le pharmacien, pour obtenir un résultat efficace. Parmi celles que j'ai employées fréquemment dans ma pratique, selon les cas divers, je désignerai les suivantes :

9. *Sirop et Pâte de mou de veau au lichen d'Islande, de M. Paul Gage, contre les maladies de poitrine, les rhumes, toux, catarrhes, asthmes, coqueluches. phthisies pulmonaires, enrouements.* — Dans les rhumes ordinaires et dans la coqueluche, on peut employer alternativement la

pâte et le sirop, à la dose d'une cuillerée à bouche pour le sirop, pur ou délayé dans une petite tasse de tisane adoucissante, au goût du
malade ; ou bien d'un ou deux morceaux de pâte
qu'on doit laisser fondre dans la bouche, sans
les mâcher, toutes les fois qu'on éprouve le besoin de tousser ou d'expectorer. La dose est de
six à huit cuillerées à bouche pour le sirop,
deux heures avant le repas ou deux heures
après, et de huit à dix morceaux de pâte, de la
même manière. On donne aux enfants des cuillerées à café. Dans les coqueluches, le sirop
convient mieux, parce que les quintes de toux
se renouvelant fréquemment, on a plus tôt fait
d'avaler une cuillerée de sirop pour apaiser la
toux, que de faire fondre dans sa bouche un
morceau de pâte. Dans la phthysie pulmonaire,
on prend indifféremment l'une ou l'autre des
préparations, aux doses indiquées ci-dessus ;
on fera bien néanmoins, quand on prendra le
sirop, de le délayer dans une tasse de tisane de
fruits pectoraux ou de toute autre, au goût du
malade.

12. *Eau et Poudre dentifrices de quinine, à
base de quinine et de magnésie et Baume contre
les maux de dents, composés par* **M. Paul Gage.**

— *Eau de quinine.* — Après avoir trempé dans l'eau de quinine une brosse douce, on l'imprègne de poudre, et on la passe sur les dents, de manière à ne pas irriter ni écorcher les gencives par un frottement trop vif. Ensuite on se rince la bouche avec un peu d'eau de quinine étendue d'eau fraîche.

13. *Poudre de quinine.* — On en verse une cuillerée à café dans un demi-verre d'eau pour se rincer la bouche, lorsqu'on s'est nettoyé les dents avec la poudre de quinine, ou pour se gargariser lorsqu'on a les gencives malades ou ramollies. — Quand les gencives sont douloureuses, on en mêle une cuillerée à café avec une cuillerée d'eau et de miel rosat, et quelques gouttes de laudanum. — Il faut se gargariser souvent dans la journée avec ce mélange, et le garder dans la bouche le plus longtemps possible.

14. *Baume contre les maux de dents.* — Quand une dent est creuse et cariée, il faut introduire dans cette dent quelques gouttes de ce baume imbibées dans du coton, de manière à empêcher l'action de l'air atmosphérique sur le nerf dentaire.

15. *Propriétés du Baume pour calmer les dou-*

leurs causées par la carie. — La douleur des dents provient de l'action immédiate de l'air extérieur sur le nerf dentaire mis à nu, soit par la cassure d'une dent, soit par la carie qui en a rongé les parois extérieures et la couronne. Le baume dentaire atteint le nerf douloureux, le paralyse pour toujours, et, par son heureuse combinaison avec la substance même de la dent, arrête et détruit la carie, de manière à permettre de plomber la dent en toute sûreté. Il n'a pas, comme la créosote, l'inconvénient grave d'ulcérer la bouche et de brûler les gencives.

16. *Des meilleures Brosses à dents.* — Beaucoup de personnes s'imaginent que pour avoir des dents saines, blanches, propres, et des gencives vermeilles et bien portantes, il faut employer des brosses dures. C'est là une grave erreur, et de plus un grave danger. L'émail qui recouvre les dents est tellement mince, que le frottement d'une brosse dure l'use avec la plus grande promptitude, surtout lorsque l'usage de ces sortes de brosses coïncide avec celui des poudres minérales ou acides. La meilleure brosse à dents est celle qui est douce et bien fournie, dont les soies ne se détachent pas, et dont l'action sur les dents est complètement inoffensive.

15. *Sirop pectoral balsamique et Pastilles de Thridace* (Lactucarium ou suc pur de Laitues). — La laitue, dont le suc desséché forme la base de ce sirop et de ces pastilles de Thridace, est celle que les botanistes ont nommée *Lactuca sativa hortensis*.

16. *Essence concentrée de Salsepareille d'Amérique.* — Elle est généralement reconnue aujourd'hui comme le dépuratif le plus efficace qu'on ait encore employé. L'essence de salsepareille se prend à la dose de trois à quatre cuillerées par jour, aux mêmes heures que les tisanes ordinaires. Chaque cuillerée doit être prise séparément dans un verre d'eau commune.

17. *Baume contre les Engelures.* — Les engelures sont simples, c'est-à-dire rouges, enflammées, accompagnées de démangeaisons insupportables, ou elles sont déchirées et ulcérées. Dans l'un comme dans l'autre cas, il faut les traiter de la manière suivante : Faire baigner, si cela se peut, tous les soirs, dans de l'eau de son aussi chaude que le malade pourra la supporter, la partie du corps atteinte par les engelures ; envelopper l'engelure avec une compresse imbibée de *Baume contre les Engelures*, et avoir soin

que la compresse soit constamment humide ;
panser la plaie des engelures, quand celles-ci
sont ulcérées, avec un linge fin recouvert de
cette *Pommade pour les Engelures ulcérées*, et
envelopper le tout d'une compresse imbibée de
baume. Il est rare qu'en 3 ou 4 jours, les engelures ne guérissent pas, sans laisser craindre
aucune résorption dangereuse.

18. *Taffetas gommé pour la guérison radicale des
Cors et Ognons. Manière de l'employer.* — Il faut
couper un morceau de taffetas de grandeur et de
forme convenables, pour couvrir le cor, l'ognon
ou le durillon qu'on veut guérir, et l'y maintenir,
soit avec une petite lanière de baudruche, soit
avec un peu de linge fin ou de taffetas d'Angleterre. On enlève, au bout de cinq à six jours, le
morceau de taffetas, et on détache, avec la pointe
d'un canif ou d'une paire de ciseaux, la couche
de peau rongée ; on recommence de la même
manière jusqu'à parfaite guérison. Il est bien essentiel de ne pas faire saigner le cor avant ou
après l'application du taffetas, pour éviter l'inflammation qui ne manquerait pas de se produire. Pour les *Œils de perdrix*, il faut ratisser,
sur la surface gommée du taffetas, assez de matière pour en emplir l'œil de perdrix, appliquer

par-dessus un petit morceau de taffetas, et agir
comme pour les cors.

19. *Tissu Electro-Magnétique approuvé par
l'Académie impériale de Médecine.* — Ce Tissu est
un remède puissant contre les douleurs de Goutte,
de Rhumatisme et de Sciatique ; contre les Migraines, les Névralgies et les Gastralgies ; pour
la résolution des Engorgements lymphatiques et
des Hydropisies, le pansement des Plaies et des
Brûlures, contre les maux de Gorge et les douleurs d'Oreilles.

20. *Manière d'employer le Tissu Electro-Magnétique.* — Il faut envelopper entièrement, avec le
Tissu Electro-Magnétique, la partie malade, et
le tenir appliqué hermétiquement, de manière à
empêcher l'air extérieur de pénétrer jusqu'à la
peau. Le Tissu doit rester appliqué jusqu'à ce que
la guérison soit obtenue. On l'enlève de temps
à autre pour empêcher la transpiration qui s'est
condensée à sa surface. La transpiration sera
d'autant plus abondante, et le Tissu agira avec
d'autant plus d'efficacité, qu'il collera davantage
à la peau, et y sera plus solidement maintenu.
Il est rare que le Tissu ne produise pas un soulagement notable après quelques heures d'application, et aussitôt que la transpiration s'est

produite. Pour les maladies chroniques, telles que la goutte, la paralysie, les rhumatismes de la tête et autres, qui exigent une application permanente du Tissu, on fait bien d'en doubler des serre-tête, des gilets de flanelle, des caleçons, des manches, des genouillères, des chaussettes. Pour les migraines, les névralgies faciales et le rhume de cerveau, on enveloppe la tête toute entière jusqu'au-dessous des tempes. Pour les brûlures, on l'applique sans cérat ni pommade ; la cicatrisation s'opère promptement, et la douleur cesse immédiatement après qu'on en a enveloppé le membre brûlé. Il faut avoir soin de ne pas faire chauffer le tissu avant de l'appliquer, et de le conserver à l'abri de la chaleur. (Chez M. Paul Gage, pharmacien, rue de Grenelle, St-Germain, 13, à Paris.)

22. M. Hoffmann, pharmacien rue de la Chaussée-d'Antin, 56, nous a toujours fourni et préparé avec le plus grand soin les médicaments qui suivent :

Huile de foie de morue, contre les scrofules et rhumatismes ; — café de glands d'Espagne, pour les convalescents et tempéraments nerveux ; — sirop de limaçon, contre le rhume ; — Pastilles de limaçon contre la coqueluche ;

— Malate de fer, contre les fleurs blanches et la faiblesse d'estomac ; — Laxatif de Vienne, purgatif doux innofensif et agréable ; — extrait éthéré de fougère mâle, contre le ver solitaire ; —espèces pectorales de Vienne, thé convenable pour les rhumes ; — teintures d'arnica , contre les foulures ; — élixir dentifrice, excellent pour guérir les maux de dents et conserver celles-ci. — pilules purgatives très-douces et pas désagréables.

§ 4. RECETTES COLLECTIVES.

1. *Pulpes :* On donne le nom de pulpes à des médicaments mous formés par la division mécanique de la substance molle des végétaux. Exemple : *Pulpe de carottes.* — Prenez racine de carottes, quantité suffisante. Réduisez les racines en pulpe au moyen de la râpe. On prépare de la même manière les pulpes de patience, d'ail, de pommes de terre.

2. *Pulpe de pruneaux.* — Exposez les pruneaux sur une toile claire à l'action de la vapeur d'eau, jusqu'à ce qu'ils soient tout à fait ramollis, et, après avoir rejeté les noyaux, pilez la chair du fruit dans un mortier de marbre, et pulpez à travers un tamis de crin. On prépare de

même les pulpes de dattes, de jujubes, ognons communs, ognons de scille, ognons de lis, racine d'aunée, racine de guimauve, espèces émollientes, etc.

3. *Suc aqueux* : On donne le nom de sucs aqueux aux liquides aqueux qui sont contenus dans les cellules des végétaux, et qu'on extrait pour les besoins divers. — *Suc de chicorée.* — Prenez feuilles de chicorée, quantité suffisante. Pilez-les dans un mortier de marbre, exprimez le suc, et passez-le à travers un filtre de vapeur. On prépare de même les sucs des feuilles de ciguë, de bourrache, pétales de roses, écorce de racine de sureau, et en général toutes les plantes vertes. Quand les plantes contiennent un suc trop mucilagineux, comme les borraginées, ou qu'elles ne sont pas assez succulentes, comme les labiées telles que la sauge, après les avoir pilées, on y ajoute le huitième de leur poids d'eau, pour pouvoir en extraire le suc.

4. *Suc de nerprun.* — Prenez : baies de nerprun en maturité, quantité suffisante ; écrasez les baies de nerprun entre les mains, et abandonnez-les à la fermentation pendant trois ou quatre jours ; passez avec expression ; filtrez le suc et conservez le. On préparera de même les

sucs de baies d'hièble , mûres, raisin, sureau,
fraises, asperges, etc.

5. *Tisanes :* Les tisanes sont des liquides qui
contiennent en dissolution une certaine quantité
de principes médicamenteux et qui sont destinés
à servir de boisson habituelle au malade. On
les fait légères et aussi agréables que possible.
Tisane de bardane. — Prenez racine de bardane
concassée (5 gros) — 20 gram., eau bouillante,
1 litre. Faites infuser trois heures, passez et décantez. Préparez de la même manière les tisanes
avec les racines de ache, angélique, asperge,
aunée, chardon Roland, chicorée, fougère mâle,
fraisier, guimauve, patience, raifort frais, ratanhia, saponaire. Les écorces de quinquina gris,
quinquina jaune, quinquina rouge, sureau, si-
marouba, bourgeons de sapin. *Tisane de polygala.* — Prenez polygala de Virginie (2 gros)
— 8 gram., eau bouillante (1 litre) — 1 kilog.
Faites infuser pendant deux heures ; passez. On
préparera de la même manière les tisanes avec
les racines de quassia amara, sassafras, Valériane, buis.

6. *Tisane de chiendent.* — Prenez chiendent
(5 gros) — 20 gram. Lavez le chiendent à l'eau
froide, contusez-le dans un mortier de marbre

ou de porcelaine, et faites-le bouillir pendant une heure dans la quantité d'eau suffisante pour obtenir un litre de tisane ; passez et décantez. On préparera de même, mais sans recourir au lavage préalable des racines, les tisanes de canne de Provence, consoude.

7. *Tisane avec la Bourrache.* — Prenez : Feuilles de bourrache (3 gros) — 12 grammes , eau bouillante 1 litre. Faites infuser pendant une heure et passez. On préparera de même les tisanes avec les feuilles de : Armoise , capillaire, chamædrys, chardon bénit, chicorée, fumeterre , oranger, pariétaire, pensée sauvage, saponaire, scabieuse, scolopendre , scordium, séné, turquette, véronique.

8. *Tisane avec l'Hyssope.* — Prenez : hyssope, (2 gros) — 8 grammes : eau bouillante, 1 litre. Faites infuser pendant une heure et passez. On préparera de même la tisane avec les feuilles de : calament, lierre terrestre, marrube, mélisse, origan.

9. *Tisane avec les fleurs d'Arnica* — Prenez : fleurs d'arnica (1 gros) — 4 grammes. eau bouillante 1 litre. Faites infuser pendant une heure et passez à travers une toile serrée. On préparera de même les tisanes avec les fleurs de camomille

romaine, de coquelicots, de matricaire, de sureau.

10. *Tisane avec les fleurs de bouillon blanc.* — Prenez fleurs de bouillon blanc (2 gros)—8 gram. Eau bouillante, 1 litre. Faites infuser pendant une heure et passez. On prépare de même les tisanes avec les fleurs de petite centaurée, guimauve, houblon, mauve, pied-de-chat, roses rouges, tilleul, tussilage, violettes. Ces tisanes sont pectorales.

11. *Tisane avec l'anis.* — Prenez fruits d'anis (2 gros)— 8 gram. Eau bouillante un litre. Faites infuser pendant deux heures et passez. On préparera de même les tisanes avec les fruits d'anis étoilé, de phellandre aquatique, de genièvre (baies de genévrier), les écorces d'oranges amères, la graine de lin. Ces tisanes sont adoucissantes.

71. *Tisane avec les pruneaux.* — Prenez : Pruneaux, (2 onces) 60 gram. Ouvrez les pruneaux en deux parties, et faites-les bouillir pendant une heure dans une quantité d'eau suffisante pour obtenir un litre de tisane : passez à travers une toile. On prépare de même les tisanes avec les dattes, les jujubes, les figues, les pommes. Ces tisanes sont rafraîchissantes.

12. *Tisane avec le riz*. — Prenez : riz (1/2 once) 15 gram. Faites bouillir dans une quantité d'eau suffisante pour obtenir un litre de tisane jusqu'à ce que le riz soit crevé ; passez à travers une étamine claire. On préparera de même les tisanes avec l'orge perlé, le gruau d'orge et d'avoine. Bouillon de veau. — Prenez : Rouelle de veau (4 onces) 125 gram. eau de rivière (1 litre), 500 gram. Faites cuire à une douce chaleur dans un vase couvert pendant deux heures ; passez le bouillon quand il sera refroidi. On prépare de même les bouillons de mou de veau, poulet, écrevisses, tortues, grenouilles, limaçons.

13. *Emulsions*. — On donne le nom d'émulsions à des liqueurs d'apparence laiteuse, que l'on prépare en divisant les semences huileuses au moyen de l'eau. Ce sont des médicaments très-altérables, et que, pour cette raison, on ne doit préparer qu'au moment du besoin. On donne encore le nom d'émulsions à des préparations qui ont la même apparence que les précédentes, mais dont la composition est différente ; on les obtient en divisant et suspendant quelques matières huileuses, résineuses ou gommo-résineuses dans l'eau, à l'aide d'un mucilage de gomme ou du jaune d'œuf.

14. *Émulsion simple au lait d'amandes.* —Prenez : Amandes douces dépouillées de leur pellicule, (1 once) —32 gram., sucre blanc, (1 once) 32 gram., eau froide, (2 livres) 1000 gram. Pilez les amandes avec une petite quantité d'eau froide dans un mortier de marbre, de manière à les réduire en une pâte très-fine ; délayez cette pâte avec le reste de l'eau ; faites dissoudre le sucre ; passez à travers une toile fine. On prépare de même les émulsions avec : semences froides, pistaches, chenevis, pignons doux, graines de pomme ou de poire, et autres semences émulsives.

15. *Mucilages.* —Sous le nom de mucilages, on comprend les médicaments liquides qui coulent lentement, et qui doivent leur consistance à la gomme ou à d'autres principes analogues tenus en dissolution ou rarement en suspension dans l'eau. La consistance des mucilages doit varier suivant les usages auxquels on les destine. On l'augmente ou on la diminue facilement en employant à leur préparation une plus ou moins grande quantité d'eau.

16. *Mucilage de lin.* — Prenez : semences de lin (1 once)—32 gram., eau bouillante (6 onces) — 192 gram. Faites digérer pendant six heures

en agitant de temps en temps; passez avec expression. On préparera de même les mucilages
de semences de coings, racine de guimauve.

17. *Potions.* — Les potions sont des préparations ordonnées par le médecin, dont la composition est extrêmement sujette à varier, et
qui sont toujours prescrites au moment même
de l'emploi. Elles sont liquides, et on les admi-
nistre aux malades par cuillerées, à des époques
plus ou moins rapprochées. Il est convenable
qu'on ne laisse point aigrir les potions qui se dé-
composent facilement.

18. *Eaux distillées.* — On nomme eaux distillées l'eau simple ou chargée par distillation des
principes volatils des plantes. Eau distillée de
laitue. Prenez : Tiges fraîches de laitue (10 livres)
— 5000 gram. Eau commune, (20 livres) 10000
gram. Pilez les tiges de laitue, mettez-les avec
l'eau dans la cucurbite d'un alambic, et distillez
à un feu modéré jusqu'à ce que le produit ob
tenu soit de : Dix livres 5000 gram. On préparera de même les eaux distillées de : Bourrache,
plantin, pariétaire, bluet, et autres plantes ino-
dores.

19. *Eau distillée de cochléaria.* — Prenez : Feuilles
fraîches de cochléaria, (2 livres) — 1000 gram.

Eau commune, quantité suffisante. Contusez la plante, mettez-la promptement dans un alambic ordinaire, avec assez d'eau pour qu'elle en soit recouverte, et distillez à un feu modéré jusqu'à ce que vous ayez obtenu en produit : Deux livres, 1000 gram. On prépare de la même manière l'eau distillée de cresson : très-antiscorbutiques l'une et l'autre.

20. *Eau de rose.* — Prenez : Pétales de roses pâles, (2 liv.) — 1000 gram. Eau commune quantité suffisante. Distillez à la vapeur jusqu'à ce que vous ayez obtenu, Eau distillée, (2 livres) — 1000 gram. On prépare de même les eaux distillées de Coquelicots, nymphæa, réséda, laitue.

21. *Eau distillée de tilleul.* — Prenez, Fleurs sèches de tilleul, (2 liv.) — 1000 gram. Eau commune, quantité suffisante. Distillez à la vapeur jusqu'à ce que vous ayez obtenu, Eau distillée, (8 liv.) — 4000 gram. On préparera de même les eaux distilléss de mélilot, origan, sureau, serpolet. Sudorifiques et calmantes.

22. *Eau distillée de mente poivrée.* — Prenez : sommités fraîches de menthe poivrée (2 livres) — 1000 gram., eau commune, quantité suffisante. Distillez à la vapeur pour obtenir : eau distillée (2 livres) — 1000 gram. On préparera

de même les eaux distillée de hysope, mélisse, armoise.

23. *Eau distillée de Lavande*. — Prenez : sommités de fleurs et fruits de lavande, (2 livres)—1000 gram., eau commune, quantité suffisante. Distillez à la vapeur, jusqu'à ce que le produit obtenu soit de (4 livres) — 2000 gram. On prépare de même les eaux distillées de sauge, thym, absinthe, tanaisie, lierre terrestre. Eau distillée d'anis. —Prenez : semences d'anis, (2 livres) 1000 gram., eau commune, quantité suffisante. Distillez à la vapeur, pour obtenir : eau distillée (8 livres)—4000 gram. On préparera de même les eaux distillées de semences de persil, anis étoilé, de fenouil, d'angélique, baies de genièvre, racine de valériane.

24. *Eau distillée de Cannelle.*—Prenez : cannelle de Ceylan, (2 livres) — 1000 gram., eau commune, (16 livres)—8000 gram.; laissez macérer pendant douze heures; distillez ensuite à feu nu, en faisant bouillir doucement jusqu'à ce que vous ayez obtenu en produit (8 livres) — 4000 gram. On préparera de même les eaux distillées de sassafras, cascarille, girofles, piment.

24. *Alcoolats.*—Les alcoolats sont des préparations qui résultent de la distillation de l'alcool

sur une ou plusieurs substances médicamenteuses. Alcoolat d'écorces d'oranges, ou esprit d'oranges. Prenez zeste frais ou peaux d'oranges (1 livre) — 500 gram., alcool à 31 cart. (80 cent.), (6 liv.) — 3,000 gram. Faites macérer pendant deux jours; distillez au bain-marie jusqu'à siccité.

25. *Teintures :* On appelle teintures alcooliques des liqueurs préparées avec de l'alcool dans lequel on fait dissoudre le plus ordinairement des matières d'origine végétale ou animale au moyen d'une macération ou d'une digestion plus ou moins prolongée. Teinture de benjoin. — Prenez benjoin en poudre (4 onces)—125 gram., alcool à 31 degré cart. (86 cent.) (1 liv.)— 500 gram. Faites macérer pendant quinze jours, en agitant de temps en temps ; filtrez. C'est avec cette substance qu'on prépare le lait dit virginal pour adoucir la peau. — Teinture de cannelle. Prenez cannelle concassée, (4 onces)—125 gram. alcool à 31 degré cart. (80 cent.) (1 liv.)—500 gram. Faites macérer pendant quinze jours, passez avec expression et filtrez. — Teinture de quinquina. Prenez écorce de quinquina gris, (4 onces)—125 gram., alcool à 21 degré cart. (56 cent.), (1 livre)—500 gram. Faites macérer

pendant quinze jours, passez avec expression ;
filtrez.

26. *Vins médicinaux* : Les vins médicinaux sont
des médicaments qui résultent de l'action dissol-
vante du vin sur une ou plusieurs substances organiques ou inorganiques. — Vin d'absinthe.
Prenez feuilles sèches d'absinthe , (1 once)—
32 gram. ; vin blanc généreux (2 liv.)—1000 gr.
alcool à 31° cart. (80 c.) (1 once) 32 gram. Inci-
sez l'absinthe, arrosez-la avec l'alcool, et, après
vingt-quatre heures de contact, ajoutez le vin, et
faites macérer le tout pendant deux jours ; passez, exprimez et filtrez. On préparera de la même
manière le vin de racine d'aunée.

27. *Vinaigres médicaux simples.* — Ces vinaigres sont chargés par macération des principes
solubles des plantes. Vinaigre scillitique. Prenez Squames sèches de scille, (8 onces) — 250
gram. Vinaigre rouge très fort, (6 liv.) — 3000
gram. Faites macérer dans un vase pendant
quinze jours ; passez et filtrez. On préparera de
même le vinaigre colchique avec les bulbes détachés du colchique. Vinaigre rosat. Prenez
pétales desséchées de roses rouges, (1 once)
22 gram. Vinaigre rouge très fort, (12 onces)
375 gram. Faites macérer le tout pendant huit

jours, en ayant soin d'agiter de temps en temps; passez avec expression et filtrez. On préparera de la même manière les Vinaigres de fleurs de sureau, lavande, romarin, œillets, sauge, thym.

28. *Vinaigre framboisé.* — Prenez Framboises récentes, mondées de leurs calices, (3 livres) 1500 gram. Vinaigre rouge très fort, (2 liv.) 1000 gram. Faites macérer dans un matras de verre ou dans une cruche de grès pendant quinze jours, coulez ensuite sans expression, filtrez. On préparera de la même manière les vinaigres avec les autres fruits rouges, cerises, prunes,

29. *Extraits.* — On donne le nom d'extrait au produit de l'évaporation jusqu'en consistance molle, ferme ou sèche, d'un suc ou d'une solution obtenue avec une substance végétale ou animale et un véhicule vaporisable, tel que l'eau, l'alcool, l'éther, et plus rarement le vin et le vinaigre. Les extraits obtenus avec des sucs de fruits ont reçu le nom particulier de robs. Extraits de baies de sureau (rob de sureau). Prenez suc exprimé et non fermenté de baies de sureau, q. s. Évaporez au bain-marie en consistance de miel épais. On préparera de la même manière les robs de raisin, groseilles, belladone.

brou de noix, concombre sauvage, genièvre.

30. *Extrait de réglisse, le plus usité de tous.* —
Prenez : racine sèche de réglisse, q. s. Coupez
la racine de réglisse en tronçons minces ; faites-
la sécher à l'étuve et réduisez-là en poudre de-
mi-fine en la passant au moulin ; humectez cette
poudre avec la moitié de son poids d'eau distillée froide, et après douze heures de contact,
tassez-là convenablement dans un cylindre en
étain ; lessivez-là avec de l'eau distillée à 15 ou
20° ; arrêtez l'écoulement des liqueurs aussitôt
qu'elles passeront peu concentrées ; chauffez-les
au bain-marie, passez-les pour séparer le coagulum qui sera formé, et procédez à l'évaporation au bain-marie jusqu'en consistence d'extrait.

.31. *Sirops.* — Les sirops sont des médicaments liquides, d'une consistance visqueuses,
qu'ils doivent à une forte proportion de sucre
qui forme environ les deux tiers de leur poids.
Sirop simple blanc. Prenez : sucre très-blanc,
1000 gram. ; eau pure, 500 gram. ; charbon animal préparé, 64 gram. Faites dissoudre le sucre
à froid, ajoutez le charbon, et, après douze heures de contact, filtrez le sirop au papier.

32. *Sirop de fleurs d'Oranger.* — Prenez : eau

distillée de fleurs d'oranger, (1 liv.)—500 gram., sucre très-blanc, (2 liv.) — 1000 gram. Faites dissoudre le sucre à froid dans l'eau aromatique, et filtrez le sirop au papier. On préparera de même les sirops de cannelle, roses, menthe poivrée, laitue.

33. *Sirop de coings.* — Prenez : suc de coings, (1 livre)—500 gram. sucre blanc, 30 onces) — 940 gram. Faites dissoudre à une douce chaleur dans un vase de verre ou dans une bassine d'argent, et passez. On préparera de même les sirops de limons, oranges, berberis, cerises, grenades, groseilles, framboises, mûres, pommes, vinaigre, vinaigre framboisé. On est dans l'usage d'aromatiser le sirop de limons avec la teinture alcoolique d'écorces fraîches de citrons, et celui d'oranges avec la teinture d'écorces fraîches d'oranges.

34. *Sirop de pointes d'Asperges.* — Prenez : suc dépuré de pointes d'asperges (1 livre) — 500 gram., sucre blanc, (2 liv.) — 1000 gram. Faites dissoudre le sucre dans le suc à la chaleur du bain-marie ; passez. On préparera de même les sirops de cresson, cochléaria, cerfeuil, chou rouge, fleurs de pêcher, bourrache.

35. *Sirop de violettes.* — Prenez : pét. réc. et

mondés de violettes, (1 livre)—500 gram., eau bouillante, (2 livres) — 1000 gram., sucre très-blanc, q. s. (envir. 4 liv.) — 2000 gram. Versez sur les pétales de violettes trois fois leur poids d'eau à 45 degrés; agitez pendant quelques minutes, et passez avec une légère expression; remettez les pétales dans un bain-marie d'étain, et versez-y deux fois leur poids d'eau bouillante; après douze heures d'infusion, passez avec expression à travers un linge bien rincé, laissez déposer la liqueur et décantez; remettez-la dans le bain-marie avec le double de son poids de sucre, et faites dissoudre celui-ci.

36. *Electuaires, Confections, Opiats.*—On confond aujourd'hui sous ces noms, sans presque faire attention à la différence des dénominations, des médicaments d'une consistance de pâte molle, composés de poudres diverses divisées dans un sirop simple ou composé.

37. *Gelées.* — On donne ce nom à des préparations qui ont une consistance tremblante lorsqu'elles sont refroidies. Elles ont pour base la gélatine, la pectine ou l'amidon.

38. *Pâtes.* Ce sont des médicaments sucrés d'une consistance ferme, plastique, telle qu'elle n'adhère pas aux doigts,

39. *Tablettes, Pastilles.* — Ces noms s'appliquent à des préparations d'une consistance solide, composées de sucre et d'une ou plusieurs substances médicamenteuses.

40. *Espèces.* — On donne ce nom au mélange de plusieurs plantes ou parties de plantes desséchées, divisées en petits fragments.

41. *Pilules.* — Ce sont des médicaments qui s'administrent sous la forme de petites boules, et dont la consistance est celle d'une pâte assez ferme pour ne pas adhérer aux mains et pour conserver leur forme sphérique; les bols sont des pilules du poids de 9 grains et plus.

42. *Huiles médicinales simples : Huile de camomille.* — Prenez fleurs de camomille romaine (2 onces) 64 grammes, huile d'olive (1 livre) 500 grammes. Faites digérer pendant deux heures dans un vase couvert à la chaleur du bain-marie, en agitant de temps en temps; passez avec expression et filtrez. On préparera de même les huiles avec les sommités d'absinthe, de rue, fleurs de millepertuis, de sureau, et de mélilot.

43. *Cérats.* — Médicaments externes ayant pour base un mélange de cire et d'huile, à parties égales.

44. *Pommades.* — On désigne sous ce nom

des médicaments externes d'une consistance ordinairement molle, qui ont pour base la graisse de porc ou un mélange de corps gras, tels que moelle de bœuf, etc.

45. *Onguents.* — On donne ce nom à des médicaments externes, mous, composés de corps gras et résineux.

46. *Emplâtres.* — On donne ce nom à des médicaments externes d'une consistance ferme.

47. *Sparadraps.* — On donne ce nom à des bandes d'étoffes de fil, de coton ou de soie, ou même de papier, dont on recouvre une des faces avec une couche de matière à emplâtres.

48. *Les Prescriptions magistrales*, c'est-à-dire les *ordonnances des médecins*, formulées légalement, suivant les données de la science médicale, ne peuvent et ne doivent être exécutées, que par l'entremise d'un pharmacien habile dans son art. Voici les qualités que M. Girou de Buzareingues, membre correspondant de l'Institut, requiert, dans son *Traité de l'Éducation des Garçons*, pour celui qui se destine à l'exercice de la pharmacie.

« Le pharmacien doit pouvoir critiquer les « ordonnances d'un médecin incapable, et refu- « ser de délivrer des remèdes qui, soit par l'a-

« bondance, soit par la qualité, peuvent être
« dangereux. La pharmacie est une profession
« scientifique ; c'est un art fondé sur l'applica-
« tion des données fournies par des sciences
« vastes et difficiles. Celui qui veut l'embrasser
« doit être doué d'une bonne constitution phy-
« sique, posséder une vue excellente, un odorat
« très-fin, un tact délicat, un goût sûr, être
« adroit, et pouvoir rester longtemps debout. »
(*Éducation des Garçons*, par M. Ch. Girou de
Buzareingues, un vol. in-12.)

LE MEDECIN
DU CORPS ET DE L'AME.

LIVRE DIXIÈME.

PETIT TRAITÉ SUR L'HYGIÈNE
DES ANIMAUX DOMESTIQUES ET DES VÉGÉTAUX

Qui environnent ordinairement la demeure des hommes :
leurs rapports avec la santé.

> *Beatus ille qui procul negotiis,*
> *Paterna rura Bobus exercet suis.*
> (HORACE, *Od.*, liv. 2.)

§ 1. DES ANIMAUX ET DES VÉGÉTAUX
Au point de vue général.

1. Dieu dispose, dans chaque climat, les propriétés des productions de la nature aux besoins de ceux qui l'habitent. Il multiplie les anti-scorbutiques, le cochléaria, le cresson, le rai-fort dans les lieux froids et humides où le scorbut est endémique : il fait mûrir les fruits acidules et rafraîchissants dans les zones où la chaleur est ardente. Chaque production de la nature, dit le célèbre Virey, est pourvue de quelque propriété importante, soit à l'homme, soit aux êtres dont il se sert. Les poisons eux-

mêmes sont efficaces, et ne sont pas des poisons pour tous les animaux. La ciguë est nuisible pour l'homme ; cependant les chèvres la recherchent avec plaisir, et n'en sont point incommodées. Le laurier-amandier, le merisier ne sont pas sans danger pour l'homme, à haute dose ; mais ils deviennent d'agréables condiments à faible dose. D'ailleurs, on peut se servir avec un grand avantage de quelques poisons, soit comme remède héroïque pris à petites doses, soit pour se défaire des animaux nuisibles. Par exemple, l'aconit s'emploie pour empoisonner les loups qui craignent peu les autres poisons, et qui ne meurent pas même de l'arsénic : cependant les chevaux mangent l'aconit sans danger. L'agaric attire les belettes et les putois dans les piéges. On empêche les cochons de labourer les terres ensemencées et les prés, en leur fendant le groin ; et l'on fait périr par le moyen du poivre les sangliers qui dévastent les champs.

2. Les animaux ne sont point oubliés par la sollicitude providentielle, l'instinct naturel indique au chien de se purger en mâchant des grament qui picotent son estomac, et l'excitent à vomir. Ce qu'on raconte des belettes, qui mangent de la rue pour se garantir du venin des

serpents ; des cerfs et chamois, se guérissant les blessures par des plantes vulnéraires , comme le dictame ; ou des singes qui couvrent leurs plaies de baumes d'arbres et de feuilles mâchées ; ou de l'ibis qui s'injecte dans l'anus les clystères avec son long bec ; ou de l'hippopotame qui se saigne en s'ouvrant la peau sur la pointe aiguë des roseaux : tout nous annonce qu'il existe une médecine naturelle, et qu'en instruisant chaque être de ce qui convient à sa santé, la nature a mis le remède auprès du mal.

3. Veut-on connaître ce qui convient le mieux aux bestiaux ? il faut consulter sans cesse l'histoire naturelle. Par exemple, il est avantageux de savoir que les chevaux ne peuvent supporter, dans leur nourriture, le feuillage du merisier ; que le petit charançon, qui vit sur une espèce de ciguë aquatique, les fait mourir de la maladie paraplégie, lorsqu'ils l'avalent ; l'œstre nasal, sorte de mouche, dépose souvent ses œufs dans leur nez, pendant l'été, et les fait périr si l'on n'a pas eu soin de les en débarrasser. vous apprendrez que les chèvres ne peuvent souffrir les terrains bas et humides, où elles périssent de maladies, tandis qu'elles trouvent, sur les lieux élevés, les lichens, les muguets, l'ar-

nica et autres plantes savoureuses dont elles sont très-avides.

4. Les bestiaux savent choisir les plantes qui leur conviennent, il est vrai ; mais lorsqu'on les conduit dans les lieux où ces végétaux ne croissent pas, la faim oblige ces animaux à manger ce qui leur répugne et ce qui les rend malades. Les eaux corrompues, remplies de certains animalcules microscopiques, sont surtout pernicieuse. Voilà souvent la cause de ces maladies des animaux qui désolent les campagnes et ruinent tout un pays ; ce qu'on éviterait aisément par les connaissances d'histoire naturelle.

5. Les bœufs se plaisent dans les lieux bas et les prairies grasses et fertiles, où ils deviennent prodigieusement gros, et où les vaches fournissent une grande quantité de lait, comme en Hollande. Mais l'aconit, la ciguë, l'anémone des bois, sont mortels pour ces animaux. Les veaux rejettent la reine des prés. dont les chèvres font leurs délices.

6. Les poules sont couvertes en hiver de poux qui les rongent, mais qu'on détruit avec du poivre. Si l'on veut élever des paons, il faut se garder de leur laisser avaler des fleurs de sureau qui les feraient périr, comme ses baies font pé-

rir les poules. Les jeunes dindons ont besoin qu'on mêle des orties et des ognons hachés dans leur pâtée.

7. Pour faire fuir les serpens d'un canton, il suffit d'y planter de la livêche.

8. Pour construire un vivier, il est bon de savoir que l'eau de fontaine ne convient pas aux poissons, sans cela on perdra son argent, son temps et ses peines.

8. La carotte récente et l'écorce de peuplier font fuir les grillons ; la fumée du poivre de Gui-néc, l'infusion de la dentelaire, le chénevis et les fourmis, tuent les punaises de lit. On ne saura jamais bien élever les abeilles, les vers à soie, sans étudier leur histoire. Les puces, la ver-mine, les charençons et mille autres insectes nuisibles ne peuvent être détruits que lorsqu'on aura bien connu leur nature et les choses qui leur sont contraires.

9. La pomme de terre vient du Pérou et nour-rit un quart des Européens ; elle devient plus nécessaire que l'or lui-même dans le temps de disette. Tous les terrains en produisent quand on les cultive bien.

10. On reconnaît de jour en jour la nécessité de réparer nos forêts, de faire de nouvelles

plantations où elles ont été détruites, mais nos agriculteurs n'étudient, pour la plupart, ni le temps propre à recueillir la semence des arbres, ni l'exposition qui leur convient pour les faire élever, ni les soins qui leur sont indispensables pour les empêcher de périr jeunes. Ils ne savent pas tous combien la mousse est nécessaire pour garantir les jeunes plants du froid, des pluies, des grandes chaleurs et des vents.

11. Les prairies basses ont souvent leurs foins tout rongés par les chenilles ; mais les botanistes enseignent aux laboureurs qu'en semant ces prés d'une graine *alopecurus pratensis*, on n'a point à craindre cet insecte, et que ce foin est très-recherché des bestiaux.

12. Par le temps auquel les plantes entrent en fleurs, on connaît le moment le plus propre à la moisson, aux semailles, à la fenaison.

13. Le lin est originaire des terrains inondés de l'Égypte, ce qui nous enseigne que le sol le plus convenable à cette plante est un marais desséché. Toutes cultures des végétaux dépendent de la connaissance de leur histoire naturelle.

15. Quiconque veut empêcher les chenilles de monter sur les arbres pour en dévorer le feuil-

age, doit envelopper leur tronc d'un linge imbibé d'huile de poisson rance.

16. Les houblonnières ne peuvent produire de semences, le houblon s'y moisit et sèche, en se couvrant d'une sorte de rosée mielleuse. Celle-ci vient de petits pucerons nichés dans ses feuilles. Ces pucerons ne naissent que sur le houblon languissant, et celui-ci ne devient malade que lorsque les larves d'une phalène rongent ses racines. Mais dans les lieux pierreux, cette phalène ne les attaque point, de sorte que le houblon ne languit point, n'est pas couvert de pucerons, et il porte des semences. Ainsi, une petite mouche gâte, en Suède, plus de cent mille tonnes d'orge par année, suivant Linnée, et on ne peut espérer de réparer ce dommage sans connaître l'histoire de cet insecte si nuisible.

17. Une multitude de végétaux pourraient nous offrir de nouveaux aliments, si nos agriculteurs voulaient se livrer à leur étude. Combien on tirerait plus de parti de ce qu'on a, si l'on savait mieux ce qui convient à chaque contrée.

18. Le froment préfère les terres fortes et argileuses ; le seigle, les fonds pierreux ; l'orge, les terrains meubles ; l'avoine, un sol sablonneux.

Le moyen de rendre un état florissant, riche, agricole et commerçant, est d'y introduire l'amour des connaissances naturelles, de ces sciences bienfaitrices du genre humain, qui apprennent à le soulager dans ses maux, qui l'accompagnent dans toutes les occasions de la vie, qui le vêtissent, le réchauffent, le nourrissent, et fournissent à tous ses besoins comme à tous ses plaisirs.

§ 2. DES ANIMAUX DOMESTIQUES

Qui se trouvent le plus en rapport avec l'espèce humaine, et des moyens d'éviter les inconvénients qu'ils peuvent occasionner.

1. Les animaux domestiques les plus rapprochés de l'hommes sont : le chien, le chat, le rat, l'hirondelle, le moineau, le cheval, le bœuf, l'âne, le mouton, la chèvre, les lapins, le cochon, les canards, les oies, les poules, les abeilles, les vers à soie, les chenilles, les limaces, les mouches, les grenouilles, les crapauds, les oiseaux des jardins, les poissons des viviers, les lézards, le serpent-vipère ou anguille des haies ; toutes sortes de coléoptères, les hannetons, les cantharides, les guêpes, les frelons, les vers de terre, les annélydes ou sangsues. Cette énumération pourrait être bien plus longue et ne man-

querait pas d'intérêt s'il était possible de mettre simplement en évidence les avantages ou les inconvénients qui reviennent à l'homme de son contact avec chaque espèce de ces animaux; mais ce serait là un travail qui dépasserait les bornes et le but qu'on s'est proposé dans cette partie du *Médecin du Corps et de l'Ame*. Il suffit d'avoir indiqué le fruit qu'il serait possible d'en tirer. Nous ajoutons, dans les articles suivants, la désignation des maladies auxquelles peuvent donner lieu ces différentes sortes d'animaux.

2. Le chien, si connu par sa fidélité à l'homme, est sujet à lui communiquer la rage, maladie cruelle, dont nous avons traité spécialement dans l'*Almanach, Manuel de la Santé* pour 1854, en indiquant comme remède efficace de ce mal terrible, l'iodure de potassium à l'intérieur, à la dose d'un gramme dissout dans 500 gram. de tisane d'orge, prise trois verres par jour, pendant quinze jours : un verre le matin, un verre à midi, un verre le soir; et à l'extérieur, en onctionant tous les jours, matin et soir pendant un mois, la plaie de la morsure et ses environs (après l'avoir cautérisée), avec une pommade composée de 4 gram. d'iodure de potassium pour 30 gram. d'axonge.

3. Le *Chat* est sujet à la folie, à cause de l'extrême susceptibilité nerveuse et de sa facilité à absorber le fluide électrique. On prévient cette maladie du chat par la castration, qui le rend beaucoup plus digne des habitations humaines, et en même temps plus utile, moins capricieux, susceptible d'une vie moins vagabonde.

4. *Les Rats et les Souris*, sont, comme chacun sait, des hôtes peu agréables dans les habitations humaines, à la campagne surtout, aux abords des ruisseaux. Le moyen de s'en débarrasser c'est de les empoisonner en évitant de faire partager ou de partager soi-même le poison qu'on leur prépare.

5. *Les Hirondelles*, qui font leurs nids dans les maisons ou au-dessous des toits, sont très-utiles pour nous débarrasser d'une multitude d'insectes imperceptibles, qui infectent l'atmosphère, au printemps et pendant tout l'été. Elles les happent dans les longs circuits qu'elles font en voltigeant dans les airs, à la surface des eaux et sur les prairies verdoyantes. L'hirondelle jeune, lorsqu'elle est prise au nid, avant sa première volée, et préparée comme la mauviette, est un morceau exquis, délicat à manger, et digne de prendre rang parmi les mets

que l'art culinaire assaisonne pour l'homme. Autrefois, on employait les nids d'hirondelle pour faire des emplâtres.

6. *Le Moineau solitaire*, qui fait ses petits sous nos toits et se nourrit de froment, de fruits, de graines et d'insectes, quoique ennemi de l'hirondelle, dont il s'empare du nid, pourrait être également utile à l'homme. Mais il faudrait qu'on ménageât à ce volatile des demeures commodes pour lui, et susceptibles d'être atteintes facilement. Son exploitation, pendant tout l'été, augmenterait les ressources des ménages, comme un gibier facile à prendre et peu coûteux à nourrir, tandis que sa progéniture devient une cause de ruine pour les moissons, sans profit pour l'homme.

7. *Le Cheval.* — Ce beau compagnon des longs voyages de l'homme est sujet à la morve, maladie terrible qui peut se communiquer avec plus de facilité qu'on ne pense généralement. Pour avoir une idée des avantages du cheval, il faut lire ce que Buffon en a écrit dans son *Histoire naturelle des Animaux*. Il n'est pas sain de fréquenter les écuries des chevaux, surtout lorsqu'ils ne sont pas exactement soignés et nettoyés chaque jour. La même obser-

vation s'applique aussi à l'âne et au mulet.

8. *Les Brebis et les Moutons* peuvent communiquer à l'homme l'antrax, ou pustule maligne, maladie à laquelle les animaux à laine sont sujets. C'est surtout en Bourgogne qu'elle se développe avec tous ses caractères terribles, ce qui lui a fait donner le nom de mal de Bourgogne. Les fumiers de l'espèce ovine, lorsqu'ils sont échauffés par l'entassement autour des habitations humaines, sont sujets à engendrer des fièvres pernicieuses. C'est pour cela que nos pères avaient l'habitude de parquer les moutons en pleine terre, autant pour éviter de les loger autour de leurs maisons, que pour mettre à profit l'engrais de leur fiente, sans avoir la peine de le transporter et de l'étendre.

9. *Les Cochons* et leur voisinage ont un plus grand inconvénient encore pour l'homme que les moutons, car ils peuvent lui communiquer la lèpre et la ladrerie. C'est pour cela qu'il était défendu aux Juifs de les élever et d'en manger. Les chrétiens ne sont pas assujettis à cette prescription de la loi de Moïse; néanmoins, il n'est pas sain de manger trop souvent du porc, ni d'habiter dans le voisinage des loges où ils sont élevés.

10. *Les Canards, les Oies, les Poules* et autres volailles de basse-cour, sans être trop éloignés des maisons habitées, où ils trouvent leur nourriture, doivent être soignés avec précaution, pour être profitables sans nuire à ceux qui les élèvent.

11. *Les Vers à soie et les Lapins* répandent une infection qu'on doit neutraliser par l'usage du chlorure de chaux, ou liqueur de Labarraque, répandu avec assiduité, abondance et à propos, partout où ces animaux ont leur séjour. Sans cette précaution, les émanations infectes qui en résultent peuvent occasionner à l'homme les plus graves maladies.

12. *Les Abeilles*, par leurs piqûres, sont aussi redoutables à l'homme que leur miel est bienfaisant pour lui, ainsi que la cire qui en est le résidu. Les abeilles, en dehors de cet inconvénient, par leur amour des fleurs et l'inclination pour la société, qui fait ressembler leur réunion dans une ruche à un Etat civilisé et laborieux, sont un des plus beaux ornements de voisinage pour la demeure de l'homme.

§ 3. ARBRES ET ARBRISSEAUX.

De la famille naturelle des Rosacées à fruit charnu que l'homme cultive avec la plus grande utilité aux environs de sa demeure.

1. *L'oranger.* — Arbre dont le tronc est droit l'écorce brune, rude ; celle des jeunes branches verdâtre ; les fleurs, rassemblées au sommet des branches ; les feuilles alternes. On trouve des aiguillons piquants sur les tiges des orangers dont la culture a été négligée. Les orangers chinois, ceux qu'on nomme de Portugal, à fruit doux, sont des variétés que l'on multiplie par la greffe. L'oranger est originaire des Indes, naturalisé en Espagne, en Italie, en Provence, en Languedoc. Ses feuilles, ses sommités, ses fleurs, sa première écorce, sont amères, un peu âcres, mais aromatiques et agréables. La chair du fruit donne un acide très-doux, sucré, presque sans odeur. Toutes les parties de cet arbre, les racines exceptées, sont corroborantes, vermifuges, emménagogues, antispasmodiques, stomachiques. Des fleurs on tire une eau distillée qui se donne à la dose d'une ou deux cuillerées, seule ou dans une liqueur convenable. On la prescrit dans les potions, uleps, cordiaux. Des feuilles

vertes, on tire une eau distillée plus amère et moins odorante. La chair du fruit est coagulante, rafraîchissante ; son écorce, réduite en poudre, est regardée comme un spécifique contre l'ischurie. Les feuilles réduites en poudre, sont antiépileptiques. On tire aussi de l'écorce du fruit une huile essentielle dont la dose est de deux ou trois gouttes. On fait des pommades, des eaux de senteur, des liqueurs, que l'on prépare avec la fleur de l'oranger.

2. *Le Citronnier.* — La chair blanche de l'écorce intérieure du fruit a peu de saveur ; la pulpe et le suc ont un goût acide ; les semences sont très-amères et sans odeur ; les sommités, les fleurs, la première écorce du fruit, sont aromatiques, très-agréables, âcres, un peu amères, douées des mêmes vertus que celles de l'Oranger ; la pulpe beaucoup plus rafraîchissante ; la semence vermifuge.

L'écorce des citrons et les feuilles de citronnier sont fébrifuges ; nous avons souvent vu des fièvres intermittentes, tierces et quartes, céder à ces seuls remèdes donnés en substance et en infusion. La nature s'est plue à recéler, dans le citronnier et l'oranger, des remèdes pour remplir deux grandes indications de médecine clinique, fortifier et tempérer. Le suc des fruits est rafraîchissant, tempérant; les fleurs, les feuilles raniment les forces, augmentent l'irritabilité. Les praticiens sages savent que, dans la même espèce de maladie, il faut tantôt adopter la méthode tempérante, tantôt préférer la méthode qui ranime. Malheur aux malades dont les médecins enthousiastes d'une seule méthode, la prescrivent dans tous les cas! Le traitement sûr et lumineux des fièvres rémittentes, par les aromatiques, les âcres, les amers, a prouvé que la méthode de Sydenham n'était pas toujours la plus sûre. Le bois de l'oranger est très dur; aussi cet arbre vit-il très-longtemps. On connaît des orangers en Europe qui sont encore vigoureux, et qui sont cultivés depuis quatre cents ans. Le nombre des loges dans chaque fruit pour chaque semence, n'est pas constant, il varie de neuf à douze. Ceux des orangeries de Versailles et des Tuileries furent apportés d'Italie à Paris, sous Louis XIV. Ils étaient déjà grands, forts, robustes.

3. *Le Prunier.*—Arbre que la culture fait varier à l'infini; le pied souvent garni de drageons enracinés; le bois veiné de rouge; les fleurs pédonculées, axillaires; les feuilles alternes. La

couleur, la forme, le goût des fruits, constitue un très grand nombre de variétés que l'on multiplie par le greffe. Il est originaire de la Dalmatie, de la Syrie. naturalisé dans toute l'Europe. A Agen, à Tours, on le cultive en grand. Le fruit est acidule, doux, fade, nourrissant, rafraîchissant, délayant, laxatif. On n'emploie que le fruit que l'on fait sécher, et qui prend le nom de pruneau.

4. *L'Abricotier, prunier d'Arménie à gros fruit.* — C'est un bel arbre; l'écorce des jeunes tiges d'un vert rougeâtre; celles du tronc brunes, couvertes souvent d'une gomme rougeâtre. Originaire de l'Arménie, naturalisé dans toute l'Europe. Le fruit est doux, agréable, un peu aromatique; la chair du fruit nourrissante, béchique, indigeste; l'amande rafraîchissante, émulsive; la gomme de l'écorce adoucissante, L'amande fournit une huile qui peut s'employer dans les mêmes cas que celle d'amande douce.

L'abricotier est un bel arbre qui exige une bonne exposition à l'abri du Nord, on le cultive en abondance près de Paris, dans les endroits couverts par les montagnes. Au Nord et au Couchant, ses abricots sont petits, à amandes douces. On appelle abricots de montagne ceux

qui sont plus gros et à amandes amères. On prépare avec les noyaux d'abricots l'espèce de
sirop appelé orgeat ; la marmelade d'abricot est
une des meilleures confitures. On a longtemps
cru que les abricots causaient la fièvre, c'est un
préjugé ; ce fruit, mangé modérément, est délicieux, sucré et nutritif. On greffe les bonnes espèces d'abricotiers sur les pruniers. Comme
l'abricotier fleurit des premiers, il est exposé au
ravage des gelées tardives , c'est ce qui est arrivé en l'année 1829. On perdit toutes les fleurs
des abricotiers par l'effet des gelées de la fin
d'avril. En 1853, la récolte de ce fruit a été très
abondante.

5. *Le Prunier des oiseaux ou mérisier.*— Feuilles
ovales, lancéolées, repliées, un peu cotonneuses
en dessous. Une glande ou deux au sommet du
pétiole, ombelle de trois ou quatre fleurs qui
naissent des rameaux de la troisième année.
Cette espèce n'est qu'un type primitif de la
cerise sauvage noire. On prépare avec ce fruit
un excellent ratafia, et, par la distillation , le
kirchen-wasser de la Forêt-Noire.

6. *Le Pêcher.*— Cet arbre varie suivant la culture ; sa tige est naturellement droite, l'écorce
blanchâtre , le bois dur, les fleurs distribuées le

long des jeunes tiges; les feuilles alternes. Originaire de la Perse, naturalisé en Europe, ses feuilles sont amères; les fleurs aromatiques, amères; le fruit aqueux, agréable; l'amande legèrement amère; les feuilles antiseptiques, fébrifuges; les fleurs purgatives, vermifuges; la chair du fruit rafraîchissante, peu nourrissante. Des fleurs, on fait un sirop purgatif; on les emploie aussi en infusion, ainsi que les feuilles; on donne aux animaux l'infusion des feuilles.

7. *Le Cerisier.* — Arbre assez élevé; les tiges droites, l'écorce grise à l'extérieur, rougeâtre en dedans, se détachant par bandes horizontales, souvent chargées d'une gomme; le bois rougeâtre, médiocrement dur; les fleurs pédunculées, solitaires ou disposées en petits bouquets; les feuilles alternes cultivé dans toute l'Europe. Le fruit a un goût doux, agréable, savoureux; il est rafraîchissant, nourrissant, laxatif lorsqu'il est bien mûr, astringent quand il est encore vert. On regarde les feuilles comme laxatives, les noyaux comme diurétiques. La gomme, ainsi que celle de l'Abricotier, peut être substituée à la gomme arabique, qui cependant est préférable.

8. *L'Amandier.* — Arbre dont la tige est droite

la tête peu touffue, l'écorce des troncs gercée, celle des tiges lisse, cendrée, le bois trèsdur, souvent coloré ; les fleurs disposées le long
des tiges, feuilles alternes. Indigène dans la
Mauritanie, cultivé en Europe, souvent dans
les vignes, auxquelles son ombrage n'est pas
nuisible. L'amandier doux et l'amer sont des
variétés de la même espèce. L'amande à une saveur agréable ; elle est huileuse et couverte d'une
poussière résineuse, les amandes en général
sont pesantes à l'estomac, laxatives et anodines ;
les amandes amères, stomachiques, fébrifuges.
On ne se sert que de l'amande, dont on tire une
huile exprimée, on en fait des émulsions qui sont
anodines et rafraîchissantes ; on tire aussi des
amandes amères une huile exprimée qui est anodine, carminative, douce comme l'autre, et propre aux douleurs d'oreilles ; on donne aux animaux l'huile d'amandes douces dans beaucoup
de leurs maladies.

Il offre quelques variétés : à noyau dur, à
noyau se cassant facilement, à amandes douces,
à amandes amères. On greffe l'amandier sur le
prunier et sur le pêcher. Cet arbre craint les gelées du printemps ; comme il fleurit des premiers, souvent les froids d'avril détruisent les

fleurs. On l'abandonne, dans notre climat, en plein air, sans le plier en évantail, abrité comme dans le Nord. Le bois est assez dur et répand une odeur agréable. Les amandes douces et les amères fournissent une grande quantité d'huile grasse. Lorsque cette huile est récemment exprimée, elle est louche, elle ne devient limpide qu'en vieillissant; mais dans cet état elle est rance et âcre. Cette huile ne se fige pas au plus grand froid. Quelques médecins en font une grande consommation, elle est nuisible dans les maladies aiguës; les malades rendent cette huile verte et âcre ; elle les fatigue le plus souvent de manière à aggraver tous les symptômes. Les émulsions se préparent avec les amandes dont on a enlevé l'enveloppe, ces émulsions sont tempérantes et calmantes; c'est un bon remède auxiliaire dans les maladies aiguës ; mais plusieurs sujets les vomissent et en sont fatigués. Les amandes amères sont vénéneuses pour plusieurs quadrupèdes et oiseaux; cependant, les hommes les mangent impunément. La Provence et le Languedoc fournissent une quantité extraordinaire d'amandes sèches, qui s'envoient dans toute l'Europe. C'est une ressource pour les desserts d'hiver et de carême. Les confiseurs en emploient beaucoup en dragées, et les pâtissiers en font des gâteaux excellents. En général, c'est un aliment de difficile digestion, et quelquefois dangereux lorsque les amandes sont trop anciennes ; alors elles sont âcres, font tousser, causent quelquefois des coliques violentes.

8. *Le Jujubier.* — Grand arbrisseau, l'écorce rude, gercée, la tige tortueuse ; les jeunes branches pliantes, garnies à leur insertion de deux aiguillons durs, piquants, presque égaux ; les fleurs auxiliaires attachées à de courts pétioles ; les fruits d'un beau rouge dans leur maturité ; les feuilles alternes, distribuées le long d'une jeune branche. Cultivé en Provence, en Languedoc, il ne mûrit ses fruits que dans les provinces méridionales de France. Le fruit est nourrissant, doux, agréable, quoique un peu fade ; il est expectorant, adoucissant, légèrement diurétique. On emploie le fruit en tisane, ou dans les apozêmes pectoraux.

9. *Le Poirier.* — Son fruit à pepin oblong, ovale, dans cette espèce, allongé par sa base, est nommé poire. Toutes les personnes lettrées qui savent le latin connaissent ce beau vers de Virgile au sujet des poires et des poiriers :

Insere Daphni Pyros, carpent poma tui nepotes.

« Daphnis, greffe des poiriers, tes petits-fils ré-
colteront les poires. » Il est cultivé dans toute
l'Europe. Le fruit est doux, sucré, succulent, un
peu indigeste, venteux ; la semence vermifuge.
Avec le fruit on fait une liqueur spiritueuse, espèce de vin nommé poiré ; il s'aigrit facilement
dans les chaleurs, et se conserve moins que le
vin de pomme ; il est désaltérant, et passe pour
stomachique.

10. *Le Coignassier*. — Son fruit moins allongé,
ordinairement plus gros, marqué de quelques fi-
lons, couvert d'un duvet fin, blanchâtre, nommé
coing. Cet arbre, dont le tronc est souvent tor-
tueux, noueux, l'écorce peu épaisse, cendrée en
dehors, rougeâtre en dedans ; le bois jaunâtre,
assez dur ; les fleurs au sommet des tiges, et so
litaires ; les feuilles alternes, étroites dans une
variété. Les coings ronds forment une autre va
riété ; l'arbre qui les porte se nomme Coignier.
Originaire des bords du Danube, cultivé dans
toute l'Europe, propre à faire des haies hautes
et fortes. Le fruit a une odeur forte, une saveur
acide, austère. Cru, il est stomachique, antiémé-
tique, astringent, laxatif lorsqu'on en mange
beaucoup ; les semences sont mucilagineuses et
adoucissantes. Du fruit l'on fait un vin, de

confitures, une gelée nommée cotignac; les semences, macérées dans l'eau, entrent dans les gargarismes, dans les collyres contre l'ophtalmie, dans les lavements pour apaiser les tranchées; on s'en sert aussi pour diminuer les douleurs des hémorrhoïdes, pourr arêter les diarrhées. On en fait des tablettes bonnes contre le mal de mer.

11. *Le Pommier*. — Caractère du poirier. Fruit et fleurs plus grandes, souvent colorés de rose; les fruits sont ronds, concaves à leur base, nommés pommes. Le pommier, grand ou petit arbre, suivant la culture qu'il reçoit; le tronc droit, l'écorce raboteuse, cendrée en dehors, jaune en dedans; le bois coloré, plein et fiant; les fleurs au sommet des tiges, presque sessiles, ombellées ou solitaires; les feuilles alternes. Les pommes prennent différents noms, selon les variétés établies par leur forme, leur goût, leur couleur, qui sont prodigieusement diversifiées. Cultivé dans toute l'Europe, le fruit est acidule, savoureux, d'une odeur agréable, rafraîchissant, béchique, diurétique. Il communique ses vertus à toutes les préparations; on le fait entrer dans les tisanes délayantes, apéritives, laxatives.

Les pommes bien mûres recèlent un suc acido-saccharin très-salutaire ; l'excès seul peut causer quelques accidents, comme diarrhée, flatuosité. C'est un préjugé de croire que ce fruit, et les autres analogues, donnent origine à la dyssenterie ; les grandes et funestes épidémies de cette maladie commencent avant la maturité des fruits. Les pommes n'ont jamais causé la fièvre : c'est encore une imputation mal fondée. On prépare avec les pommes de la plus mauvaise qualité une excellente liqueur, résultat de la fermentation, qu'on appelle cidre ; cette liqueur bien faite, c'est-à-dire suffisamment déféquée par la fermentation, est agréable, et n'a causé des coliques de peintre que lorsqu'elle était frauduleusement adoucie avec la litarge. La décoction de pommes acidules est une excellente tisane dans les maladies aiguës. La pulpe de pomme de reinette, appliquée sur les yeux attaqués d'inflammation, calme la douleur.

12. *Le Sorbier ou Cormier.* — Son fruit est une baie molle, nommée sorbe ou corme, globuleuse, ombiliquée, renfermant trois semences oblongues, distinctes, cartilagineuses. Arbre d'une médiocre hauteur ; l'écorce rude, raboteuse ; le bois très-dur, compacte, rougeâtre ; les fleurs

au sommet des tiges, disposées en espèce de co-
rymbe ; les feuilles alternes, avec des stipules à
leur insertion. Originaire des pays chauds, cultivé en Europe. Le fruit a un goût très-acerbe
avant sa maturité ; en mûrissant, il devient mou,
fade, doux ; il est indigeste et astringent. On
laisse ramollir les sorbes sur la paille comme
les nèfles ; elles mûrissent et deviennent au goût
plus agréables que les dernières. Du fruit, on
tire une eau distillée qui se donne dans les potions et juleps astringents ; le suc exprimé et
fermenté devient vineux et ressemble au poiré ;
il est plus fort que le cidre. On emploie extérieurement le fruit, réduit en poudre, comme des-
sicatif.

13. *Le Grenadier à fruit.* — Son fruit est une
espèce de pomme presque ronde, nommée gre-
nade, formée d'un calice renflé et couronné à
son sommet par les échancrures de ce même
calice ; recouverte à l'extérieur d'une enveloppe
dure ; intérieurement divisée en neuf loges dont
les cloisons membraneuses partent du récep-
tacle, et renferment des semences entourées
d'une pulpe succulente, ordinairement rougeâtre. Ce grand arbrisseau, qu'on peut élever
en espalier ou en arbre, a l'écorce rougeâtre, le

bois dur et brun ; les tiges épineuses ; les fleurs sessiles, ordinairement solitaires, d'un beau rouge ; les feuilles opposées, quelquefois rassemblées, éparses. Il croît dans les haies, en Provence et en Languedoc ; il est cultivé dans nos jardins où il mûrit rarement ses fruits. L'écorce du fruit a une saveur acerbe et austère ; elle est très-astringente ; le suc est doux, acidule, rafraîchissant ; les membranes qui séparent les loges sont très-acerbes ; les grains aigres et très-astringents. Il y a des grenades plus acides les unes que les autres ; les acides sont plus astringentes, plus raffraîchissantes. On emploie en médecine les fleurs, les grains, le suc, l'écorce. On donne la poudre des fleurs en infusion. Le suc est regardé comme alexipharmaque, les grains se prescrivent en poudre, l'écorce, nommée dans les boutiques malicorium, bouillie dans du vin, est vermifuge, et tue le ver solitaire.

14. *Les Rosiers* sont des arbrisseaux peu délicats ; ils supportent très-bien les terribles hivers. On les multiplie par marcottes ; ils reprennent même de bouture. On greffe les espèces rares sur celles qu'on a en abondance. On a vu des greffes de rosier sur le houx et sur l'oran-

ger. Les branches qui ont porté beaucoup de fleurs périssent assez souvent; mais les racines produisent de nouveaux jets qui réparent les pertes. La rose est la reine des fleurs, surtout les roses doubles, blanches, jaunes, rouges, roses, panachées, etc. Elles font l'ornement des jardins en juin. La rose de tous les mois présente encore quelques fleurs en novembre. Le rosier nain fleurit des premiers; ses petites fleurs pleines ressemblent de loin à des anémones. On trouve quelques rosiers prolifères, qui du centre de la fleur produisent des feuilles et d'autres fleurs.

La rose des jardins, qui est probablement le *Rosa centifolia* de Linnée, est la rose dont on rassemble les pétales pour l'usage pharmaceutique. Quoiqu'elle perde, par la dessication, de son odeur agréable, il lui en reste assez pour entrer dans les sachets et les pots-pourris. Le Bois de Rhodes, *Lignum Rhodium*, et la racine du Rhadiola, imitent cette odeur. Cette odeur suave semble résider dans l'huile essentielle, qui cependant est en très-petite quantité; car cent livres de pétales de roses n'en fournissent, par la distillation, que quarante-quatre gram. Cette huile, séparée de l'eau, prend la consistance du beurre ; elle est d'abord assez blanche, mais elle jaunit bientôt un peu ; elle est très-suave et d'un prix excessif. Les roses, entassées en grande quantité dans une chambre fermée, sont très-nuisibles. On a vu périr des personnes qui se sont couchées en badinant sur des monceaux de roses. L'infusion de roses est amère ; huit ou dix pétales infusés forment une potion purgative assez énergique. L'eau de rose, déjà connue d'Avicène, est meilleure lorsqu'elle est distillée sans addition d'eau. C'est un excellent cordial. Elle fournit un bon collyre dans les affections des yeux sans inflammation. La conserve de roses rouges est très-employée. Plusieurs praticiens en font l'excipient des pillules de toute sorte.

15. *Le Groseiller à grappes et à fruits rouges.* — Le fruit ou baie rouge, globuleuse, ombiliquée, succulente, molle, uniloculaire, contenant plusieurs semences arrondies, comprimées ; les feuilles simples, échancrées, découpées en lobes, comme celles de la vigne, attachées à de longs pétioles. Cet arbrisseau, dont les tiges sont nombreuses, sans piquants, l'écorce brune, cendrée, a les fleurs disposées en grappes pendantes, axillaires, plusieurs ensemble, ou soli-

taires ; on trouve des feuilles florales au-dessous des fleurs ; feuilles alternes. Il est très-cultivé dans les jardins. Les fruits ont une saveur acide vineuse, agréable ; ils sont rafraîchissants. On en tire un suc rafraîchissant ; son usage immodéré peut donner la diarrhée et la fièvre.

16. *Le Groseillier épineux* ou Groseillier blanc. —Ses fruits sont plus gros, marqué de raies vertes, du sommet à la base. Dans cet arbrisseau les tiges sont nombreuses, rameuses, garnies d'aiguillons doubles ou triples ; l'écorce des jeunes tiges blanchâtre, rougeâtre dans les vieilles. Le fruit, avant la maturité, a un goût acide et austère ; sa saveur est douce, vineuse, un peu fade quand il est mûr ; les fruits verts sont astringents ; en mûrissant ils perdent cette qualité ; ils sont toujours indigestes. Le suc du fruit devient vineux par la fermentation ; peu employé en médecine.

17. *Le Groseillier à fruit noir* ou cassis.—Les fruits d'un brun noirâtre, de la grosseur et de la forme de celui du groseillier blanc. Les tiges droites, de couleur brune, cendrée, sans aucun aiguillon ; les grappes velues, les feuilles alternes. Cultivé dans les jardins. Les feuilles et les fleurs ont une odeur forte et désagréable ; les

fruits restent acerbes quoique mûrs ; les feuilles et les fruits sont stomachiques, diurétiques, diaphorétiques. L'on prescrit les feuilles fraîches ou leur poudre en infusion et en décoction. On se servait autrefois de leur suc contre la morsure des animaux enragés et des bêtes venimeuses. L'on applique les feuilles fraîches et pilées sur les morsures. Du fruit, on fait une liqueur stomacale.

18. *Le Prunellier* s'élève quelquefois à quatorze, quinze pieds, alors son tronc a trois pouces de diamètre, c'est un des arbrisseaux les plus utiles pour fortifier les haies ; ses fleurs aromatiques et amères, prises en infusion, à une once, purgent quelques sujets faciles à émouvoir, mais ne produisent aucune évacuation sur le grand nombre, comme nous l'avons éprouvé.

Le fruit est très-âpre avant sa maturité ; on en retire un extrait utile dans les diarrhées avec atonie ; on prépare un vin avec les fruits bien mûrs ; ce vin est léger et assez agréable, il fournit par la distillation une eau-de-vie assez forte.

L'écorce du prunellier est amère, austère. Nos observations nous ont confirmé sa vertu fébrifuge. On peut la prescrire en poudre par grammes ou en décoction à une once, et une once et demie.

Tous ces arbres, qu'on peut appeler, avec raison, *Arbres domestiques*, parce qu'ils environnent ordinairement la demeure de l'homme, sont pour lui de la plus grande utilité dans les usages de la vie; en outre, par la douceur de leurs ombrages dans les jardins et les vergers. Les oiseaux semblent reconnaître, poussés par le seul instinct naturel, l'utilité de ces végétaux, car ils y établissent ordinairement leurs nids et y font leur demeure la plus habituelle.

LIVRE ONZIÈME.

PETIT TRAITÉ D'ÉCONOMIE DOMESTIQUE
AU POINT DE VUE DE LA SANTÉ DU CORPS ET DE L'AME.

> L'ordre, l'économie, la prévoyance,
> le travail et l'expérience, sont la base
> de toute prospérité au sein des familles
> chrétiennes. (HUG. BLAIR. *Serm.*)

§ 1. DE L'ÉCONOMIE DOMESTIQUE EN GÉNÉRAL.

1. Une bonne direction dans l'économie domestique des familles, suivant la fortune dont elles jouissent, est un point essentiel pour la santé du corps et de l'âme.

On a coutume de dire qu'il vaut mieux payer le boucher et le boulanger que d'avoir besoin du médecin et du pharmacien ; cependant cela ne suffit pas : la conservation, la préparation et le choix opportun des aliments, avec leurs variétés, sont des points non moins essentiels pour le repos, la santé et le bonheur des familles.

Outre la fertilité merveilleuse de la France dont le sol est environné de plus de six cents

lieues de côtes marines depuis que nous avons
fait la conquête d'Alger : sol couvert de fleuves,
rivières et ruisseaux magnifiques, dont la production est si grande, en toute sorte de poissons,
de légumes, de fruits, de gibier, d'animaux domestiques, destinés à l'alimentation, nous avons
encore les denrées coloniales. Depuis la découverte de l'Amérique et l'introduction parmi nous
de la pomme de terre, cette solanée précieuse dont
l'usage, pour la nourriture des hommes et des
bestiaux, nous a délivrés d'une foule de maladies, telle que le scorbut, les disettes extrêmes,
comme il en apparaissait autrefois, sont deve-
nues impossibles.

2. Le café, le sucre, le chocolat et les autres
denrées comestibles des colonies, fournissent au
moins la matière d'un repas par jour, des plus
sains à chaque personne, soit à la ville, soit à
la campagne.

L'économie domestique a pour but de donner
une bonne direction au choix, à la conservation
et surtout à la préparation convenable des aliments ; de telle sorte que toute personne soucieuse de la santé de sa maison doit surveiller
plus ou moins la préparation des aliments qu'on
y mange. Les chrétiens catholiques observen

encore les jours des fêtes et gala , avec l'indication de ceux où il est ordonné par l'Église de faire maigre.

3. *Fêtes et Gala mobiles.*—Pâques, Ascension, Pentecôte, Fête-Dieu. — Jeudi, Dimanche, Mardi-Gras.

4. *Jours de maigre fixes.* — Les Vendredis et Samedis de l'année, excepté les Samedis depuis Noël jusqu'à la Chandeleur, temps des couches de la Vierge. Plus, les jours indiqués dans le calendrier.

5. *Jours de maigre mobiles.* — Les trois jours de Rogations.—Les Quatre-Temps.—Les veilles de Pâques et de la Pentecôte. — Tous les jours de Carême, excepté les Dimanche, Mardi, Jeudi de chaque semaine, depuis le Jeudi après les Cendres jusqu'à celui de la Passion, au principal repas seulement et moyennant aumône. Ceci se pratique à Rome, à Paris et dans d'autres diocèses de France, de Belgique, de Savoie, et des bords du Rhin, où l'on parle français, et parmi ceux qui professent la religion catholique.

§ 2. PROVERBES D'ÉCONOMIE DOMESTIQUE
De chaque mois de l'année, avec de tout petits Commentaires de prévoyance.

1. Proverbe de *Janvier.* — S'il pleut le jour

de Saint-Vincent, le vin monte au sarment; s'il gêle il en descend.

2. Proverbe de *Février*. — Jamais ce mois n'a passé sans qu'on vit groseillier feuillé.

3. Proverbe de *Mars*. — Arrivé des hirondelles; une hirondelle ne fait pas le printemps. Sortie des abeilles; une seule abeille ne fait pas miel.

4. Proverbes d'*Avril*. — Pâques pluvieux, an fromenteux. La pluie d'avril remplit les greniers. Il n'y a point d'avril sans épis. Tonnerre en avril, apprête barils.

5. Proverbes de *Mai*. — Mi-mai queue d'hiver. Mai force pois verts! Mai clair et venteux fait l'an plantureux.

6. Proverbe de *Juin*. — Frais, et chaud juin, amène pain et vin.

7. Proverbes de *Juillet*. — En juillet, la faucille au poignet. A la mûre mûre, chicorée blanche.

8. Proverbes d'*Août*. — A la Madeleine les noix sont pleines; à la Saint-Laurent on fouille dedans.

9. Proverbe de *Septembre*. — Départ des hirondilles; approche du froid.

10. Proverbe d'*Octobre*. — A la Saint-Remi tous perdreaux sont perdrix; très-bons rôtis et aux choux bouillis.

11. Proverbes de *Novembre*. — A la Toussaint l'hiver est déclaré. Il fait bon se chauffer et manger des raisins frais.

12. Proverbes de *Décembre*. — A la Saint-Thomas, les jours sont au plus bas. Vos habits de laine ne négligez pas, et le matin faites bon repas !

§ 2. ORDRE ET DISTRIBUTION
Des Mets convenables à la nourriture humaine.

1. *La Soupe ou Potage*, est le plat le plus essentiel pour un grand nombre de familles ; surtout pour les enfants auxquels elle convient éminemment, comme aliment de faclie digestion et des plus économiques. Il y a une multitude de manières de faire la soupe. La plus usitée et en même temps la plus essentielle, c'est le pot-au-feu, dans lequel on met cuire, à chaleur modérée, une tranche de bœuf, un cou de mouton, une vieille poule, une tranche de jambon. Cette soupe peut être remplacée par toutes les soupes maigres et potages féculents : tels que riz, vermicelle, semoule, tapioca, potiron, pommes de terre en purée, pois, lentilles, haricots, choux, marrons, herbes potagères, chicorée, poireaux, ognons, carottes, tomates, concombres, lait, fromage cuit avec du pain, macaroni, etc.

2. En géneral, les *Sauces* sont peu favorables à la santé et le meilleur moyen d'éviter les inconvénients qu'elles ont, c'est de s'en tenir aux viandes bouillies ou rôties sans les environner d'assaisonnements nuisibles.

3. Les plats de *Purée* sont meilleurs que les sauces pour la santé. Surtout les purées de pois, de fèves, de haricots, de lentilles, d'ognons, de champignons, de céleri, de chicorée, d'oseille, de navets ou raves, de pommes de terre.

4. Toutes les *Viandes* de bœuf, de veau, de mouton, d'agneau, volaille blanche ou noire, chapons, dindes, poulets, canards, oies, lapins, lièvres, porcs, sangliers, bouillies, roties ou frites, lorsqu'elles sont prises avec modération, entretiennent la santé, augmentent les forces et préparent une heureuse vieillesse, par l'entretien d'une bonne et solide constitution.

5. Les poissons de *mer ou d'eau douce,* lorsque la France exploitera convenablement les six cents lieues de côtes marines qu'elle possède en Afrique ou autour de son propre continent, seront une ressource inépuisable, contre toute sorte de disettes et un moyen d'alimentation des plus utiles, des plus heureux, des plus avantageux à l'espèce humaine. Les poissons qu'on

peut se procurer facilement, depuis l'invention des chemins de fer, qui les transportent des côtes marines sur tous les points de notre territoire national, sont : la morue, l'estafèche, la sardine, l'anchoi, le thon, le merlan, le hareng, le maquereau, la limande, le cormoran ou anguille de mer, le turbot, le homard, la langouste, l'anguille de rivière, le brochet, la carpe, les crevettes et une multitude d'autres.

6. Les légumes des *Jardins* sont aussi très-utiles et très-sains, soit qu'on les prépare au gras ou au maigre; seuls ou associés avec des viandes et des poissons. Les principaux sont : les champignons, les choux-fleurs, les trufes, les asperges, les petits pois, les haricots verts, les lentilles, les choux-cabus fermentés, les choux de Bruxelles, les artichauds, la chicorée, la scarolle, la laitue, la romaine, les cardes, le céleri, l'oseille, les épinards, les concombres cuits à l'eau et frits au beure, les aubergines, les tomates, le potiron, le melon, les navets, les carottes, les betteraves, les patates, les topins, les salsifis, les scorsonaires, les pommes de terre.

7. Les *OEufs frais*, soit de poule, soit d'oie ou de canard, de pintade, de pigeon, de dinde, cuits à l'eau ou frits, lorsqu'ils sont frais, mollets

pour le jaune, coagulés pour l'albumine sont une nourriture agréable, saine, utile à la santé, facile à se procurer.

8. Les *Pâtisseries sucrées*, mélange de farines ou de fécules avec les œufs, le beurre, ou la graisse et le sucre, lorsqu'on'en fait usage avec modération ne sauraient être malsaines. Cependant elles conviennent peu aux femmes et aux enfants, à cause des indigestions qu'elles leur causent.

9. Les mets qu'on appelle de *Dessert*, tels que fromages, crêmes, gâteaux, confitures, compotes de fruits , fruits mûrs. raisins, poires, pommes, prunes, oranges, abricots, pêches, groseilles , cerises, noix, amandes, noisettes, dattes , jujubes méritent d'être mêlés aux autres aliments dans une proportion modérée, à cause des acidités et de la fermentation qu'ils peuvent développer dans l'estomac.

§ 4. RÈGLES A SUIVRE

Pour les rôtis ou viandes grillées afin qu'ils soient bons à la santé.

Le premier soin doit être de proportionner l'ardeur du feu à la qualité des viandes.

1. *Le Bœuf et le Mouton* demandent à être saisis par un feu vif. On ne doit cependant pas

trop hâter la cuisson ; on diminue ensuite le feu par gradation.

2. *Le Veau* exige moins de feu ; il faut l'arroser, et l'oindre de beurre plutôt que de graisse. Ne le servez jamais saignant, rien ne serait plus malsain ni plus désagréable au goût, surtout si on a employé la partie du rognon.

3. *L'Agneau* doit être traité comme la volaille.

4. Rien de plus insipide qu'une volaille desséchée au feu, et qui a perdu tous ses sucs ; néanmoins, si on l'exposait à un feu ardent, comme le bœuf et le mouton, la peau se crisperait, se brûlerait même, et vous la priveriez par là d'un de ses plus grands agréments. Pour éviter cet inconvénient, ayez donc la précaution d'envelopper d'un papier frotté de beurre ou d'huile toute votre volaille blanche, savoir : les dindons, les chapons et poulardes, ainsi que les poulets.

5. *La Volaille noire*, telle que les oies et canards : on peut, attendu la fermeté de leur peau, les exposer sans inconvénient à un feu vif ; on connaît qu'elle est cuite lorsqu'elle lance sa fumée par jets.

6. Mettez à la broche sans papier, mais en les piquant de lardons fins, très-près les uns des autres, les levrauts et les lapereaux.

7. *Les Perdrix*, *Perdreaux et Cailles* doivent être gouvernés comme la volaille blanche.

8. Quant aux biftecks et autres viandes préparées sur le gril, tout l'art consiste à les faire saisir, surtout le bœuf et le mouton, par un feu très-vif. C'est le moyen d'en concentrer les sucs. On doit prendre garde ensuite de ne pas les laisser trop cuire ni dessécher, et on doit ne les retourner qu'une fois.

9. En général, et pour toutes sortes de rôtis, on connaît que le moment de les retirer de la broche est arrivé, quand on en voit sortir le jus, et que les chairs lancent des jets de fumée.

10. Ajoutons à ces règles un tableau détaillé du temps que chaque pièce doit rester au feu, en supposant toujours un bon feu et une broche. Dans une cuisinière en ferblanc, devant une coquille, il faut moins de temps.

Bœuf, pesant 10 livres. 2 heures et demie.

Idem, pesant cinq livres, une heure et demie.

Mouton, gigot ou épaule, 6 livres, 1 heure et demie.

Idem, pesant 4 livres, une heure.

Agneau, un gros quartier, une heure.

Idem, un petit quartier, ou gigot, 3 quarts d'heure·

Veau, pesant 4 livres, 2 heures.

Idem, pesant 2 livres, 1 heure un quart.

Porc frais, pesant 4 livres, 2 heures,

Idem, pesant 2 livres, 1 heure un quart.

Cochon de lait, gros, 2 heures et demie,
Idem, petit, 2 heures.

Venaison, pesant 8 à 10 livres, 2 heures.

Idem, pesant 4 livres, 1 heure.

Lièvre, gros, une heure et demie.

Levraut, 3 quarts d'heure.

Lapin, gros, 3 quarts d'heure.

Idem, petit, une demi-heure.

Dindon, gros, une heure et demie.

Idem, moyen, une heure.

Poularde et chapon, gros, une heure.

Idem, moyen, 3 quarts d'heure.

Poulet, 3 quarts d'heure.

Oie, grosse, un heure un quart.

Idem, petite, une heure.

Canard, gros, 3 quarts-d'heure.

Idem, petit, une demi-heure.

Faisan, 3 quarts-d'heure.

Pigeon, demi-heure.

Perdreau, demi-heure.

Bécasse, demi-heure, si elle est grasse ; maigre, 1 quart-d'heure.

Alouettes bardées. 20 minutes.

11. *Tableau* sur lequel on peut voir l'espace de temps que les viandes crues peuvent rester exposés à l'air, sans se gâter, dans un endroit frais, où aucun insecte ne puisse pénétrer.

	En été :	en hiver.
Cerf et bêtes fauves,	4 jours	8
Sangliers.	6	10
Lièvre.	3	6
Lapin.	2	4
Faisan.	4	10
Gelinotte.	4	10
Coq de bruyère.	6	14
Perdrix	2	6 j. à 8.
Bœuf et porc.	3	6
Mouton.	3	6
Veau et agneau.	2	4
Dindon, canard, oie.	2	6
Chapon.	3	6
Vieille poule.	3	6
Poulets.	2	4
Pigeonneaux.	2	4

Quand le temps est doux ou à la pluie, les viandes se gardent quelques jours de moins. Ce tableau, dressé pour des pays plus froids que Paris, peut y servir encore de règle. Dans des climats plus chauds, on pourra le graduer selon sa propre expérience.

12. Un peu de *bon vin* réjouit le cœur de l'homme et n'attriste pas celui de la femme ; mais il doit être pris à propos, avec modération, et choisi d'un crû convenable au tempérament et à l'âge des personnes qui en font usage. En France, on peut se procurer, en tout temps, tous les vins estimables d'Europe à des prix accessibles pour les fortunes moyennes. Les petites fortunes qu'on appelle aisées négligent trop de conserver quelques provisions de ce genre, dans les bonnes années de récolte, pour des cas de maladie, de convalescence, ou même de fête de famille. Ainsi le manque de prévoyance, plutôt que le défaut de facilité, les prive de l'une des satisfactions innocentes de la vie humaine, à laquelle le Sauveur du monde, lui-même, ne resta pas indifférent durant sa vie mortelle ; puisque son premier et son dernier miracle, les deux plus éclatants de tous ses miracles, furent des miracles de vin. Eau en vin. Vin en sang ; joie de noces ; tristesse de sacrifice par le vin ; Sang divin de l'Homme-Dieu pour la Rédemption.

13. *Manière de faire du bon Café.* — Liqueur des plus utiles à la santé, lorsqu'on n'en abuse

pas. — Faites brûler d'une belle couleur brune très foncée sans être noire : un brûloir en tôle est préférable; cependant on peut aussi se servir d'un poêlon plat en fer. Pour six tasses de café mesurez 6 tasses d'eau bien pleines que vous mettez dans une cafetière; quand l'eau bout, mettez un peu de colle de poisson et 6 cuillerées à bouche combles de café en poudre; remuez toujours, et retirez du feu deux ou trois fois pour abattre le bouillon. Retirez-le du feu, mettez-y une tasse d'eau froide, laissez éclaircir une demi-heure, tirez à clair et faites réchauffer sans bouillir pour le servir très chaud. Pour le servir à la crème ou au lait, vous mettez demi-tasse de café de plus par tasse d'eau. Dans le temps que votre café s'éclaircit, vous faites bouillir votre lait, et y mettez ensuite la quantité de café à l'eau selon votre goût.

Telle est la série des aliments que les personnes riches, aisées, ou simplement laborieuses, peuvent se procurer; mais, encore une fois, on doit en faire usage avec modération, et ne jamais oublier que le Créateur, en mettant à la disposition de l'homme toutes les richesses de la nature, lui a imposé l'obligation stricte de justice et de charité, d'en partager le superflu avec ses frères dans l'indigence.

§ 5. DE LA MUSIQUE ET DU CHANT

Au point de vue de la Santé et du Bonheur domestique.

1. Le contentement, la gaîté et la satisfaction au sein des familles, sont avec l'ordre, l'économie et le travail, la base de tout bonheur véritable et réel qu'on puisse goûter dans ce bas monde ; or, la musique ou le chant entrent pour beaucoup dans les moyens d'exciter, d'entretenir et de développer le précieux sentiment d'une douce joie : consolation des peines de la vie humaine, distraction innocente des soucis du monde ou des travaux indispensables ; la musique et le chant, pratiqués généralement au sein des familles patriarchales, furent dans tous les temps et chez tous les peuples, un élément de civilisation, une source de bien-être et de santé, un moyen de guérison pour la plupart des maladies mentales, un usage louable de culte public ou de patriotisme national. Chez le peuple israélite, peuple choisi de Dieu pour conserver le dépôt précieux de la révélation, la harpe, la lyre et autres instruments harmonieux servaient à distraire les patriarches, inspiraient les prophètes, calmaient la fureur des passions chez les grands, diminuaient les craintes des faibles,

donnaient du courage aux plus timides. David, avec sa lyre, dissipait les profondes tristesses du roi son prédécesseur, tombé en démence.

2. Le paganisme lui-même avait reconnu les merveilles de la musique sur l'esprit humain et sur tout être sensible en les exagérant ; car la simple supposition des effets de la lyre d'Orphée sur les arbres, sur les pierres et sur les lions ou les tigres, sont uniquement des appréciations enthousiastes d'un moyen de perfectionnement incontestable pour l'espèce humaine ; et si réellement des arbres n'ont pas dansé au son de la lyre d'Orphée, si des pierres ne se sont pas placées d'elles-mêmes les unes sur les autres pour former les murailles de palais magnifiques en entendant les symphonies musicales, si enfin des tigres et des lions ne se sont pas arrêtés devant leur proie en écoutant les notes cadencées de quelques musiciens habiles, on ne saurait nier ce qu'on a vu dans tous les temps, à savoir : que dans les guerres toujours déplorables, qui ont eu lieu souvent sur la terre, entre les nations diverses, les hommes et les chevaux s'animent au combat, affrontent le danger avec plus de hardiesse, lorsqu'ils sont excités par les sons de la musique ou du chant.

Que de malades d'esprit et de cœur qu'on a vus soulagés dans les prisons, dans les hôpitaux, dans les maisons d'aliénés, ou sur la terre étrangère au milieu des tristesses de l'exil, par les charmes de la musique.

3. Le poète Gilbert de Pixérécourt, qui vivait encore au commencement de ce siècle et qui est mort de misère à l'Hôtel-Dieu de Paris : après avoir supporté de cruelles infortunes pendant un demi-siècle de résignation, avait coutume de calmer les exaspérations d'une imagination aigrie qui le plongeait quelquefois, au milieu des rêves pénibles de la nuit, dans une démence complète, en se donnant une aubade à lui-même avec une petite boîte musicale qu'il s'était procurée, et qu'il avait toujours sur sa table de nuit. Aussitôt qu'il était saisi par le pressentiment que son cerveau allait se détraquer, il lâchait avec ses doigts le ressort de sa boîte musicale, et les sons harmonieux qui en résultaient pendant quelques minutes, avaient le précieux effet de dissiper ses accès d'absence mentale.

4. Mais c'est surtout dans l'exercice public du culte dans nos églises, ou au sein des familles, pendant de longues soirées d'hiver, au tour du foyer domestique, que la musique et le

chant apportent du charme aux plus nobles re-
lations de l'homme, soit avec la Divinité, soit
avec ses semblables qui lui tiennent de près par
les liens du sang, de l'amitié ou des mêmes sentiments religieux.

5. Qui oserait nier l'influence de la musique
et du chant sur la santé humaine, après avoir
assisté soit aux offices publics du culte catholique dans les églises pourvues d'un jeu d'orgues transpositeur et d'un lutrin, autour duquel
sont convenablement disposés un certain nombre de bons chantres instruits sur l'art du plain-
chant et de la musique vocale : ou dans un salon dont le meuble le plus agréable est un piano-
transpositeur encore manié avec habileté par
une maîtresse de maison, habile musicienne,
comme sainte Cécile : soucieuse du contentement et de la satisfaction de la société qu'elle
réunit pour la distraire, en se reposant elle-
même des fatigues des autres soins de sa fa
mille.

6. Un jour viendra, qui n'est peut être pas
aussi éloigné qu'on pourrait le croire, où toutes
les églises paroissiales même à la campagne,
seront pourvues de l'orgue-transpositeur dont
l'intelligence de M. l'abbé Clergeau, chanoine

de Sens, a doté notre époque par un perfectionnement merveilleux dans le mode harmonieux
du mécanisme de cet instrument musical ; ainsi
que dans le prodigieux abaissement de son prix
de fabrication qui permet aux fabriques les plus
pauvres d'en faire l'acquisition.

7. Non seulement toutes les églises parvien-
dront à l'acquérir, mais aussi les communes
voudront en pourvoir les écoles, soit de garçons,
soit de jeunes demoiselles, et même les simples
salles d'asile, pour adoucir les mœurs des enfants en les préparant à l'instruction par le
charme de la musique, pour former des chantres
et des cantatrices religieuses qui puissent con-
tribuer à la splendeur du culte en faisant aimer
Dieu à leurs semblables par le charme mélo-
dieux du chant de ses louanges et des cantiques
de l'église. Lorsque ce perfectionnement aura
été réalisé dans les églises et dans les écoles,
les mœurs des paysans se poliront, seront
moins féroces, et on verra moins de simples
laboureurs, atteints de maladies mentales, aller
encombrer les maisons d'aliénés.

8. Homme religieux et artiste musicien,
M. l'abbé Clergeau, chanoine de Sens, ancien
aumónier de Châteaubriand, par les perfection-

nements admirables qu'il a introduits dans l'orgue et le piano, s'est placé à la tête des hommes les plus remarquables de notre époque qui se consacrent au perfectionnement de la civilisation, à l'extension des sentiments religieux et de famille, éléments de toute société. A ce double point de vue, nous sommes heureux de consigner sa belle invention dans le *Médecin du Corps et de l'Ame*, après avoir constaté l'intérêt incontestable d'hygiène et de santé pour les familles qu'il présente, comme nous l'avons fait observer, il y a dix ans, dans une autre publication, alors que cette invention musicale naissante, encore à peine connue. Depuis, la sanction de l'expérience et le succès de la pratique des orgues et des pianos transpositeurs sont venus confirmer nos prévisions d'alors. C'est ce que nous tenions à constater dans cette nouvelle édition du *Médecin du Corps et de l'Ame*, en engageant tous les curés qui le liront à pourvoir les églises et les écoles de leur paroisse d'orgues-transpositeurs selon la méthode de M. Clergeau, avec la certitude qu'ils contribueront par là à procurer et à maintenir la santé de l'âme dans l'esprit de ceux de leurs paroissiens qui fréquentent les écoles et les églises.

9. Voici l'idée que les hommes du monde, les plus instruits et les plus honorables, se font avec raison du prêtre. Nous l'empruntons à un livre remarquable de M. Ch. Girou de Buzareingues, membre de l'Institut de France, sur l'*Éducation des garçons*, et que nous avons déjà cité sur une profession toute différente de celle du prêtre. Cette idée qui est très-juste, est fort souvent réalisée, sinon dépassée, par l'immense majorité de ceux qui se dévouent en France au sacerdoce catholique; ce que le monde ignore trop, ou feint d'ignorer, afin de s'affranchir des lois morales que le prêtre est obligé, par devoir, de lui remettre sans cesse sous les yeux, ce qu'il fait assurément avec fruit par ses bons exemples autant que par l'éloquence de ses discours.

10. *De la Vocation au sacerdoce catholique.* —
« Le prêtre doit connaître l'Écriture-Sainte,
» la théologie, la liturgie, la vie des Saints, les
» œuvres des Pères et l'histoire de l'Église, les
» sermons des premiers prédicateurs, leurs orai
» sons funèbres, les livres de controverse, les
» cas de conscience ; être clair dans l'enseigne-
» ment ; posséder l'éloquence de la chaire ; avoir
» un bel organe et savoir chanter. Être instruit
» des éléments de l'histoire naturelle ; avoir des

« connaissances en droit et en médecine, soit
« pour prévenir les mauvais procès entre ses pa
« roissiens, soit pour détourner d'eux les plus
« communes maladies. Il doit, par ses vertus, sa
« chasteté, sa probité, sa tempérance, sa fran-
« chise, sa charité, sa bienveillance, ses habitudes
« religieuses, gagner la confiance de tous ceux
« qui le connaissent ou qui ont avec lui des rela-
« tions ; être très-réservé, modeste et conciliant
« dans ses discours ; propre dans sa personne et
« dans ses habits, tolérant dans ses opinions
« personnelles. » (*De l'Éduc. des Garçons.*)

LE MÉDECIN
DU CORPS ET DE L'AME.

DOUZIÈME LIVRE.

TRAITÉ DE PHILOSOPHIE CHRÉTIENNE
ET DE RELIGION CATHOLIQUE A L'USAGE DES GENS DU MONDE.

Rationabile sit obsequium vestrum.
Que votre soumission soit raisonnable.
(*Saint Paul aux Romains*, XII).

Les principales idées de ce petit *Traité de Philosophie* sont puisées dans les ouvrages d'écrivains laïques, dont le talent incontestable s'est exercé depuis longtemps avec zèle à faire honorer la religion et la France. Nous traitons ici, non de cette pseudo-philosophie, qui, durant le cours du siècle dernier et vers le commencement de celui où nous vivons, répandit tant de maux parmi les hommes ; mais de la philosophie rationnelle et sainte, qui seule mérite le nom d'amour de la sagesse, suivant l'origine et la signification du mot dont on se sert pour l'exprimer. Dans la première partie il est parlé de la *Philosophie de la raison ;* dans la deuxième, de la *Philosophie de la religion ;* dans la troisième, de la *Philosophie de l'histoire ;* dans la quatrième, de la *Philosophie de l'Ecriture sainte ;* enfin le *Médecin du Corps et de l'Ame* est terminé par un *Exercice spirituel* de courtes méditations, pour chaque jour de la semaine.

§. 1. PHILOSOPHIE DE LA RAISON,
Ou des meilleurs Moyens de découvrir la vérité.

1. La vérité et la vertu qu'il y a dans la plus petite chose d'un ordre quelconque peut faire sentir et démontrer toutes les vérités intermédiaires, et même la plus grande vérité du même ordre. Ainsi, dans l'ordre naturel, le brin d'herbe, foulé aux pieds par l'homme, explique l'arbre séculaire, le plus petit insecte l'animal le plus grand, la lumière d'une faible bougie celle du soleil. De même, dans l'ordre psycologique, la raison, cette lumière intérieure que le Créateur a donnée à l'homme pour se conduire et pour discerner les choses et les idées, va comme la foi du connu à l'inconnu ; elle apprécie, selon saint Paul, la substance des choses par des arguments non apparents, *argumentum non apparentium ;* la partie la conduit à la connaissance du tout : *cognoscimus ex parte ;* et l'invisible lointain lui apparait par le sentiment d'une vision présente. Ainsi, tout est complet dans le monde

physique et moral. L'homme, objet visible du monde, ne saurait avoir l'idée d'une chose qui n'existerait pas, selon la belle pensée de Pascal, qui attribue une sorte d'infaillibilité à son esprit, touchant le côté qu'il envisage chaque fois qu'il est attentif.

2. *Preuves des existences.*—La plus petite vérité, la plus petite erreur, prouvent les plus grandes.—Le plus petit dogme, le plus grand.—Le plus petit mystère, le plus petit miracle de la nature ou de l'art et qu'est-ce qui n'est pas mystérieux et miraculeux dans l'art et dans la nature? prouvent les plus grands mystères et miracles de la religion. — La plus petite trinité naturelle, celle de Dieu.— L'incarnation d'un homme, celle de Dieu ; la plus petite cause, le plus petit moyen, le plus petit effet, visibles ou avoués, prouvent les plus grands : Dieu, la création.

3. L'unité ou le premier nombre prouve l'infini mathématique.—La plus petite chose visible, et, à plus forte raison, l'homme, le soleil, l'arc-en-ciel, le cercle, etc., l'aimant, etc., le diamant, etc., le paon, etc., prouvent la plus grande chose invisible : les anges, Dieu. La plus petite création prouve la plus grande : le plus petit être matériel, le grain de sable, la pluralité,

l'infinité des mondes.—Le commencement d'une chose, sa fin.—La partie, le tout. — Une chose même, toutes les choses. — La terre, le ciel et même l'enfer.—Le plus petit mouvement, le plus grand, et par conséquent les roulements infinis des astres.—La rapidité de la vie, celle d'une minute : les montres à secondes sont effrayantes pour qui les entend bien.— Une chose prouve la chose contraire. — Le corps, l'âme.—La vérité, l'erreur.—La bonté, la méchanceté.—La beauté, la laideur.—Le plaisir, la douleur.—La plus petite opposition prouve celle existant entre Dieu et le démon, le bon et méchant, le bien et le mal.

4. *Preuves des facultés.* La plus petite qualité de la plus petite chose le plus petit instinct d'animal, prouvent les plus grandes intelligences, les plus grands devoirs, les plus grands mérites de l'homme. — Le plus petit attribut de prévoyance, de prévenance de l'homme, prouve les plus grands des anges de Dieu, la prescience, la providence, la prédestination, l'omnivoyance, l'omnipotence, la présence partout, la bonté, les indulgences, la justice de Dieu, — et les plus grands attributs du démon prouvent l'orgueil, la malice, la tentation, la possession. — Le plus petit attribut de Dieu prouve tous les autres.—

Le plus petit orgueil prouve sa grande et divine origine, sa grande et divine fin. — La plus petite liberté de l'enfant dans ses jeux avec un autre enfant, prouve le libre arbitre de l'homme dans ses rapports avec Dieu. — La plus petite foi d'homme à homme prouve la plus grande d'homme à prêtre et d'homme à Dieu.—La plus petite recherche d'immortalité mondaine, la plus petite espérance de bonheur temporel prouvent l'immortalité de l'âme et l'éternité. — La plus petite force prouve celle du miracle. — La plus petite facilité de la plus petite vertu prouve celle de la sainteté. — La famille, la plus petite société de commerce, prouvent les congrégations, les ordres religieux, la société politique, l'Eglise universelle. — La plus petite profession, le plus petit art, le plus vil métier, prouvent toutes les professions, et surtout celle du prêtre et du chef temporel. — Le plus petit pouvoir absolu, et la nature et la maison en sont pleines, prouvent le plus grand. — La plus petite infaillibilité, ou terme de chose, prouve les plus grandes, celle du chef spirituel de l'Eglise, parlant *ex cathedra*, dans la législation générale; celle du confesseur dans la législation particulière du fidèle.—La plus petite propriété prouve celle du Nouveau-Monde et le droit de conquête. — La plus petite distinction prouve la noblesse, l'hérédité privée, que personne ne nie. — L'arbitrage, la justice de paix prouvent les plus hautes justices. — La faculté de se donner la mort à soi-même prouve le droit de glaive judiciaire et le droit de guerre sociale. — La faculté de donner la mort à son corps prouve celle de la donner à son âme.

La plus petite autorité du peuple elle-même prouve la plus grande, et la révolution : car il en est une juste, en temps et lieu !... Les facultés, les qualités des choses matérielles prouvent celles des êtres les plus spirituels ; l'éclat du jour et l'obscurité de la nuit prouvent la vérité et l'erreur ; l'infinité du feu, qui se communique à l'infini sans diminuer jamais, prouve la fécondité et l'infinité de l'eucharistie. — L'égalité, l'unité, l'inaccessibilité du cercle et de la sphère prouve l'unité et l'impénétrabilité de Dieu. — L'unité numérique, seule génératrice de l'infini numérique, prouve l'unité, la fécondité et l'infinité de Dieu.

Preuves des mérites : — Le plus petit devoir, la plus petite vertu, prouvent les plus grands ; toutes les sortes de saintetés ; les vies, les passions, les humilités, les martyres exemplaires de la sainte famille, la chasteté parfaite de Marie et de Joseph, l'austérité de saint Jean-Baptiste, l'amour de saint Jean l'évangéliste, le repentir de saint Pierre, plus beau peut-être que son innocence, prouvent toutes les saintetés réunies de l'Homme-Dieu.

La nécessité du plus petit repos prouve celle du dimanche hebdomadaire.

La plus petite civilité, la plus simple cérémonie, le luxe même, prouvent le plus grand culte religieux ou politique, prouvent la semaine sainte de Saint-Pierre de Rome et le Vatican, l'ancienne Fête-Dieu de Notre-Dame de Paris et les Tuileries avec ses pompes d'apparat.

Le plus simple aveu d'ami à ami, d'enfant à mère, si bienfaisant à l'âme, prouve la confession. — La plus simple modestie, si aimée dans le monde le plus orgueilleux, prouve le devoir de l'humilité devant Dieu et devant les hommes, dont la religion fait un devoir si fondamental, — L'agrément du plus petit don, fait même au riche, prouve le devoir de l'aumône et de la charité incessantes. — La plus commune manducation, l'embrassement humain légitime ou illégitime, auquel la volonté ne manque pas pour identifier deux êtres, prouveraient seuls, pour qui se connaît en preuves, la communion eucharistique! Enfin, la plus petite victoire prouve celle de Dieu et celle du juste; la plus petite erreur, la plus petite malice, prouvent les plus grandes imaginables : celles du Démon!

6. *Preuves de la justice.* — Le plus petit bien par l'homme prouve la grâce de Dieu ordinaire et actuelle. — Le plus petit mal héréditaire (et les familles en sont pleines) prouve le péché originel. — Le petit nombre des bons, des sages, des habiles, dans ce monde, prouve celui des élus dans l'autre. — La plus petite beauté prouve la plus grande, celle de Dieu, celle du ciel. — La plus petite laideur prouve la plus grande, celle du démon, de l'enfer. — Le plus petit plaisir, la plus petite douleur, prouvent les plus grands, le paradis, le purgatoire, l'enfer. — La plus petite résurrection, et la nature en est pleine, prouve la plus grande. — Le plus petit jugement en dernier ressort du juge de paix prouve le plus grand, le *dernier.* — La fin de la plus petite chose connue prouve celle du *monde.* — Le temps, la minute de temps prouve l'*éternité!* — C'est de toutes ces unités, et par conséquent de tous les nombres qui s'ensuivent,

qu'il faut dire, encore mieux que de l'Évangile, que « l'inventeur en serait plus grand que le héros. » L'unité de la vérité de toutes les unités dont nous venons de faire le tableau est telle qu'il n'a pas encore été possible, depuis la création, à un dissident, à un hérétique, à un philosophe quelconque, d'en nier une un jour, dans un livre et même dans une page, qu'il ne la reconnaisse, le plus souvent formellement, dans une autre !!! — Donc celui qui la croit et la pratique le mieux est précisément le plus habile philosophe et le plus grand génie scientifique, parce qu'il s'est consacré le plus longtemps à son examen !!!

§. 2 PHILOSOPHIE DE LA RELIGION,

Ou Raisons des variétés de la Morale et de la Foi.

Nous donnons ici une seule raison de chaque vérité, en moins de mots possible. Il n'y a pas deux motifs d'une même cause secondaire : *Deus unus.* Pour nier sans absurdité une seule vérité du catholicisme, il faudrait nier toutes les vérités naturelles, morales et sociales, dit un savant écrivain dont nous avons parlé dans l'introduction à ce livre.

Les dogmes sont la raison des devoirs : les

devoirs sont la raison de la vie humaine ; le prêtre catholique seul est le moyen des devoirs. Ainsi dogmes, devoirs, moyen et fin, tel est le grand système de Dieu pour l'accomplissement de sa gloire.

1. *Preuves des Dogmes. Dieu.* — On le prouve par l'impuissance de rien prouver sans lui ; par l'ordre admirable qui règne dans la nature entière.

2. *Les Mystères de la religion.* — Sans eux, pas de foi, pas d'amour chez le fidèle. On les prouve par ceux de la nature, qui en est pleine, même pour le chimiste le plus savant comme pour le plus humble cultivateur.

3. *Les Miracles divins.* — Par les miracles de l'homme, par un coup d'œil sur l'industrie artistique et scientifique, navigation, peinture, chimie, découvertes anciennes et modernes.

4. *La Création,* modification et fin du monde. suivant la Genèse, l'Évangile et l'Apocalypse. Par les découvertes des géologues savants, qui en ont trouvé des preuves sur toutes les parties du globe et dans les entrailles de l'univers, suivant l'expression de l'un d'entre eux.

5. *L'immortalité de l'âme.* — Par l'immortalité même du plus petit élément matériel, reconnue

par Berzelius, l'un des plus savants et sans contredit le plus profond naturaliste de ces derniers temps.

6. « La distinction du bien et du mal, et le libre arbitre de l'homme ». Par le sens intime, et le sens commun de tous les hommes, ignorants ou savants de tous les pays, de toutes les époques.

7. *La distinction* des bons et des mauvais anges. Par l'impossibilité de s'expliquer autrement la distinction du bien et du mal ordinaires sur la terre.

8. *La Loi* de Dieu, son premier commandement. Par l'impossibilité de concevoir sans lui le devoir, la récompense, le châtiment; de la loi faite au premier homme avec simplicité, avec générosité, découle la magnifique économie morale du monde.

9. *Le Serpent anguis*, ange tombé. Son histoire religieuse se prouve par son histoire naturelle phénoménale sur toutes les plages du globe.

10. *Bonté de Dieu.* — Par la bonté intrinsèque de l'homme, même le plus misérable en apparence, qui toujours possède quelque qualité morale ou physique qu'on ne trouverait pas dans son semblable le moins imparfait. Encore cet

attribut se trouve par la vanité certaine du plus grand bonheur apparent possible.

11. *La Trinité du Créateur.* — Par la trinité de tous les êtres créés, le nombre trois, seul nombre qui mesure tous les nombres au-dessus de l'unité, excepté lui-même ou ses multiples, en les augmentant ou les diminuant d'une seule unité ; le nombre trois est encore le seul qui, deux nombres donnés, est toujours le diviseur ou de l'un des deux nombres, ou de leur somme, ou de leur différence. Encore mathématiquement le triangle est la seule mesure géométrique possible. Le temps est triple : passé, présent, avenir. La matière est triple : longueur, largeur, épaisseur. L'esprit a ses trinités : cause, moyen, effet ; raison, théorie, pratique ; esprit, cœur, corps ; principes de vérité, vertu, force ; foi, espérance, charité, la première pour la satisfaction de l'esprit, la seconde pour le cœur, la troisième pour le corps. Trinité de la famille : père, mère, enfant ; trinité de la société : roi, ministre, sujet ; trinité du juge qui ne peut être qu'un ou trois.

12. *L'Unité*, dans la trinité divine, se prouve par l'impossibilité de séparer les parties de toutes les autres trinités. On ne conçoit pas l'effet

sans la cause, la foi sans l'espérance, l'espérance sans la charité.

13. La dignité de l'homme, créature privilégiée, par son propre orgueil..... inassouvissable.

14. L'*Incarnation* du fils de Dieu, sa vie et surtout sa mort, se conçoivent par le besoin d'un immense moyen de réparation et d'un immense besoin d'élévation pour l'humanité profondément et volontairement abrutie.

15. Une *Vierge*, mère-mère de Dieu. Par la double nécessité d'un immense moyen d'intercession auprès de Dieu, et d'un modèle inouï pour la seconde partie du genre humain, génératrice de tout le genre humain même; au physique, par la gestation; au moral, par la première éducation, la meilleure de toutes.

16. La *grâce* divine, nécessaire à la vertu véritable. Par le besoin d'un mérite pour la vertu, qu'on ne conçoit pas sans la pensée à Dieu et par suite sans une demande à Dieu.

17. Les *indulgences* et le purgatoire.—Par l'extrême difficulté, pour le plus grand saint, de se trouver assez pur pour paraître immédiatement en présence de Dieu à sa mort, et, à plus forte raison, pour le fidèle ordinaire, qui souvent ne

se convertit sérieusement qu'à ce moment suprème : à la mort.

18. *Bonheur* de la mort, mort chrétienne. — Par l'évidence d'une vie nouvelle, dont l'autre, même plus brillante, n'est que la pâle figure.

19. La *Résurrection des corps humains*. — Par la transformation perpétuelle, tantôt réelle, tantôt apparente, des plus hideux éléments de la nature en ce qu'elle renferme de plus beau, des plus vils animaux en minéraux les plus magnifiques : depuis l'or et le diamant qui gisent dans les entrailles de la terre avant de rendre gloire à Dieu sur les autels, jusqu'au grain de blé appelé à s'anéantir pour renaître en magnifique et délicieux pain des anges ; depuis les infiniments petits du règne animal, qui sont indestructibles, jusqu'aux êtres les plus ingénieux comme l'abeille ; les plus brillants comme la chrysalide ; les plus miraculeux comme le polype, qui se reproduit à l'infini de ses morceaux ; jusqu'à la courbe spirale des logarithmes, inventée par J. Bernoulli, l'un des plus savants mathématiciens connus, qui voulut avant sa mort qu'on inscrivit sur sa propre tombe la devise qu'il avait appliquée à sa découverte : Je ressuscite la même, n'ayant fait que changer, *eadem mutata*

resurgo. Depuis le soleil qui se couche pâle pour se lever éclatant, jusqu'à l'aimant qui suspend son mouvement la nuit au fond tranquille d'une cave, pour le reprendre le matin sous les influences de l'astre du jour ; enfin le fœtus animal, reconnu vivant, qui devient animal complet, jusqu'au corps humain malade et presque réduit à l'état de cadavre, qui redevient, par l'art ou par la nature, un corps resplendissant de santé.

20. *Le petit nombre des élus* de l'autre vie se prouve par la vue du petit nombre des habiles et des honnêtes gens dans cette vie présente. Les élus d'une seule Eglise exclusivement, par la raison que la vérité étant une, exclusive, son organe ne saurait être multiple. Le plus grand dissident, en matière de religion, ne fut jamais que le plus entier des hommes.

21. *La fin du monde.* — Au moyen du feu, par la seule vue de cet élément, visiblement destiné à dévorer tous les éléments et à leur survivre: il tend constamment à finir sur la terre avec la terre, comme le chancre avec la chair qui l'alimente.

22. *L'Eternité* des récompenses et des châtiments. — Par l'éternité intentionnelle de la

vertu et du crime, qui ne cessent véritablement à la mort que par une circonstance indépendante du vertueux et du coupable.

23. *La gloire de Dieu*, infinie à jamais, se prouve enfin, parce qu'en première, comme en dernière analyse, Dieu seul est grand, Dieu seul est celui qui est!

24. *Preuves des devoirs, raison de la vie humaine.* — La foi et la prière se démontrent par la nécessité de la grâce, démontrée elle-même par le mérite de toute action.

25. *L'espérance*, — plus délicieuse que la possession : par la nécessité et le désir du bonheur terrestre.

26. *La franchise*, — par la seule vue de l'embarras pour soi et du mal pour les autres du mensonge le plus léger.

27. *La confession*, — non à Dieu, mais à l'homme et seulement à l'homme que Dieu a préposé à cette fin, parce que c'est la seule qui humilie le grand ennemi de l'homme, l'orgueil, source de tous les maux.

28. Le soin plus spécial de notre famille, de nos parents, de nos amis, de nos voisins, de nos compatriotes, parce que la religion bien entendue nous commande avant tout d'opérer là où nous

sommes, de rendre heureux ceux qui nous entourent.

29. *L'Aumône aux pauvres*, — coupables ou non (à Dieu seul leur jugement) et l'aumône tant que nous avons : nous avons ce que la Providence nous a donné directement, à la charge de rendre ce que nous avons ravi de près ou de loin, visiblement ou invisiblement, à nos semblables dans le besoin : *Omnis dives aut iniquus est aut hæres iniqui*, tout homme, dit saint Jérôme, est injuste dans sa personne ou héritier de l'injustice et de l'iniquité d'autrui.

30. *Le pardon des injures* qu'on nous a faites, l'acceptation du malheur naturel ou social se prouve par la vue intime des propres injures que nous avons nous-mêmes faites aux autres hommes ou à Dieu.

31. *L'indifférence*, bonheur de la privation des biens, des honneurs, des plaisirs, de la jeunesse, de la santé même, se démontre par l'évidence de leur but providentiel, consistant bien moins à satisfaire les possesseurs de ces avantages qu'à punir ceux qui les jalousent.

32. *Le respect* de la propriété acquise, même équivoque, de la capacité ou propriété méritée, se légitime par la nécessité d'obéir à la Provi-

dence, qui ne veut pas ce que les hommes ou la nature nous refusent.

33. *L'amour des ennemis*, parce qu'on ne les conçoit guère avec l'amour préalable, et que nous nous les sommes procuré nous-mêmes, ou que nous avons un intérêt à nous les rendre amis.

34. *L'obéissance* à tous les pouvoirs, même injustes, parce que si nous en étions les juges, tout le monde le serait, à plus forte raison, de nous-mêmes, et qu'en évitant un maître bon, puisque personne ne lui résiste, nous créerions une infinité de despotes qui auraient à se défendre.

35. *Le travail, la sobriété, et la chasteté*, humilité des organes du corps, se prouvent par la seule considération de la santé, de la beauté, de la reproduction, même du corps, dont la paresse la gourmandise et la luxure sont l'orgueil.

36. *L'unité, l'indissolubilité, la consécration du mariage*, par l'impossibilité de trouver hors de ces conditions le bonheur conjugal, la puissance paternelle, l'éducaiton des enfants : la seule perspective de la possibilité du divorce suffirait pour rendre médiocre ou mauvais le meilleur des époux et terrible l'alliance la plus heureuse.

37. *Le jeûne et l'abstinence* établis par l'Église, parce qu'ils sont des admirables moyens de répression de la chair envahissante et de l'esprit encore plus envahissant. Celui-ci doit être réduit par la sobriété et l'autre par l'obéissance.

38. *Le respect de sa propre vie*; elle ne nous appartient pas plus que celles des autres,

39. *Preuves des moyens entre les Dogmes et les Devoirs*. — Le culte entier est un immense mémorial de vérités et de devoirs, susceptibles, autrement, d'être oubliés par les plus vastes mémoires.

40. Le *Dimanche*, jour spécial du culte, et à la fois de repos pour l'esprit et pour le corps humain, est justifié par les limites de forces humaines et par le besoin de les renouveler.

41. *La Bible*, seul livre, seule histoire, seul code évidemment vrais, nécessaires, tous les autres en étant de pâles imitations ou des contrefaçons stupides : les singularités de ce livre se conçoivent par la nécessité d'un juge interprète et d'un fidèle. L'Écriture sainte, léguée brute aux hommes, comme le bloc à Michel-Ange, la langue et la science à saint Thomas d'Aquin, la société à saint Vincent de Paul, comme la vie à la créature humaine, pour

leur donner lieu : au premier d'élever Saint-Pierre de Rome, au deuxième de rédiger la *Somme*, au troisième de former des saints et des élus.

42. La *Langue latine* est la langue principale de la théologie et de la liturgie romaine, comme la seule illustrée, la seule fixe, formant, à cause de sa nouveauté qui répond au Nouveau-Testament, un des deux instruments de l'Eglise, dont l'histoire la plus ancienne de toutes, l'Ancien-Testament de Dieu, est l'autre grand instrument. L'un conservé par les plus grands ennemis du christianisme : la Synagogue, et l'autre par ses témoins les plus indifférents : l'Académie.

43. Le *Prêtre*, l'*Évêque*, le *Pape*, celui-ci unique, parce que là où il y a deux hommes seulement il y a duel, victoire ou mort, retour à l'unité. Le prêtre, homme, ainsi qu'Adam, comme moyen d'obéissance et de charité fraternelles : un ange-homme exclurait le libre arbitre. Le prêtre célibataire, comme moyen d'indépendance des soins et des soucis de famille pour lui-même, de soulagement pour l'Etat, de générosité pour tous et de sécurité pour les fidèles, qui ne doivent pas avoir de secret pour lui, et qui en auraient pour sa femme et ses enfants. Le prêtr

infaillible au tribunal de la pénitence, à l'égard du fidèle seulement : condition essentielle de tranquillité, de force, et par suite de vertu pour le fidèle. Le prêtre faillible partout ailleurs, et coupable plus qu'un laïque lorsqu'il est coupable, dernière preuve de toutes les vérités catholiques, et de son infaillibilité assez puissante pour résister et survivre à cette dernière faillibilité.

44. Les *Ordres religieux* opposés aux corporations de l'Etat : moyens uniques et admirables d'instruction, de gouvernement, d'ordre privé et public : moyens de secours, d'amitié, d'édifications individuelles pour la multitude de personnes qui ne veulent pas du monde ou dont le monde ne veut pas.

45. L'*Église* catholique, unique comme la vérité, intolérante et condamnatrice des autres églises, petites ou grandes, individuelles ou générales, comme la vérité est intolérante de tout ce qui n'est pas elle. Et de même que Dieu se prouve par la seule impuissance de rien prouver sans lui, l'Eglise tout entière se démontre par l'impossibilité de démontrer sans elle, dans les peuples comme dans les individus, aucune vertu, aucun génie, aucune grandeur, aucune durée, aucune immortalité, aucune élection ; on peu

en dire ce que Jean-Jacques Rousseau a répété de l'Evangile : « que l'inventeur en serait plus étonnant que le héros. »

§ 3. PHILOSOPHIE DE L'HISTOIRE,

Ou Comparaison des Hommes de deux Religions.

Deux religions, entendues par la comparaison de leurs plus grands hommes, peuvent aider à faire un choix convenable d'idées. Dans l'une des deux grandes religions qui se partagent le monde, et entre lesquelles le monde se partage, les plus grands hommes, ingénieux ou vertueux, théoriciens ou pratiques, dans tous les temps et dans tous les pays, font pâlir tous les grands de l'autre. — Quels patriarches qu'Adam, Noé, Abraham, Moïse, en regard de tel ou tel Hermès! Mercure, Zoroastre, Foë, dont l'existence n'est pas même avérée! — Quels prophètes, quels historiens de l'avenir, que les quatre grands prophètes : Isaïe, Jérémie, Ezéchiel, Daniel, en présence d'historiens du passé tel que Sancho-niaton ou Bérose! — Quels précurseurs ou derniers apôtres d'une religion que les deux saints Jean, dont on ne trouve pas même des carricatures dans le paganisme! — Quel premier apô-tre que Simon-Pierre devant Simon-le-Magicien!

— Quel apôtre écrivain que saint Paul, comparé
à Cérinthe ou Ebion, ou bien à Sénèque ou Phi-
lon, surnommé le Platon juif! — Quels papes
que des Léon, des Grégoire, des Paul, des
Pies V, VI, VII, comparés à des sectaires apos-
tats comme Arius, à des patriarches comme
Photius, à des anti-papes comme Pierre de Lune,
des religionnaires comme Luther ou Calvin, à
des papes huguenots comme Mornay, à des cons-
titutionels comme Gobel, ou Grégoire! — Quels
rois que des David, des Constantin, des Charle-
magne, des Grégoire-le-Grand, des saint Louis,
des Sixte-Quint, des Charles-Quint, des Louis XIV,
des Louis XVI et encore Napoléon Ier, restaura-
teur du culte catholique en France, au commencement de ce siècle, également grand aux yeux
de la religion, à cause de cet acte, qu'il l'est vis-
vis de l'histoire par ses succès militaires et ses
revers politiques, en présence d'Alexandre, le
grand meurtrier ; d'Auguste, préalablement avili
comme Octave, père adoptif, ce qui est pire cent
fois que père naturel, de Tibère, ce patron d'Hérode, le Néron de son siècle : de Néron, l'Hérode
du sien ; de Julien-l'Apostat, de Mahomet, dont
les noms sont synonymes et quelquefois homo-
nymes de la méchanceté et de la cruauté! —

d'Henri VIII et de Cromwell, types de l'audace ou de l'hypocrisie! — Des Gustaves, type de la guerre aveugle! —de Frédéric II et de Joseph II, types de la licence philosophique ou irréligieuse.

Quels hommes d'action que les premiers venus des fondateurs d'ordres religieux, Antoine ou Benoît, Bruno ou Dominique, auprès de Manès ou de Porphyre, de George Fox, chef des trembleurs, ou de Franklin, de Jacob Bohême, chef des illuminés, ou de Zinzendorf, chef des hernuters! — Quel homme que saint Bernard, qui sembla saisir l'Europe d'une main pour la lancer sur l'Asie; quel homme que ce promoteur des peuples, auprès d'Abailard, le maître d'école du temps! — Saint François Xavier, missionnaire au delà des mers, auprès de tous les ministres des Sociétés bibliques.— Saint François de Salles, auprès de Calvin! Quels métaphysiciens, quels théologiens, quels logiciens, quels écrivains ou orateurs qu'Origène, saint Basile, saint Chrysostome, Bellarmin, Bourdaloue, Bossuet, auprès de tous les rabbins Aben-Ezra-le-Grand, etc., de tous les papes grecs, de tous ces sophistes, Ochin, Socin, Bodin, Jansénius, Bacon, etc., tout chrétiens et apologistes que la plupart étaient! Quels savants

que Pétau et Huet, auprès des Saumaise passés,
et même des Érasme et des Grotius! Quels
ministres que les cardinaux d'Amboise, Ximé-
nès, et même Richelieu, auprès de l'Hospital, et
même Sully, d'Argenson ou Choiseul, Walpole
ou Pitt! Quels jurisconsultes que Domat ou d'A-
guesseau, Harlay ou Lamoignon, tous apologistes de la religion, auprès de Cujas et de
Dumoulin, qui ne parurent catholiques, jusqu'à
justifier la Saint-Barthélemy, que par circonstance! Quels artistes édificateurs ou édifiants
que Michel-Ange, Raphaël, Palestrina et leurs
disciples admirateurs, depuis le cavalier Bernin,
Rubens, jusqu'à Raphaël Mengs et Canova,
Mozart et Haydn, auprès des Wren de Saint-
Paul de Londres, et même des Rembrandt et des
Hogarth du simple christianisme, auprès sur-
tout des Vanloo de la Régence, des Vernet du
Palais-Royal, des David, des Gossec et des
Méhul, des Piccini, des Grétry et des Beethoven.

Quels poètes que le Dante, Le Tasse, Corneille,
auprès de Boccace et d'Arioste, de Skakespeare
et même de Milton! Quel voyageur que Christophe Colomb, se croyant porte-Christ et même
Colombe porte Saint-Esprit dans le Nouveau-
Monde, auprès de Drake, de Davis et de Cook

ensemble ! Quels capitaines que Turenne, abjurant le calvinisme et se piquant de le faire abjurer ; Condé, vivant et mourant dans la compagnie du vertueux saint Deschamps, ou le prince Eugène demandant à Leibnitz ses *Principes sur la grâce fondée en raison* auprès de Coligny, toujours malheureux, et de Lanoue, le bras de fer des calvinistes ; du maréchal de Saxe ou de Marlborough, dont il ne reste plus que les *Rêveries* ou la chanson ! Quels législateurs du monde que Copernic, chanoine de Warmie. — Keppler, traitant de la *Présence partout de Jésus-Christ*. — Fermat, chantre du *Christ mourant*. — Leibnitz, dont le *Système de théologie* est une abjuration complète du luthéranisme. — Newton, *commentateur de saint Jean*. — Euler, adversaire né des *esprits forts*. — Linnée, inscrivant à sa porte : *Innocui vivite*, *Numen adest*. — L'abbé Haüy, fondateur de la physique moderne, auquel Cuvier faisait honneur de ne jamais manquer aux plus petites pratiques du *Rituel*. — Davy, fondateur de la chimie nouvelle, pèlerin et converti à la religion catholique à Rome. — Bœrrhaave, disant : « Les pauvres sont mes meilleurs malades, Dieu me payant pour eux. »

CONCLUSION

Du petit Traité de Philosophie chrétienne.

De même qu'il est impossible pour être conséquent, de nier une seule vérité du catholicisme sans les nier toutes ; ainsi n'est-il pas une seule vérité de ce même catholicisme qui n'ait été reconnue par un dissident et même par un incrédule ou un païen ; pas une vertu qui n'ait été pratiquée par eux, et même par un mauvais sujet plus ou moins inconséquent. Exception unique : La vérité seule de l'infaillibilité divine d'un homme donné, et la seule vertu d'obéissance à cet homme, vérité, vertu, qui caractérisent le génie et la sainteté dans l'enseignement et dans l'histoire du catholicisme.

§ 5. PETIT TRAITÉ SUR LE CULTE

DES SAINTES IMAGES.

L'esprit de l'Église sur le culte des images. — Sentiments qui doivent animer les fidèles peu lettrés lorsqu'ils pratiquent des actes de dévotion envers ces objets vénérables.

L'Église s'est toujours expliquée sur les points qui font l'objet de notre foi : les abus qui se glissent dans le culte de ses enfants ne doivent

point lui être attribués : aussi, en établissant le
culte des saintes images, elle a toujours eu soin
d'instruire sur la manière de rendre ce culte ;
elle a souvent répété à ses enfants qu'il n'y avait
rien de divin dans ces images en elles-mêmes,
rien qui méritât notre adoration ; que c'était par
rapport aux grands objets qu'elles représen-
taient qu'on devait les révérer ; qu'on péchait
en bornant son culte à ces peintures ; qu'elles
devaient exciter notre vénération, et non point
la fixer ; que la matière n'était rien, mais que
ce qu'elle représentait exigeait de nous un culte
religieux ou un culte suprême selon l'objet représenté. Ainsi, qu'en se prosternant devant la
croix on devait transporter son adoration à
Jésus-Christ qui y avait été attaché ; en priant
devant une image de la sainte Vierge ou de
quelque héros de la religion, on devait transporter sa vénération à la sainte Vierge ou aux
autres objets représentés : que le culte des
saintes images était établi pour nous représenter d'une manière touchante les mystères de
notre religion ou les actions éclatantes des
saints qui l'ont défendue et honorée. Telle est
la doctrine que l'Église a toujours enseignée à
ses enfants : tel est son esprit : on le trouve dans

les conciles, dans les Pères, dans tous les docteurs, dans toutes les universités ; les pasteurs
des âmes et les prédicateurs de la foi en sont
animés lorsqu'ils enseignent cette matière. On
peut citer à l'appui de cette assertion une foule
de faits mémorables. Ainsi les conciles généraux, qui ont fait des décrets sur le culte des
saintes images, ne se sont pas bornés à autoriser
ce culte, mais ils l'ont expliqué : en condam-
nant les hétérodoxes, ils ont instruit les fidèles
catholiques, afin de ne les point exposer à l'idolâtrie, faute de dissiper leurs ténèbres et de
définir en quoi consiste le culte des saintes
images.

« Celui qui révère une image, dit le second
« concile de Nicée, ne doit révérer que l'objet
« qui y est représenté, *qui adorat imaginem*
« *adorat in ea descriptum argumentum.* S'il borne
« son culte à l'image, il pèche : elle n'est ex-
« posée à son culte que pour lui rappeler les
« grands mystères de notre religion. Si c'est
« l'image de l'Homme-Dieu ou les grandes ver-
« tus des saints, si c'est l'image d'un apôtre,
« d'un martyr, d'un pénitent ou d'une vierge,
« telle est la discipline de l'Église dans tous les
« siècles ; telle est la foi des apôtres ; telle est la

« tradition catholique. *Sic enim sanctorum no-*
strorum disciplina obtinet, vel traditio Ecclesiæ
« *catholicæ.* »

Enfin le saint concile de Trente, dans la vingt-
cinquième session, fait un décret sur le culte
des saintes images, et ne manque pas d'insérer
dans son décret une instruction semblable à
celle du second concile de Nicée ; et il ne dit
pas d'adorer la croix, mais d'adorer Jésus-Christ
mort sur la croix dont cette image nous renouvelle l'idée ; doctrine bien éloignée de l'idolâtrie,
car lorsqu'on dit adorer la croix, ou adoration
de la croix, ce n'est pas dans un sens propre ;
on prend alors le terme d'adorer, selon l'usage
de l'Écriture sainte, pour un respect, un pros-
ternement, une vénération. Ce n'est pas la
croix qu'on adore, mais celui qu'on y attacha,
et qui y mourut pour l'expiation de nos péchés.
On peut en dire autant des images des saints :
les honneurs qu'on leur rend dans l'Église catholique se rapportent à eux.

Les Assyriens, les Égyptiens, les Grecs, les
Romains et tous les peuples de l'antiquité faisaient élever des statues à ceux qui s'étaient
signalés par de grands exploits ou par des
actions brillantes ; les peuples modernes les

plus avancés dans la civilisation en font de
même sans être idolâtres pour cela. Comment
la religion ne conserverait-elle pas avec respect
les images de ses héros, de ceux qui l'ont con-
fessée au prix de leur sang ou honorée par leurs
vertus éclatantes? Telle est l'explication que
tous les Pères de l'Église ont donnée au culte
des saintes images.

Saint Basile-le-Grand, pour se conformer à
la simplicité de ceux qui auraient pu fixer
leur culte à la représentation qu'ils voyaient,
leur donne pour exemple le portrait d'un monarque :

« Un sujet fidèle, dit-il, ne respecte cette image
« que parce qu'elle lui représente son souverain.
« Le portrait du prince et le prince lui-même ne
« font point deux puissances : de même, dit-il,
« les honneurs que l'on rend à l'image d'un saint
« doivent se rapporter uniquement au saint
« qu'elle représente. Nous honorons un martyr
« qui a souffert pour Jésus-Christ, et l'image
« qui le représente sur le chevalet, dans le feu
« ou sous le glaive, nous rappelle son glorieux
« martyre et nous excite à rendre hommage à
« sa constance ; ainsi le respect que nous avons
« pour l'image se rapporte à l'objet qu'elle re-

« présente : *Imaginis honor ad exemplar primum*
« *refertur.* »

Rien de plus beau que ce que dit saint Ambroise au sujet de sainte Hélène : après avoir fait
un magnifique éloge de sa piété et de toutes les
rares vertus qui l'avaient rendue digne d'une
couronne immortelle ; parce qu'elle en avait
porté une temporelle sur la terre avec tant de
zèle et d'humilité, il dépeint son amour pour la
croix, son empressement à la posséder pour lui
faire rendre de légitimes honneurs ; il la représente humblement prosternée devant cet instrument de notre salut, l'arrosant de ses pleurs, et
comme abîmée dans la méditation de l'Homme-
Dieu ; mais ce qu'il ajoute montre que son culte
était bien éclairé, qu'elle connaissait l'esprit de
l'Eglise, et qu'elle distinguait la croix de celui
qui y avait été attaché. « Elle n'adorait pas la
« croix, dit saint Ambroise, parce que ce n'était
« que du bois, et que les idolâtres seuls adorent
« des figures de bois et de pierre, mais elle adorait
« avec de profonds anéantissements celui qui y
« avait été attaché : *Non lignum adoravit, sed*
« *eum qui pependit in ligno.* » Comme on le voit
par ce trait rapporté par saint Ambroise, dans
tous les siècles, les fidèles catholiques eurent

soin de rendre un culte éclairé aux saintes images,
et d'élever jusqu'aux objets représentés leur
adoration, ou plutôt leur vénération.

Saint Jean Damascène, qui, comme on l'a vu
dans le précédent article, fut un zélé défen-
seur du culte des saintes images contre les attaques de Constantin Copronyme, ne fut pas
moins éclairé dans sa dévotion. « Ce n'est pas,
« dit-il, les images que nous adorons et que nous
« révérons, mais les objets qu'elles nous repré-
« sentent. Nous savons que ce n'est que de la ma-
« tière purement, qui ne mérite pas elle-même
« aucun honneur : les couleurs ou l'habileté
« d'un peintre ne les rendent pas plus respec-
« tables, mais les mystères ou les héros chré-
« tiens qu'elles représentent méritent ou notre
« adoration, ou notre vénération : *Prostrati non*
« *materiam, sed eum cujus imago effingitur ado-*
« *ramus.* »

C'est encore dans le même esprit que saint
Grégoire-le-Grand, déjà cité, dit à Sérénus,
évêque de Marseille, après lui avoir fait des re-
proches, que les images sont les livres des ignorants. « Ceux qui savent lire, ajoute-t-il, peu-
« vent s'instruire dans les divines Écritures ;
« mais ceux qui ne savent point lire voient re-

« présentés dans les saintes images les mystêres
« de leur religion, les actions merveilleuses des
« saints ; ainsi elles sont aussi nécessaires aux
« ignorants que les livres aux savants : *Quod le-*
« *gentibus scriptura, hoc idiotis præstat pictura cer-*
« *nentibus.* Un ignorant en regardant un crucifix
« ou l'image d'un saint qui a souffert pour la
« vérité, qui a été humble, chaste, pénitent,
« pauvre, est porté à la pratique de ces vertus
« parce qu'il se rappelle celui qui est repré-
« senté » On le voit donc, saint Grégoire, comme
tous les autres grands docteurs de l'Église qui
ont connu si bien son esprit, était persuadé
qu'il fallait s'élever de la représentation à l'objet
représenté. Il en fut toujours de même des vrais
fidèles catholiques ; instruits sur le culte des
saintes images, ils le pratiquèrent sans idolâtrie,
avec discernement. Que les hérétiques et les
impies joignent leurs efforts pour essayer de
dénaturer les intentions des vrais chrétiens ! les
fruits précieux qu'ils retireront toujours de la
pratique louable de cette dévotion les dédomma-
geront amplement de telles attaques.

§ 5. FRUITS PRÉCIEUX,

*Avantages inappréciables que les âmes pieuses, éclairées
et fidèles, retirent du culte des saintes images.*

C'est un fait constant que la vue des saintes
images est très-capable de nourrir la piété, d'exciter la dévotion et de toucher même le cœur ;
les annales de l'Église en fournissent des preuves
éclatantes. Que de larmes n'ont pas répandues
aux pieds du crucifix saint Bruno, saint François d'Assise, saint Bonaventure, sainte Thérèse.
Ces âmes éminemment dévotes passaient des
temps considérables aux pieds de leur Sauveur ;
elles y étaient avec la même constance et le
même amour que les saintes femmes dont parle
l'Évangile, qui se tenaient aux pieds de la croix :
stabant juxta crucem. Là, prosternés, abimés
dans la méditation des souffrance d'un Dieu, la
Passion de Jésus-Christ faisait de vives impres-
sions dans leurs cœurs, les animait aux souffrances, et en faisait des hommes endurcis à la
douleur. On puise bien des forces et des lumières aux pieds du crucifix ; on conçoit une hor-
reur salutaire pour les plaisirs, les voluptés, les
richesses, les honneurs, en considérant avec les
yeux de la foi l'image de Jésus crucifié. On dé-

plore les soins, les attentions qu'on a eues pour
une chair criminelle, en voyant dans une simple
représentation la chair innocente du Fils de
Dieu déchirée par lambeaux, et traitée si igno-
minieusement ; on rougit d'avoir flatté un corps
de péché en se représentant celui du Sauveur
couvert de plaies et baigné dans son sang. Comment pourrait-on nourrir des haines dans son
cœur, méditer des vengeances, refuser de se ré-
concilier en pensant à la charité d'un Dieu qui
prie sur la croix pour ses bourreaux ? La vue
de la croix, les saintes images qui représentent
les principales circonstances de la Passion, rap-
pellent tous ces grands objets ; c'est donc un
culte utile que de les révérer, un culte qui nourrit la piété.

Jésus-Christ parle à l'homme sur la croix, et
lui dit : O vous qui passez dans cette route, sur
ce chemin où vous voyez l'image de ce que j'ai
souffert pour vous, faites attention à ce que représente cette croix ; qu'elle rappelle dans votre
mémoire ce que j'ai souffert sur le Calvaire pour
vous délivrer des peines de l'autre vie. Si de
cette image vous passez jusqu'à moi, qui suis
l'objet représenté, vous verrez et vous compren-
drez que toutes les souffrances et toutes les pei-

nes qui vous accablent dans cette vie ne sont point à comparer aux douleurs de ma Passion.

Tel est le langage que le Sauveur tient du haut de la croix à ceux qui méditent sa Passion et qui révèrent avec piété les images qui la représentent. Il arrive souvent, dit saint Jean Damascène, qu'au milieu du tumulte du monde et dans le bruit des passions on ne pense pas aux souffrances du Sauveur ; mais si l'on vient à jeter les yeux sur l'image qui le représente attaché à la croix, on peut être pénétré de douleur et sentir le commencement de la grâce.

Les images qui représentent les héros de la religion parlent aussi dans un sens au cœur de ceux qui les révèrent. Comme leur culte se rapporte aux objets représentés, c'est-à-dire aux saints qui jouissent de la gloire, ces saints leur disent avec l'apôtre des nations : « Imitez-nous comme nous avons imité nous-mêmes Jésus-Christ. » Que ces trophées érigés à nos victoires et dépeints dans ces images vous apprennent que nous ne sommes entrés dans le repos qu'après de grands combats. Ces palmes que vous voyez dans nos mains, ces couronnes posées sur nos têtes, ne sont réservées qu'à ceux qui ont passé par de grandes tribulations ; c'est parce que nous avons confessé le Sauveur devant les tyrans qu'il nous a confessé devant son père; si nous avions eu le malheur de retenir la vérité dans l'injustice, il nous aurait désavoués, et l'Église ne nous aurait point décerné des triomphes. Un chrétien qui révère l'image d'un martyr, et qui transporte son culte comme il le doit à l'objet représenté, entend le langage qu'il parle à ses sens. Et on peut en dire autant de tous les saints : ils furent des modèles de foi, de pénitence, de pureté, de modestie, de zèle, de détachement. En voyant leur image, nous devons penser à ce qu'ils ont fait de bien sur la terre ; car, de même que des tableaux indécents, des peintures obscènes, des représentations libres, des statues dans des attitudes honteuses, remuent les passions, révoltent les sens, salissent l'imagination et portent trop souvent au mal, de même les saintes images qui représentent les mystères de la religion, les souffrances et les actions édifiantes des héros de l'Évangile, doivent parler à la vertu : c'est pour cela que le culte est utile à la piété.

Saint Grégoire de Nysse, prêchant à Constantinople, assurait qu'il n'avait pu s'empêcher de verser des larmes en voyant un tableau qui

représentait le sacrifice d'Abraham. Toute l'action mémorable de ce grand patriarche était si bien dépeinte, dit-il, qu'on était vivement touché dès qu'on le regardait. Il me semble encore, ajoute-t-il, voir l'obéissance et la résignation d'Isaac, les mains liées derrière le dos, le bûcher sur lequel il devait être immolé, le bras d'Abraham, homme de foi, élevé avec fermeté pour frapper l'innocente victime, et l'ange qui s'élance de la part de Dieu pour l'arrêter. Le même docteur rappelle à ses auditeurs l'utilité des images pour nourrir leur piété. « Ces représen-
« tations que vous voyez, leur dit-il, sur les
« murailles des temples, toutes muettes qu'elles
« sont, ont leur langage, et portent dans vos
« cœurs le souvenir du courage et des vertus
« des héros de la religion. Là, vous voyez la
« fureur du tyran et la douceur du martyr, les
« supplices dont on le menace et la joie qu'il
« témoigne. Vous voyez sa foi devant les juges,
« son intrépidité devant les tribunaux, sa
« constance dans les tourments. D'un côté sont
« dépeints, avec toute l'habileté de l'art, les
« instruments de son supplice, les trophées
« érigés à sa foi; d'un autre côté, tous les diffé-
« rents combats qu'il a soutenus et qui lui ont

19*

« procuré une couronne immortelle, le peintre
« ingénieux et habile a saisi tous ces traits. On
« les a exposés dans le lieu saint pour ranimer
« les vivants à la foi et les porter à la piété. »

Il n'y a que ceux qui regardent les saintes
images avec un esprit de curiosité, qui les exa-
minent longtemps dans les églises où elles sont
exposées pour louer l'habileté du peintre ou
censurer ses productions, qui n'en tirent aucun
fruit; mais les vrais catholiques remontent de
ces images aux objets qu'elles représentent : ils
font leur principal objet d'imiter les vertus des
saints, pour tâcher d'obtenir un jour leur récompense dans le ciel, sinon leur gloire sur la
terre.

Cependant, ce n'est pas un mal de se sentir
ému par l'attrait de la beauté et du fini qu'un
peintre ou un graveur habile peuvent avoir mis
dans l'exécution de leur travail. Il est évident
qu'une représentation plus exacte de la vertu,
de l'innocence et de la sainteté est bien plus
propre à porter à les imiter que des ébauches
informes ou grotesques telles qu'on en voit
quelquefois.

§ 6. COMMENT LES PASTEURS DES AMES

A la campagne et à la Ville peuvent à peu de frais pourvoir leurs églises d'excellentes Peintures et Statues, soit sur les principaux mystères de la foi chrétienne, soit pour favoriser le culte des saintes images et la dévotion aux saints Patrons et saintes Patronnes des Paroisses.

Avec l'approbation et sous la protection de Mgr l'Archevêque de Paris.

M. Cotelle, ancien membre de l'Académie de l'industrie, fondateur de la Société des Protecteurs des Arts, et honoré de plusieurs récompenses pour avoir perfectionné la statuaire plastique, appliquée aux Chemins de Croix et autres représentations religieuses de la foi catholique, fait fabriquer, à des prix extrêmement modérés, tous les tableaux et statues qui peuvent orner une église. La matière qu'il emploie, plastique-bois, n'étant pas sujette à l'humidité, assure à ces objets, en même temps que la perfection et le bon marché, la durée la moins contestable, depuis que l'expérience est venue sanctionner sa belle invention artistique, préférable à tous les autres genres employés jusqu'à ce jour. Cette nouvelle composition reproduit tous les genres de sculpture en marbre, pierre, bronze et supporte parfaitement la dorure ; sa solidité est telle qu'elle résiste aux chocs les plus violents. Déjà l'église de Sainte-Geneviève, de Paris, l'ancien Panthéon, et un grand nombre d'autres églises de France, se sont pourvues des chemins de croix dans les ateliers de M. Cotelle, qu'il faut visiter pour en avoir une idée. On y a établi huit modèles différents, quant à l'étendue des tableaux, et sans autre dissemblance entre eux que la grandeur ; des bas-reliefs rondebosse, c-à-d que les personnages au premier plan sont détachés du fond et composent un Chemin monumental de la croix incomparablement supérieur à tous ceux qui ont paru jusqu'à ce jour. Les moins compliqués de ces tableaux ont huit personnages, tous très-bien représentés, et d'une rigoureuse exactitude ; il s'en trouve qui en ont jusqu'à douze et quatorze. Ce magnifique Chemin de la croix est le seul qui ait été admis jusqu'à ce jour à l'Exposition. Aucun autre jusqu'ici n'a été admis dans les églises de la capitale, ce qui suppose sa supériorité.

Parmi les divers objets nécessaires à la décoration d'une église catholique, les tableaux du Chemin de la Croix, qui représentent les saints mystères de la Rédemption humaine, sont évidemment les plus imposants et les plus précieux qu'on puisse mettre sous les yeux des fidèles, leur rappelant ainsi tout ce que le divin Maître a souffert volontairement pour le salut commun des hommes ; aussi les artistes religieux, comme M. Cotelle, et les curés soigneux de leur église, ne doivent-ils reculer ni devant les sacrifices, ni devant les peines qu'ils peuvent éprouver de la part des conseils de fabrique, pour procurer aux fidèles des objets dignes des mystères qu'ils représentent. M. Cotelle a fait exécuter ses modèles par un artiste, grand prix de Rome, qui s'était inspiré pendant plusieurs années des beautés religieuses et monumentales renfermées dans la métropole du monde chrétien. La riche collection de M. Cotelle réunit la solidité à la beauté, au fini anatomique, à l'inspiration religieuse, et au bon marché, de telle sorte qu'il n'y a pas une église de village, quelques minimes que soient les ressources de sa fabrique, qui ne puisse remplacer les carricatures qui trop souvent déshonorent la majesté du culte divin aux yeux des impies , par de magnifiques objets d'art capables d'élever l'âme par la contemplation jusqu'aux idées surnaturelles dont ils sont le langage le plus expressif, celui qui parle à la fois au cœur, à l'esprit, à l'imagination et aux sens des personnes chrétiennes.

Les travaux de M. Cotelle resistent à l'humidité et à la sécheresse. On trouve aussi dans ses ateliers des Christs et des Vierges de toute dimension, des statues de saints patrons et de saintes patronnes, des tabernacles, des gloires, des bénitiers, en un mot, tous les ornements propres à la décoration des églises catholiques, peints en bronze florentin et bronze antique, vieux bois, marbre blanc et or. Nous y avons admiré une Vierge des Sept-Douleurs, groupe ronde-bosse, composé de la Vierge tenant entre ses bras le Christ mort ; elle est accompagnée de trois anges adorateurs, et derrière la croix, entourée de nuages, sont quatre anges encore en bas-relief, tenant les instruments de la Passion. Ce groupe est un chef-d'œuvre d'art par le fini anatomique des formes, à travers lesquelles on aperçoit les artères ondulantes, les veines, les muscles et les nerfs, avec toutes les expressions d'une douleur toute divine et résignée, comme il convenait au sacrifice du Calvaire. Trois dimensions de cette incomparable Vierge des Sept-Douleurs doivent en multiplier la reproduction et la vulgarisation dans toutes les églises, même les moins favorisées par leur revenu.

Le premier modèle de cette Vierge est un peu plus grand que nature ; le second est absolument de grandeur naturelle, et le troisième est un tout petit modèle bien propre à orner un presbytère, pouvant être placé sur un meuble quelconque ou sur le manteau d'une cheminée. On voit encore avec admiration, dans les ateliers de M. Cotelle, une Mise au tombeau, de même ronde-bosse, composée du Christ tenu dans le saint-suaire par Joseph d'Arimatie et Nicodème, entourée des saintes femmes ; tous ces personnages sont groupés dans un rocher, modèle unique pour servir de devant d'autel. M. Cotelle donne aux églises la facilité de se pourvoir dans ses ateliers avec les termes et délais qui lui sont demandés pour le paiement : parce qu'il est moins un fabricant spéculateur, qu'un homme religieux, convaincu que le clergé n'accorde sa confiance qu'au commerce honnête et consciencieux. Les ateliers de sculpture plastique de M. Cotelle, 47, rue du Four-St-Germain, à Paris, ont pour annexe plusieurs galeries et salons où les plus beaux objets d'art, pour orner les églises, sont exposés et visités par la plupart des ecclésiastiques qui viennent à la capitale.

§ 7. LES MALADES DE L'ÉVANGILE

Guéris miraculeusement par le Sauveur du monde, souverain médecin des corps et des âmes.

Nous ne saurions terminer le *Médecin du Corps et de l'Ame* d'une manière plus édifiante qu'en reproduisant ici textuellement les guérisons miraculeuses dont il est parlé dans l'Évangile.

1. *La Noblesse et la Religion.* — Toutes les misères humaines semblent avoir été prévues et leur guérison indiquée dans l'Évangile. Dès les premières pages de ce livre si admirable, saint Matthieu, voulant relever l'avantage d'une origine distinguée, et comme pour répondre à la malignité de ceux qui cherchent à rabaisser cette sorte de mérite, il fait la généalogie de l'Homme-Dieu. Voici ce qu'il dit à cet égard aux versets 17 et suivants de son premier chapitre : «Toutes les générations, depuis Abraham jusqu'à David, sont donc quatorze générations ; et depuis David jusqu'à la transmigration de Babylone, quatorze générations ; et depuis la transmigration de Babylone jusqu'à Jésus-Christ, quatorze générations. Or, voici quelle fut la génération de Jésus-Christ, lorsque Marie, sa mère, eut été fiancée à Joseph. Avant d'être ensemble, il se trouva

qu'elle avait conçu du Saint-Esprit. Et parce que Joseph, son mari, était un homme juste, et qu'il ne voulait pas l'exposer à la honte, il résolut de la renvoyer en secret. Or, comme il était dans cette pensée, voilà que l'ange du Seigneur lui apparut dans son sommeil, disant : Joseph, fils de David, ne crains pas de prendre Marie pour ton épouse ; car ce qui est né en elle est du Saint-Esprit. Elle enfantera un fils, et tu lui donneras le nom de Jésus, parce que lui-même délivrera son peuple de ses péchés. Et tout cela fut fait pour accomplir ce que le Seigneur avait dit par le prophète : Voilà qu'une vierge concevra, et elle enfantera un fils, et il sera appelé Emmanuel, c'est-à-dire, Dieu avec nous. Joseph donc, sortant du sommeil, fit ce que l'ange du Seigneur lui avait ordonné, et prit Marie pour son épouse. Et il ne l'avait pas connue quand elle enfanta son fils premier-né, et il lui donna le nom de Jésus. »

2. *Les Possédés du démon, Esprits de travers et sans raison.* — Lorsqu'il fut arrivé de l'autre côté du lac, dans la terre des Géraséniens, deux hommes vinrent à lui, possédés par les démons, sortant des tombeaux, pleins de rage, en sorte que personne ne pouvait passer par ce chemin ;

et voilà qu'ils crièrent, disant: Qu'y a-t-il entre toi et nous, Jésus, fils de Dieu ? tu es venu nous tourmenter avant le temps. Non loin d'eux il y avait un grand troupeau de porcs qui paissaient ; et les démons priaient Jésus, disant: Si tu nous chasses d'ici, envoie-nous dans ce troupeau de porcs. Et il leur dit : Allez. Et eux, sortant, entrèrent dans les porcs ; et voilà qu'impétueusement tout le troupeau se précipita dans la mer, et ils moururent dans les flots. Et les gardiens s'enfuirent, et, venant dans la ville, ils annoncèrent toutes ces choses, et ce qui regardait les possédés. Et toute la ville sortit au-devant de Jésus, et, l'ayant vu, ils le priaient de s'éloigner de leur terre.

3. *Guérison d'un Paralytique* —Jésus, montant dans une barque, passa- de l'autre côté et vint dans la ville ; et voilà qu'on lui présenta un paralytique gisant sur son lit ; et Jésus, voyant leur foi, dit au paralytique : Mon fils, ayez confiance, vos péchés vous sont remis. Et quelques-uns d'entre les scribes dirent en eux-mêmes : Celui-ci blasphème. Jésus, voyant leur pensée, dit : Pourquoi pensez-vous le mal dans vos cœurs ? Quel est le plus facile de dire, Vos péchés vous sont remis, ou de dire, Levez-vous,

et marchez? Or, afin que vous sachiez que le
Fils de l'homme a le pouvoir de remettre les péchés sur la terre: Levez-vous, dit-il alors au paralytique, prenez votre lit, et allez dans votre
maison. Et il se leva aussitôt, et alla dans sa
maison. La multitude, voyant, fut saisie de
crainte, et rendit gloire à Dieu, qui avait donné
une telle puissance aux hommes.

4. *Vocation de saint Matthieu. Amour de Jésus
pour les Pécheurs.* — Et comme Jésus sortait de
là, il vit un homme, nommé Matthieu, assis dans
la maison de l'impôt, et il lui dit : Suivez-moi,
Et Matthieu, se levant, le suivit. — Or il arriva
comme il était assis dans la maison, que plusieurs
publicains et des pécheurs vinrent, et s'assirent
avec Jésus et ses disciples ; — Et les pharisiens,
le voyant, disaient à ses disciples : Pourquoi
votre maître mange-t-il avec les publicains et les
pécheurs? — Or, Jésus, entendant, dit : Ce ne
sont pas ceux qui se portent bien qui ont besoin
de médecin, mais les malades. — Allez donc, et
apprenez ce que signifie cette parole. Je veux
la miséricorde, et non le sacrifice; car je ne suis
pas venu appeler les justes, mais les pécheurs.
— Alors les disciples de Jean s'approchèrent de
lui, et dirent: Pourquoi les pharisiens et nous

jeûnons-nous souvent, et vos disciples ne jeû-
nent-ils point? — Et Jésus leur répondit. Les
enfants de l'époux ne peuvent gémir pendant
que l'époux est avec eux ; des jours viendront
ou l'époux leur sera ôté, et alors ils jeûneront.

— Personne ne joint un morceau de drap neuf
à un vieux vêtement ; car il emporte du vêtement tout ce qu'il recouvre, et le vêtement se
déchire davantage. — Et l'on ne met pas du vin
nouveau dans de vieux vases ; car les vases se
brisent, et le vin s'écoule, et les vases sont per-
dus; mais on met du vin nouveau dans les vases
neufs, et le vin et les vases se conservent. —
Comme il leur disait ces choses, un prince du
peuple s'approcha et l'adora, disant : Seigneur,
ma fille vient de mourir ; mais venez, mettez
votre main sur elle, et elle vivra. — Jésus, se
levant, le suivait avec ses disciples.

5. *Guérison d'une perte de sang.* — Et voilà
qu'une femme affligée d'une perte de sang depuis
douze années vînt derrière et lui toucha la frange
de son vêtement ; car elle disait en elle-même :
Si je touche seulement son vêtement, je serai
guérie. Et Jésus, se retournant et la voyant, dit :
Ma fille, ayez confiance, votre foi vous a sauvée.
Et cette femme fut guérie dès cette heure. Or,

Jésus, étant arrivé dans la maison du prince du peuple, et ayant vu les joueurs de flûte et une troupe tumultueuse, dit : Retirez-vous ; car la jeune fille n'est pas morte, mais elle dort. Et ils se moquaient de lui. Et la foule ayant été éloignée, il entra, et il prit la main de la jeune fille, et elle se leva ; et le bruit s'en répandit dans tout le pays.

8. *Guérison de deux aveugles.* — Et comme Jésus sortait de là, deux aveugles le suivirent, criant et disant : Ayez pitié de nous, fils de David. — Et lorsqu'il fut venu dans la maison, les aveugles s'approchèrent de lui, et Jésus leur dit. Croyez-vous que je puisse faire cela pour vous ? Ils lui dirent : Oui, Seigneur.—Alors il toucha leurs yeux, disant : Qu'il vous soit fait selon votre foi. — Et leurs yeux furent ouverts ; et Jésus leur dit : Prenez garde que personne ne le sache. — Mais eux, se retirant, répandirent son nom dans tout le pays.

7. *Guérison d'un Muet.* — Lorsqu'ils furent sortis, on lui présenta un homme muet, possédé du démon. — Et il chassa le démon, et le muet parla, et la multitude admirait, disant : Jamais rien de semblable n'a paru dans Israël. — Et les pharisiens disaient : Il chasse les démons par le

Prince des démons. —Jésus parcourait les villes et les villages, enseignant dans les synagogues, et prêchant l'Évangile du royaume; et guérissant toute langueur et toute infirmité. —Or, voyant la multitude, il eut pitié d'elle; car ils étaient accablés et couchés comme des brebis qui n'ont point de pasteurs. —Il dit à ses disciples. La moisson est grande, mais il y a peu d'ouvriers. — Priez donc le maître de la [moisson qu'il envoie des ouvriers dans sa moisson.

§ 8. LA SEMAINE DE L'AME,

Ou petites Méditations pour chaque jour.

LE DIMANCHE. *Première Méditation sur Dieu Créateur.* —Dieu m'a créé; je lui dois de la reconnaissance. —Il est mon maître, je suis sa chose, je dois le servir.—Toutes les autres créatures, il les a créés et classées pour moi; il veut lui-même être ma fin dernière. Je dois l'aimer, c'est-à-dire: sentiments de reconnaissance pour un Dieu créateur; sentiments de soumission pour un Dieu, mon souverain et mon maître; sentiments d'amour pour un Dieu, ma fin dernière.

2. LE LUNDI. *Deuxième méditation sur les choses créées.* — Faire usage des créatures *in ordine*

ad Deum. Elles sont bornées, pleines d'imperfections, fragiles, inconstantes. L'indifférence
à leur égard. Paix inaltérable. La volonté de
Dieu se connaît de deux manières : par les accidents indépendants de notre volonté, et par la
volonté de ceux qui exercent le pouvoir de l'intelligence, c'est-à-dire du Saint-Esprit. L'indifférence consiste à ne rechercher et à ne repousser d'une volonté libre et réfléchie, aucun chose
créée pour elle-même, mais uniquement selon
qu'elle nous approche ou nous éloigne de Dieu.
Telle doit être la règle de nos attachements ou
de nos aversions.

3. LE MARDI. *Troisième Méditation sur l'âme
humaine.* — L'âme est douée de trois puissances
qui embrassent l'éternité; puissance de voir et
de sentir dans le présent; puissance de mesurer et d'éteindre pour ainsi dire le passé par la
mémoire; puissance de plonger dans l'avenir
par l'imagination. Dans le passé, le chrétien considère la chute de l'esprit et de la chair rebelle
dans la personne des anges et du premier
homme. Dans l'état actuel, il considère ses propres manquements, ses imperfections, son imprudence, son peu de sagesse. Dans l'avenir, il
pose le plan d'une conduite meilleure, en la ré-

glant par des pensées plus justes, des désirs plus modérés, des actions plus louables.

4. LE MERCREDI. *Quatrième Méditation sur les facultés de l'âme.* — L'homme, créé à l'image de Dieu, ne doit ambitionner ici-bas que ce que notre premier père avait d'abord reçu dans le paradis terrestre : le règne de la vérité dans son intelligence, celui de la justice dans son cœur, un juste empire sur ses passions et ses sens, la paix de l'âme, toutes choses qui nous manquent à nous comme à Adam, par... imprudence, sensualité, lâcheté, aveuglement, mépris de Dieu.

5. LE JEUDI. *Cinquième Méditation sur la mort, le malheur et la félicité.* — La mort d'Abel, contemplée par Adam et par Ève, plongés dans la consternation, est une image bien triste : *Primi parentes, prima mors, primi luctus.* Pourquoi se troubler de ce que les choses ne tournent pas comme on le désire. Quel est celui qui fait entièrement sa volonté sur la terre ? Le bonheur ne consiste pas dans les grandes richesses, on le trouve bien plutôt dans la médiocrité.

6. LE VENDREDI. *Sixieme Méditation sur le regne de Jésus-Christ.* — Monarque descendu du ciel, il m'invite à le suivre dans la conquête qu'il mé-

dite. Son droit sur moi est de m'avoir racheté, de me conserver, et de me réserver de grandes récompenses. *An nescitis quoniam non estis vestri? Empti enim estis pretio magno* (1 Cor., 9.). Il nous appelle à la plus noble, à la plus héroïque entreprise qui puisse nous être proposée. Dans cette entreprise, tout y est grand. Les ennemis à combattre : c'est le démon... c'est le monde... c'est notre propre cœur. Les armes : c'est la foi... la prière... l'humilité... la patience... le renoncement. Les compagnons du combat : ce sont les apôtres, les martyrs et tous les saints. Le chef : c'est Jésus-Christ lui-même. Le motif du combat : c'est de nous rendre à la liberté, à la gloire, au bonheur, en nous rendant à la vertu. Les conditions de l'entreprise sont de partager ses travaux, de participer, selon nos forces, à ses sacrifices, et, pour récompense, le bonheur du ciel.

7. LE SAMEDI : *Septième Méditation sur l'étude de soi-même.* — Il y a bien de la différence entre étudier pour instruire les autres et étudier pour se perfectionner soi-même : il existe plus de générosité, moins d'égoïsme dans le premier cas ; il y a plus de bénéfice et d'intérêt dans le second. Dieu parle à l'âme dans la solitude et le recueil-

lement. C'est la coutume des mécontents et des malheureux de se plaindre, et leurs plaintes accusent l'injustice de ceux qui n'y font pas droit. Celui qui a fait naufrage sur une mer, a tort de s'embarquer sur une autre, s'il pense éviter par là un sort semblable. Il faut plaindre les hommes des fausses espérances qu'ils conservent plutôt que de celles qu'ils ont perdues. Renoncer à tous les projets purement humains pour se tourner vers Dieu, qui seul peut nous rendre heureux, c'est avoir une haute raison. *- Vivit Dominus » meus Rex, quoniam in quocumque loco fueris, » Domine mei Rex, sive in morte, sive in vitâ, ibi » erit servus tuus.* (II. Rom., 15, 21). » —« Cui sapiunt omnia prohut sunt, non ut dicuntur, aut æstimantur, hic vere sapiens est, et doctus magis a Deo quam ab hominibus. (*De Imit. Christ.,* lib. II, cap. I.)

§ 9. PROLOGUE SUR DES OUVRAGES

Qui doivent venir à l'appui des principes chrétiens développés dans ce XIIe *et dernier livre du* Médecin *du Corps et de l'Âme.*

La *Religion catholique* ne craint pas d'être connue; au contraire, elle gagne immensément à être sérieusement étudiée par les esprits distingués qui se laissent guider par la raison et le bon sens.

Donc, lorsqu'on a une connaissance exacte des dogmes que la religion enseigne et des règles morales de conduite qu'elle commande de pratiquer, c'est le temps opportun pour approfondir ses enseignements en les étudiant dans un apologiste de l'époque à laquelle on vit; ordinairement il proportionne les développements de l'instruction religieuse, nécessaire aux chrétiens de son temps, aux différents genres d'erreurs régnantes, combattues par les livres sacrés et par les pères de l'Eglise, dont les écrits sont les plus beaux monuments du christianisme.

Pour répondre à ce besoin de notre siècle, l'auteur du *Médecin du Corps et de l'Ame* a consacré un certain temps de ses loisirs à la campagne à traduire de l'italien en langue française, une Apologie de la religion chrétienne, due à l'admirable talent du P. Ventura : auquel il avait promis d'exécuter ce travail, à l'époque de son séjour à Rome, en 1846. La librairie française y trouvera l'avantage d'un livre qu'on a justement comparé au *Génie du Christianisme de Châteaubriant*; quoique ce soit une œuvre toute différente, pour le plan et pour l'exécution, basés sur la méthode rationnelle des Pères de l'Eglise.

Les Beautés de la Foi, ou *le bonheur de croire en Jésus-Christ et d'appartenir à la véritable Eglise*, par le savant religieux Théatin, de Rome, en passant sous une plume française, moins exercée que la sienne sur ce genre de méditations, auront sans doute perdu plusieurs des grâces naturelles propres à la langue italienne. Cependant la force des arguments, en faveur d'une cause aussi belle que la cause de la religion, ne s'aurait être jamais affaiblie ; car la fidélité des *Pères du christianisme primitif*, exactement reproduits en latin, à côté du texte français, comme ils le sont à côté du texte italien, du P. Ventura, auront conservé toute leur puissance chrétienne, et ne sauraient manquer d'être pleins de fruit pour les personnes qui les liront dans l'esprit avec lequel ils ont été coordonnés par l'auteur, et traduits en français par son confrère, admirateur de cette œuvre, en 3 vol. in-12.

Avant de traduire en français *Les Beautés de la Foi*, par le P. Ventura, l'auteur du *Médecin du Corps et de l'Ame* avait consacré vingt-cinq années de sa vie à composer encore l'ouvrage suivant, qui s'imprime en ce moment à Paris :

HISTOIRE CHRÉTIENNE DES DIOCÈSES DE FRANCE, *de Belgique, de Savoie et des Bords du Rhin :* GALLIA CHRISTIANA , *en français,* 12 vol. de plus de 660 pages chacun, divisés en 124 *livres,* 800 *paragraphes,* 36,000 *articles,* consacrés à *tous les évêques, archevêques, cardinaux, hommes d'Etat ecclésiastiques, institutions monastiques* ou *religieuses* et *auteurs chrétiens de France,* qui ont existé dans les Gaules, depuis l'origine du christianisme jusqu'au milieu du XIXe siècle.

Pour donner aux lecteurs du *Médecin du Corps et de l'Ame,* une idée de ce travail sur l'*Histoire de France,* au point de vue ecclésiastique, religieux, politique et littéraire, nous reproduisons ici analytiquement un abrégé de l'Introduction qui a été déjà publiée.

I. L'*Histoire chrétienne des Archidiocèses et Diocèses de France* a pour épigraphe textuelle ces paroles tirées de saint Luc : « *Dieu a institué les évêques pour gouverner son Eglise.* » Suivie d'un épilogue de M. l'abbé Clavel à Pie IX, dont il salua l'un des premiers l'avénement à la papauté, au milieu des fêtes de Rome, en 1846 et 1847 ; lettre dédicatoire de l'auteur à son supérieur hiérarchique, l'archevêque de Sens, et, dans la personne de ce vénérable prélat, à tout le clergé dé France ; réponse d'acceptation de cette dédicace par l'archevêque de Sens.

II. Dès les premières pages de l'Introduction, on explique le titre de l'ouvrage, avec la signification du sous-titre et sa différence vis-à-vis du *Gallia christiana* des Bénédictins, comme de celui des frères Louis-Scævole et Denys de Sainte-Marthe, derniers éditeurs de ce grand travail historique, sur la demande du clergé de France, réuni en assemblée générale.

III. La pensée fondamentale de l'*Histoire des Diocèses*, exprimée dans le développement de l'épigraphe, depuis vingt siècles environ, se résume dans cette proposition : « *La religion ca-*
« *tholique bien comprise, contenant tout le chris-*
« *tianisme primitif*, est appropriée à tous les
« besoins intellectuels de l'humanité, et doit
« être le christianisme définitif. »

IV. La division générale de tout l'ouvrage en archidiocèses et diocèses établis dans les Gaules, sous l'autorité de l'épiscopat le plus illustre du monde chrétien, invariablement soumis à la puissance omniarchique du pape, indique la base de toute la constitution catholique.

V. La subdivision et classifiquation par volumes au nombre de 12, et par livres. au nombre de 124, permet d'indiquer sommairement, dans la courte étendue d'une introduction, le sujet spécial de chaque archidiocèse ou diocèse, avec les épisodes de l'histoire du christianisme en France qui s'y rattachent.

VI. L'établissement catégorique en séries, au nombre de 15, des faits ou principaux événements de notre histoire nationale, en les classant suivant la division territoriale ecclésiastique, a permis d'écrire l'histoire de France la plus complète qu'on ait conçue jusqu'à nos jours.

VII. La méthode historique, suivie par l'auteur de ce travail, repose à la fois sur le sol des Gaules, qui fut le théâtre des événements décrits dans son livre : sur les principes du christianisme, auxquels ils peuvent tous être rattachés, et sur la constitution catholique, qui en facilite merveilleusement la vérification. Par là, cette méthode s'écarte des systèmes exclusifs adoptés depuis un demi-siècle, pour classer tantôt les Français en castes conquérantes, tantôt en hommes primitivement libres sous la domination romaine dans les Gaules, et en hommes réduits en esclavage par suite des lois de la guerre. Ces systèmes sont également exagérés ; ils ont été la cause véritable de la plupart des malheurs publics et privés arrivés en France depuis soxante ans.

VIII. Dans un dernier paragraphe de l'introduction à l'Histoire des Archidiocèses de France, on indique les principales sources où il a été puisé pour la rédiger, les secours et les encouragements qu'a obtenus l'auteur de la part des hommes les plus éminents dans l'Église ou l'État, parmi les écrivains anciens, modernes et contemporains, et dans chaque archidiocèse ou diocèse.

IX. La conclusion est un exposé très-lucide des principes constitutifs de la religion catholique, emprunté à deux manuscrits précieux sur ce sujet, dont l'un provient de la plume du célèbre Godescard, écrivain ecclésiastique du siècle dernier, aussi connu par ses ouvrages savants, que par son attachement à Christophe de Beaumont, archevêque de Paris, dont il fut le secrétaire intime toute sa vie. L'autre manuscrit est du savant Asseline, évêque de Boulogne sur mer, qui fut l'une des lumières de l'épiscopat français au moment où les troubles politiques et religieux du commencement de ce siècle finirent en France par le concordat de 1801, entre Napoléon Ier et Pie VII.

X. Après ces détails, destinés à faire connaître un livre qui manque au clergé et aux familles chrétiennes de France, de Belgique, de Savoie et des bords du Rhin, où l'on parle français, les mesures et moyens d'exécution convenus, entre l'auteur et les éditeurs, pour la perfection typographique de l'Histoire des Archidiocèses, et diocèses, de France seront publiés dans un prospectus spécial ; et il y aura pour tout l'ouvrage un volume de table alphabétique au moyen de laquelle le lecteur pourra, avec la plus grande facilité, consulter les faits historiques qu'il aurait besoin de retrouver après une première lecture.

Ainsi, LES BEAUTÉS DE LA FOI, du Père Ventura, ouvrage en 3 vol. in-12, traduit en français de l'italien :

L'HISTOIRE CHRÉTIENNE DES DIOCÈSES DE FRANCE, en 12 vol. in-8.

UN COURS COMPLET DE BOTANIQUE : *Histoire naturelle des plantes*, suivant la méthode de Tournefort, rectifiée d'après les principes religieux révélés à Salomon, tels qu'on les lit dans la Bible, en 3 vol. in-8, ouvrages qui sont en voie d'impression, composent, avec cette nouvelle édition, en 2 vol. in-12 du MÉDECIN DU

Corps et de l'Ame, toutes nos occupations pour 1854. Heureux si nous pouvons, par une application soutenue à ces travaux, être béni de Dieu, et plaire à sa sainte Providence, aux décrets de laquelle nous aimons à nous dire l'un des enfants les plus soumis. Tel est le fruit principal que nous en attendons et que nous implorons tous les jours de sa munificence, en approchant des saints-autels, comme ministre de la religion.

ABBÉ CLAVEL,

Chanoine, Médecin reçu à la Faculté
de Paris.

FIN.

TABLE GÉNÉRALE

DU

MÉDECIN DU CORPS ET DE L'AME,

PAR

Le Chanoine CLAVEL,

MÉDECIN REÇU A LA FACULTÉ DE PARIS.

TOME PREMIER.

TOME SECOND.

FIN DE LA TABLE DU MÉDECIN DU CORPS ET DE L'AME.